Ulrike Maschewsky-Schneider
Frauen sind anders krank

Ulrike Maschewsky-Schneider

Frauen sind anders krank

Zur gesundheitlichen Lage der Frauen
in Deutschland

Juventa Verlag Weinheim und München 1997

Die Autorin
Ulrike Maschewsky-Schneider, Jg. 1947, Dr. phil., ist seit 1996 Professorin für Gesundheitssoziologie am Institut für Gesundheitswissenschaften der Technischen Universität Berlin. Von 1986 - 1996 war sie Leiterin der Abteilung Epidemiologie am Bremer Institut für Präventionsforschung und Sozialmedizin. Ihre Hauptarbeitsgebiete sind Frauengesundheitsforschung, Sozialepidemiologie, Präventionsforschung, Gesundheitsförderung und Herz-Kreislauf-Epidemiologie.

Die Deutsche Bibliothek - CIP-Einheitsaufnahme

Maschewsky-Schneider, Ulrike:
Frauen sind anders krank : zur gesundheitlichen Lage der Frauen in Deutschland / Ulrike Maschewsky-Schneider. - Weinheim ; München : Juventa-Verlag, 1997
  ISBN 3-7799-0895-6

© 1997 Juventa Verlag Weinheim und München
Umschlaggestaltung: Atelier Warminski, 63654 Büdingen
Umschlagabbildung: Weibliche Aktfigur 1923, Ernst Ludwig Kirchner
Printed in Germany

ISBN 3-7799-0895-6

Inhalt

1. Einleitung 9
2. Gesundheit von Frauen im Spiegel der
   Ungleichheit der Geschlechter 13
   2.1 Sind Frauen gesünder oder kränker als Männer?
       Eine wissenschaftliche Fragestellung 13
   2.2 Fragestellungen der Arbeit 19
3. Krankheiten und Risiken 23
   3.1 Mortalität 23
   3.2 Krebserkrankungen: Mortalität und Inzidenz 27
4. Frauenspezifische Krankheiten und Risiken 31
   4.1 Das Risikofaktorenmodell 31
   4.2 Risiken des Brustkrebs 36
       4.2.1 Überblick 36
       4.2.2 Soziodemographische Faktoren 39
       4.2.3 Familiäre, genetische und
             bio-medizinische Faktoren 39
       4.2.4 Reproduktive Faktoren 40
       4.2.5 Endogene und exogene Hormone 41
       4.2.6 Ernährung, Gewicht und Alkohol 43
   4.3 Frauenspezifische Risiken für
       Herz-Kreislauf-Krankheiten 45
       4.3.1 Die klassischen Herz-Kreislauf-Risikofaktoren 45
       4.3.2 Hormonelle und reproduktive Faktoren 46
       4.3.3 Hormontherapie 49
   4.4 Interventionsstudien 55
       4.4.1 Begründung von Interventionsstudien 55
       4.4.2 Primärprävention durchTamoxifen 57
       4.4.3 Postmenopausal Estrogen/Progestin
             Intervention Trail (PEPI) 59
       4.4.4 Women's Health Initiative (WHI):
             Die klinisch-epidemiologische Studie 61
       4.4.5 Women's Health Initiative (WHI):
             Die Gemeindestudie 66
   4.5 Zusammenfassende Bewertung und Fragestellungen für
       die weitere Arbeit 68

5. Risikofaktoren und Entwicklungstrends der
   Risiken in der alten Bundesrepublik Deutschland (BRD) 71
   5.1 Daten und Methoden 71
   5.2 Nationale Trends der Herz-Kreislauf-Risikofaktoren 74
       5.2.1 Rauchen 74
       5.2.2 Blutdruck 75
       5.2.3 Körpergewicht (Body-Mass-Index) 80
       5.2.4 Cholesterin 81
       5.2.5 Körperliche Aktivität 84
       5.2.6 Mortalitätsrisiko und Risikofaktorenbelastung 84
   5.3 Ausgewählte reproduktive Risiken und Krankheiten 89
   5.4 Soziale Ungleichheit und Gesundheit 94
       5.4.1 Stand der Forschung 94
       5.4.2 Risikofaktoren und soziale Lage in der BRD 97
       5.4.3 Gesundheit und soziale Lage in Bremen 106
             5.4.3.1 Mortalität 106
             5.4.3.2 Risikofaktoren und Gesundheitsverhalten 111

6. Risiken für Brustkrebs und Herzinfarkt
   Analyse von Querschnittsdaten 117
   6.1 Risikofaktoren für den Brustkrebs 117
       6.1.1 Fragestellung, Daten und Methoden 117
       6.1.2 Ergebnisse 119
       6.1.3 Diskussion 123
   6.2. Prädiktoren für Herzinfarkt 124
       6.2.1 Fragestellungen 124
       6.2.2 Daten und Methoden 125
       6.2.3 Ergebnisse 126
       6.2.4 Diskussion 131

7. Rauchen 135
   7.1 Zielsetzung und Fragestellungen 135
   7.2 Daten und Methoden 137
   7.3 Prävalenzen und Entwicklungstrends des Rauchens 138
       7.3.1 Prävalenzen und Entwicklungstrends
             des Rauchens nach Alter 138
       7.3.2 Prävalenzen und Entwicklungstrends
             des Rauchens nach sozialer Lage 142
       7.3.3 Rauchstatus und Gesundheit 151
       7.3.4 Rauchstatus und Lebenslagen 160
       7.3.5 Zusammenfassung und Diskussion der
             Ergebnisse zum Vergleich der
             Rauchstatusgruppen 164
   7.4 Ergebnisse der qualitativen Fallstudie
       „Frauen und Rauchen" 169

7.5 Einstellung der Frauen zur Tabakreklame 174
7.6 Zusammenfassung und Schlußfolgerungen
    für die Prävention... 180

8. Frauen sind anders krank als Männer:
   Zusammenfassung und Schlußfolgerungen............................... 183

   Literatur 199

1. Einleitung

Frauen sind kränker als Männer! Frauen sind gesünder als Männer! Frauen sind anders krank! Frauen haben andere Arbeits- und Lebensbedingungen, die sie gesund erhalten oder krank machen! Frauen haben eine spezifische biologische Konstitution, die insbesondere durch ihre hormonelle Situation bestimmt ist, deshalb sind sie anders krank als Männer! Frauen sind gesundheits- und körperbewußter als Männer! Sind sie widerstandsfähiger oder klagsamer als Männer!

In den wissenschaftlichen und in den Alltagstheorien zur Erklärung der unterschiedlichen Gesundheit und Krankheit von Frauen und Männern findet sich eine große Zahl von verwirrenden und z.T. widersprüchlichen Thesen, Theorien und Meinungen. Für eine wissenschaftliche Fundierung und Absicherung dieser Thesen gibt es bislang jedoch nur wenig Wissen. Ein Grund dafür ist, daß die Forschung zur gesundheitlichen Situation der Frauen nicht nur in der Bundesrepublik Deutschland, sondern auch international jahrzehntelang vernachlässigt worden ist.

Tatsächlich wissen wir viel zu wenig darüber, wie Frauen und Männer sich hinsichtlich ihrer gesundheitlichen Situation unterscheiden, welche Ursachen und Risiken dabei eine wichtige Rolle spielen, und warum Männer und Frauen Versorgungsleistungen der Medizin unterschiedlich in Anspruch nehmen bzw. verordnet bekommen. Unser Wissen über die Rolle der weiblichen Hormone bei der Entstehung und Verhütung von chronischen Krankheiten wie Krebs, Herzinfarkt oder Rheuma steht noch ganz am Anfang. In den Public Health Wissenschaften und in der Epidemiologie hat sich das Thema Frauen und Gesundheit gerade erst einmal Gehör verschafft und in der Bundesrepublik Deutschland sind wir von einer systematischen Erforschung dieses Themas noch weit entfernt. Mit Neugierde und Spannung blicken wir deshalb ins Ausland, wie in die USA oder Skandinavien, wo erste Ansätze einer Etablierung der Frauengesundheitsforschung entwickelt wurden.

In dieser Arbeit wird ein Beitrag dazu geleistet, der Frage nach den Unterschieden in der Gesundheit von Männern und Frauen nachzugehen. Im ersten Schritt werden auf der Basis von Statistiken und Sekundärdaten Unterschiede im Krankheits- und Todesursachenspektrum bei Männern und Frauen in der Bundesrepublik Deutschland dargestellt. Es schließt sich eine Bestandsaufnahme des epidemiologischen Kenntnisstandes zu Risiken und protektiven Faktoren für die wichtigsten chronischen Krankheiten bei Frauen, die Herz-Kreislauf-Krankheiten und den Brustkrebs, an.

Die folgenden Kapitel liefern eine Beschreibung der gesundheitlichen Situation der Frauen in der Bundesrepublik Deutschland bezogen auf die Herz-Kreislauf-Risikofaktoren. Einen besonderen Schwerpunkt bildet die sorgfältige sozialepidemiologische Beschreibung der Entwicklungstrends des Rauchens bei Frauen. Epidemiologische Trends werden in Bezug zu psychosozialen Faktoren, die das Rauchverhalten bestimmen, gesetzt. Datenbasis für die Beschreibung dieser Trends und Zusammenhänge sind die Nationalen Surveydaten der Deutschen Herz-Kreislauf-Präventionsstudie.

Diese Arbeit konnte nur vor dem Hintergrund der Rahmenbedingungen realisiert werden, unter denen die Autorin in den vergangenen Jahren gearbeitet hat. Im Bremer Studienzentrum der Deutschen Herz-Kreislauf-Präventionsstudie (DHP) war sie seit Mitte der 80er Jahre wesentlich mitverantwortlich für die qualitätsgerechte Durchführung dieser vom Bundesministerium für Forschung und Technologie geförderten Studie. In Bremen und in den sieben anderen Zentren der Studie arbeitete ein großes interdisziplinär zusammengesetztes Team von Wissenschaftlerinnen und Wissenschaftlern, ohne deren aktives Engagement in der DHP diese für die epidemiologische Forschung in der Bundesrepublik so wertvolle Datenbasis nie geschaffen worden wäre. Davon profitiert mit dieser Arbeit auch die Frauengesundheitsforschung. An die Projektleiter und Mitarbeiter der DHP und an den Förderer in Bonn geht deshalb mein erstes Dankeschön!

Die umfangreichen statistischen und EDV-Auswertungen für die Daten der Nationalen Gesundheitssurveys in dieser Arbeit stammen in Teilen aus den Abschlußauswertungen der DHP-Studie und der Bremer Gesundheitsberichterstattung, und wurden von der Autorin unter frauenspezifischen Fragestellungen zusammengestellt und diskutiert. Mein besonderer Dank gilt deshalb meinen Bremer Kollegen und Kolleginnen Uwe Helmert, Karin Bammann und Günter Tempel, die mit diesen Auswertungen befaßt waren. Der Abschnitt zum Rauchen basiert auf einem Bericht der Autorin, der im Jahre 1992 mit Unterstützung von Karl-Heinz Jöckel und Michael Hoopmann erstellt wurde. Mein Dank auch an diese beiden Kollegen!

Im Rahmen eines mehrmonatigen Forschungsstipendiums des Deutschen Akademischen Austauschdienst (DAAD) konnte diese Schrift erst in Angriff genommen werden. Der DAAD schaffte damit für die Autorin die Voraussetzungen, jenseits des Alltagsdrucks der Arbeit in einem auf Drittmittelprojekten aufgebauten Forschungsinstitut Ruhe und Konzentration für die Erstellung einer größeren Schrift zu finden. Hier gilt mein Dank dem DAAD, besonders aber meinen Kolleginnen und Kollegen in den USA: Sally Shumaker aus Winston-Salem, die mir für acht Monate die Gelegenheit gab, von den laufenden Frauengesundheitsprojekten in ihrer Abteilung, insbesondere der Women's Health Initiative, zu lernen und Elaine Stone von den National Institutes of Health in Washington, die umsichtig und liebevoll den richtigen Platz für mich in den USA gefunden hatte.

Mein besonderer Dank gilt Eberhard Greiser, der als Projektleiter der Deutschen Herz-Kreislauf-Präventionsstudie im Bremer Studienzentrum, als Verantwortlicher Epidemiologe für die Abschlußauswertung der Gesamtstudie und als kritischer Leser dieser Arbeit kollegial und freundschaftlich die Erstellung dieser Schrift unterstützt und vorangebracht hat.

2. Gesundheit von Frauen im Spiegel der Ungleichheit der Geschlechter

2.1 Sind Frauen gesünder oder kränker als Männer? Eine wissenschaftliche Fragestellung

Die Frage „Sind Frauen gesünder oder kränker als Männer?" hat die Frauengesundheitsforschung von Beginn an beschäftigt. So schreibt Verbrugge (1990) in ihrem aktualisierten Überblick zu geschlechtsspezifischen Unterschieden von Krankheit und Gesundheit:

> „Women's experience of daily symptoms, their prevalence rates for many chronic conditions, their experience of short and long-term disability due to health problems, and their use of professional health services exceed men's within each age group. Nevertheless, women's rates of mortality are strikingly lower than men's (S. 41) ... Which sex pays the higher price? (S. 62)"

1981 kam Rodenstein in einer theoretischen Bestandsaufnahme zur Frage geschlechtsspezifischer Unterschiede von Krankheit und Gesundheit zu dem Ergebnis,

> „daß die Art der Belastungen wie die Art ihrer Bewältigung geschlechtsabhängig sind und von daher sich auch Gesundheit und Krankheit in Abhängigkeit von den unterschiedlichen biologischen Bedingungen sowie psychischen und sozialen Erfahrungen der Geschlechter entwickeln." (S. 27)

Eine 1988 erstmalig durchgeführte Analyse von Daten des 1. Nationalen Gesundheitssurveys der (alten) Bundesrepublik Deutschland lieferte einen empirischen Beleg, daß diese in der internationalen Literatur belegten Unterschiede zwischen Männern und Frauen auch für die Bundesrepublik zutrafen (Maschewsky-Schneider et al. 1988). Frauen gaben mehr Störungen des gesundheitlichen Befindens, einen höheren Krankenstand, eine stärkere Inanspruchnahme medizinischer Versorgungsleistungen und einen höheren Medikamentenkonsum an. Dem steht eine sieben Jahre höhere Lebenserwartung der Frauen gegenüber. Allerdings berichteten Frauen auch ein deutlich positiveres Gesundheitsverhalten als Männer.

Die Gründe für diese Unterschiede werden aus einer frauenspezifischen Sichtweise in der Literatur diskutiert (z.B. Nathanson 1975; Nathanson 1984; Rodenstein 1984; Verbrugge & Wingard 1987; Verbrugge 1990; Vogt 1983;

Waldron 1976). Sowohl mit Blick auf die Erklärung der epidemiologischen Datenlage als auch unter einer theoretischen Perspektive hat diese Diskussion bislang zu keiner befriedigenden Klärung der Frage kommen können, worin diese scheinbar widersprüchlichen Ergebnisse zur Gesundheit und Krankheit von Männern und Frauen begründet sein könnten.

Die theoretische Diskussion ist insoweit erhellend, als hier Zusammenhänge zwischen der historisch gewachsenen Geschlechtsrolle der Frauen in unserer Gesellschaft, der Behandlung von Frauen durch die Medizin und der gesundheitlichen Befindlichkeit von Frauen hergestellt werden (Ehrenreich & English 1976; Rodenstein ebd.; Vogt ebd.). Die Behandlung der Frauen durch die Medizin als schwach, krank und leidend entspreche dem Frauenbild der bürgerlichen Gesellschaft des vergangenen Jahrhunderts. Als Schwache oder Kranke sei die Frau aus der Teilhabe am öffentlichen Leben ausgeschlossen worden. In diesem Sinne habe die Medizin einen wesentlichen Beitrag dazu geleistet, Frauen von gesellschaftlichen und politischen Entscheidungspositionen fern zu halten. Frauen lernen von Kindheit an, diese gesellschaftlich determinierenden Rollenzuschreibungen zu verinnerlichen und entwickeln dabei ihre weibliche Identität, ihr Körperbild und ihr körper- und gesundheitsbezogenes Handeln im Sinne dieses Frauenbildes. Die schlechtere gesundheitliche Befindlichkeit der Frauen im Vergleich zu den Männern sei Ausdruck dieser Übernahme des weiblichen Identitätsbildes.

In der Epidemiologie hat sich gegenüber diesen mehr medizinsoziologischen Ansätzen in den letzten Jahren eine Forschung etabliert, die verstärkt die biomedizinischen Risiken untersucht, die die Unterschiede im Krankheitsspektrum von Frauen und Männern bestimmen. Dies sind insbesondere Risiken für Herz-Kreislauf-Krankheiten, Brustkrebs und Krebse der primären weiblichen Geschlechtsorgane. Ungleichheiten in der Diagnostik und Therapie insbesondere bei den Herz-Kreislauf-Krankheiten zwischen Männern und Frauen wurden beobachtet, konnten bislang jedoch nicht hinreichend geklärt werden (Wenger et al. 1993). Die Rolle der weiblichen Hormone als Schutzfaktor gegen Herz-Kreislauf-Krankheiten und Osteoporose, aber als eventueller Risikofaktor für den Brustkrebs wurde und wird in groß angelegten Studien untersucht (z.B. The Postmenopausal Estrogen/Progestin Interventions (PEPI) Trial Investigators 1994; Women's Health Initiative's Principal Inverstigators 1993).

Die Fokussierung auf diese spezifisch weiblichen Risiken erfolgte auf dem Hintergrund einer Defizitanalyse in der frauenspezifischen Epidemiologie (z.B. National Heart, Lung, and Blood Institute 1990; Pinn & LaRosa o.J.; Rodin & Ickovics 1990; Rosser 1993; Wenger et al. 1993). Für den Ausschluß von Frauen und frauenspezifischen Fragestellungen aus der biomedizinischen Forschung und Epidemiologie wird eine Reihe von Gründen angeführt:

- Aufgrund der Frühsterblichkeit der Männer an kardiovaskulären Erkrankungen und anderen u.a. verhaltensbedingten Erkrankungen, wie dem

Lungenkrebs, und wegen der geringeren Lebenserwartung der Männer wurden die Gesundheitsprobleme bei ihnen für gravierender gehalten als bei Frauen und Forschungsprioritäten deshalb auf diese Zielgruppe gerichtet.

• Frauen im gebärfähigen Alter werden aus Therapiestudien in der Regel ausgeschlossen, um mögliche Schäden für Schwangere und Föten zu vermeiden.

• Alte Frauen werden aus Studien wegen der bei ihnen häufig vorliegenden Multimorbidität und der deshalb schwierig zu kontrollierenden Nebeneffekte bei der Prüfung einer neuen Therapie ausgeschlossen.

• Kostengründe spielen nicht selten eine Rolle, weil aufgrund der hohen Lebenserwartung der Frauen in einer überschaubaren Studienzeit weniger Krankheitsfälle auftreten würden und die Stichprobengröße deshalb erhöht werden müßte, um Effekte aufdecken zu können.

Auf diesem Hintergrund wurden in den USA in der epidemiologischen Forschung neue Förderschwerpunkte gesetzt. Mit der Einrichtung der sogenannten Women's Health Initiative sollen biomedizinische Risiken in ihrem Einfluß auf die Haupterkrankungen und Todesursachen bei Frauen, die Herz-Kreislaufkrankheiten, Brust- und Darmkrebs und Osteoporose, geprüft werden. In einer randomisierten Interventionsstudie wird in einer Gruppe von Frauen im Alter von 50-79 Jahren die Wirkung der Vergabe von Hormonen, Veränderung der Diät (fettarme und ballaststoffreiche Ernährung) und Calzium/Vitamin D Substitution auf die genannten Erkrankungen untersucht. Die Ergebnisse der Studie sollen einen wesentlichen Beitrag zur Klärung der Unterschiede in der Mortalität und Morbidität zwischen Frauen und Männern leisten. Dabei steht insbesondere die Untersuchung der Wirkung der weiblichen Hormone als Schutz- (kardiovaskuläre Krankheiten) oder als Risikofaktor (Brustkrebs) im Vordergrund.

Bernadine Healy, ehemals Direktorin der National Institutes of Health, unterstreicht die Notwendigkeit frauenspezifischer epidemiologischer Studien:

„Decades of sex-exclusive research have reinforced the myth that coronary artery disease is a uniquely male affliction and have generated data sets in which men are the normative standard. The extrapolation of these male-generated findings to women led in some cases to biased standards of care and has prevented the full consideration of several important aspects of coronary disease in women. ... Although women live longer than men ... the quality of life of those extra years is exceptionally burdend by cancer, particularly of the breast, lung, and colon, by heart disease and stroke, osteoporosis, Alzheimer disease, depression and social isolation, and general fraility." (Healy 1991)

Erklärungsansätze für die Unterschiede in Mortaliät und Morbidiät bei Männern und Frauen werden von den verschiedenen Fachdisziplinen unterschiedlich bewertet, wenn auch von allen Seiten zugestanden wird, daß die Gesundheitsforschung von einer wirklichen Klärung noch weit entfernt ist. Verbrugge (1990) sieht fünf Erklärungsmöglichkeiten:

- Das sind erstens unterschiedliche biologische Risiken, insbesondere genetische und hormonelle Faktoren.

- Zweitens sind erworbene Risiken aus der Arbeits- und sonstigen Umwelt zu nennen. Hierunter faßt sie auch Risiken, die, gesellschaftlich induziert, sich als gesundheitsbezogenes Verhalten (z.B. Rauchen, Drogen, Fehlernährung) auf das Krankheitsgeschehen niederschlagen.

- Drittens nennt sie psychosoziale Risiken. Diese umfassen Aspekte des Krankheitsverhaltens wie Wahrnehmung und Attribuierung von Symptomen, Suche nach Behandlung und Umgang mit Behinderung und Beeinträchtigung. Hier ist vor allem die psychosozial vermittelte Sichtweise und Bewertung von Gesundheit und Krankheit gemeint.

- Viertens spielt die Bereitschaft, über Krankheit, Gesundheit und Befinden zu berichten bzw. sich entsprechend nach außen darzustellen eine wichtige Rolle (health-reporting-behavior). Dies ist besonders unter methodischen Gesichtspunkten von Bedeutung, wenn in Befragungen zum Gesundheitszustand Männer und Frauen ihren Gesundheitszustand unterschiedlich berichten.

- Fünftens werden die bisherigen Erfahrungen mit dem Gesundheitssystem und der gesundheitlichen Versorgung als wichtige Einflußfaktoren für die Beurteilung der eigenen Gesundheit genannt.

Gegenüber den biologischen und biomedizinischen Risiken betont Verbrugge die Bedeutung der sozialen Bedingungen.

„Acquired risks rank first; social and recreational activities, stresses, and environmental exposures during life are the prime causes of health problems for each sex, and for differentials between them. Prior health care may rank next, giving a cumulative advantage to women. Biological risks come last." (ebd. S. 65)

Sie stellt die Vermutung auf, daß die psychosozialen Faktoren und die Faktoren des „health-reporting" eine nachgeordnete Rolle spielen. Sie betont allerdings, daß hier noch ein großer Forschungsbedarf bestehe und die Frauengesundheitsforschung von einer quantitativen Bestimmung des Einflusses der verschiedenen Faktoren weit entfernt sei.

In der Diskussion um den Stellenwert des Risikofaktorenmodells gegenüber dem Lebensweisenkonzept wurde die Frage nach der Bedeutung sozialer Faktoren für die Krankheitsentstehung und Gesundheitsförderung noch stärker zugespitzt als Verbrugge dies tut. Mit Beginn einer mehr theoretischen und konzeptionellen Auseinandersetzung über Zugangswege der Frauengesundheitsforschung im deutschsprachigen Raum (Schneider 1981) war Position für das Lebensweisenkonzept bezogen worden. Frauengesundheitsforschung wollte sich nicht einer Richtung anschließen, in der verhaltensbezogene Risiken im Vordergrund der Forschung standen und aus der Präventionskonzepte entwickelt wurden, die die Schuldzuschreibung einseitig auf die Betroffenen orientierte (Kickbusch 1981; Horn 1983).

„Ausgangspunkt der Überlegungen war, daß Gesundheit eine soziale Kategorie darstellt (Kickbusch 1981), deren Verankerung sowohl in den gesellschaftlichen Strukturen als auch in den Menschen selbst als dialektisch organisierter Prozeß zu denken ist. ... Ergebnis dieser Arbeit ist ein Lebensweisen-Konzept, das sowohl individuelle als auch kollektive Dimensionen hat." (Erben et al. 1986, S. 85)

Frauengesundheitsforschung arbeitete heraus, wie die Lebensbedingungen von Frauen in unserer Gesellschaft und die darin eingebundenen Belastungen, Diskriminierungen und Widersprüche ihre Gesundheit und Wohlbefinden und ihr Gesundheitsverhalten beeinflussen. Daraus seien Ansätze für die Gesundheitsförderung zu entwickeln, die als lebensweltbezogene Prävention die gesundheitsgerechte Gestaltung aller Lebensbereiche einschließe. Für Frauen gelte es, historisch gewachsene Benachteiligungen aufzuheben und diskriminierende Sozialisationserfahrungen, geschlechtsspezifische Arbeitsteilung in Beruf und Familie und Zuschreibe- und Pathologisierungsprozesse im Gesundheitswesen zu verändern (Klesse et al. 1992).

Die Diskussion um die Frage, wie die Unterschiede in der Mortalität und Morbidität bei Frauen und Männern zu erklären seien, verdeutlicht, daß eine eindimensionale Betrachtungsweise, d.h. entweder ausschließlich unter Berücksichtigung der sozialen Faktoren, oder ausschließlich unter Berücksichtigung biomedizinischer Faktoren den Erkenntnisprozeß einengen würde. Frauengesundheitsforschung muß sich von verschiedenen Seiten und unter Berücksichtigung der Herangehensweise verschiedenster Fachdisziplinen ihrem Gegenstand nähern.

Gehen wir davon aus, daß alle von Verbrugge genannten Erklärungsansätze von Bedeutung sind, dann müssen wir Wissen auf allen Ebenen sammeln. Dabei sind im Sinne des Lebensweisenkonzepts die Bedingungsfaktoren in ihrem Bezug zueinander zu betrachten. Die Bewertung und Wahrnehmung von Beeinträchtigungen und Krankheit ist abhängig von bisherigen Erfahrungen und Zuschreibeprozessen des Gesundheitssystems, aber auch von Einflußfaktoren der persönlichen und sozialen Umwelt. Werden biomedizinische Risiken - wie z.B. die hormonelle Situation der Frau - als bedeutsam für die Entstehung oder Verhinderung von Krankheit erkannt, hat dies Konsequenzen für Entscheidungen im Medizinsystem - etwa, ob alle Frauen ab der Menopause präventiv mit Hormonen behandelt werden sollen. Solche Entscheidungen sind ihrerseits in ihrem Bezug zu dem Bild der Frau in unserer Gesellschaft zu sehen, das heißt z.B. zu der Frage, ob eine solche Medikalisierung Ausdruck dessen ist, daß ältere Frauen als biologisch und sozial difizitär eingestuft werden. Diese Beispiele zeigen, daß wir von einer Interdependenz der von Verbrugge angeführten Erklärungsansätze für die Unterschiede zwischen Männern und Frauen auszugehen haben.

Verbrugge kommt vor dem Hintergrund umfangreicher vergleichender Analysen von Mortalitäts- und Morbiditätsdaten aus den USA zu dem Schluß, daß nicht die Frage „Wer ist gesünder - wer ist kränker?" die geschlechtsspezifische Gesundheitsforschung bestimmen sollte. Vielmehr seien die Unterschiede zwischen Männern und Frauen im Hinblick auf Gesundheit, Krankheit und Risiken herauszuarbeiten. Die genaue Analyse der epidemiologischen Datenlage zu geschlechtsspezifischen Unterschieden und Besonderheiten im Krankheitsgeschehen wird deutlich machen, daß die Frage nach der besseren Gesundheit selbst schon unwissenschaftlich, wenn nicht gar ideologisch ist (Maschewsky-Schneider 1988). Hinter dieser Frage scheint eine unausgesprochene Bewertung der Geschlechter zu stehen. In ihr klingt mit, daß der Wert eines Menschen oder einer sozialen Gruppe an seiner Gesundheit gemessen werden sollte. Dabei sind diese gesellschaftlichen Bewertungen in sich widersprüchlich. Der gesunde Mensch ist arbeits- und leistungsfähiger als der Kranke und genießt deshalb in einer auf Leistung basierten Gesellschaft ein höheres Ansehen. Andererseits wird Krankheit auch als Reaktion auf übermäßige Belastungen verstanden und damit als Ausdruck bereits erbrachter besonderer gesellschaftlicher Leistungen. Die Klärung der Frage, worin Unterschiede in der gesundheitlichen Lage von Frauen und Männern bestehen, ist vor diesem Hintergrund nicht allein von wissenschaftlichem Wert. Sie soll auch dazu beitragen, die Diskussion um die Ungleichheit der Geschlechter und ihre Gesundheit vorurteilsfreier zu machen.

Mit dieser Arbeit soll ein Beitrag dazu geleistet werden, die Unterschiede zwischen den Geschlechtern im Hinblick auf Gesundheit und Krankheit auf von Verbrugge benannten Ebenen herauszuarbeiten. Dies geschieht auch mit dem Ziel, aus einer sorgfältigen Untersuchung der Datenlage heraus, Aufgaben und Prioritäten für die Gesundheitsförderung und Prävention zu bestimmen und so einen Beitrag für die Verwirklichung gleicher Chancen für Gesundheit in allen Gruppen der Bevölkerung zu leisten.

2.2 Fragestellungen der Arbeit

Mortalität und Lebenserwartung

Ausgangspunkt der Frage „Wer ist gesünder - wer ist kränker?" sind Unterschiede in der Lebenserwartung und Mortalität von Frauen und Männern. Für die Bundesrepublik Deutschland sollen auf der Grundlage von Daten zur Mortalität diese Unterschiede beschrieben werden. Die Entwicklungtrends der Lebenserwartung von Männern und Frauen sind zu beschreiben und die Frage zu klären, ob sich der Trend angleicht oder ob die Schere zwischen den Geschlechtern sich weiter öffnet. Es ist auch darzustellen, bei welchen Erkrankungen und Todesursachen Unterschiede zwischen Männern und Frauen bestehen, und ob dies für alle Altersgruppen gleichermaßen gilt. Entwicklungstrends für die wichtigsten Todesursachen wie die Herz-Kreislauf-Krankheiten und ausgewählte Krebserkrankungen, insbesondere den Lungen- und Brustkrebs, sind zu verfolgen. Ziel ist es, die Frage zu beantworten, inwieweit die Mortalitätsdaten eine generell ungünstigere gesundheitliche Situation der Männer belegen oder ob eine genauere Betrachtung der ursachenspezifischen Mortalität im Sinne von Verbrugge nicht eher die Unterschiede und die Spezifik zwischen beiden Geschlechtern zum Ausdruck bringt.

Bio-medizinische Risiken

In einem zweiten Schritt ist für ausgewählte Krankheiten zu prüfen, welche Erkenntnisse über Risiken für diese Krankheiten in der Literatur dokumentiert sind. Dabei sollen insbesondere der Brustkrebs und die Herz-Kreislauf-Krankheiten im Vordergrund stehen. Während es bezogen auf die letzteren eine jahrzehntelange Forschung gibt, sind Risiken für den Brustkrebs immer noch wenig erforscht. Insbesondere ist die Rolle der weiblichen Hormone noch offen. Für die Entstehung der Koronarerkrankungen konnten Beobachtungsstudien einen protektiven Effekt der weiblichen Hormone plausibel machen, während sie für die Entstehung von Brustkrebs möglicherweise als Risikofaktor angesehen werden müssen.

Die Rolle der Hormone hat eine immense Bedeutung im Rahmen der medizinischen Versorgung, da heute einem großen Teil der Frauen ab Beginn der Menopause Hormone zur vegetativen Regulation verschrieben werden. Vor dem Hintergrund der stark angestiegenen Lebenserwartung der Frauen nehmen Risiken und Kosten der Behandlung von Herz-Kreislauf-Krankheiten und von durch Osteoporose bedingten Knochenbrüchen zu. Ist es deshalb angeraten, Frauen ab dem mittleren Lebensalter grundsätzlich mit Hormonen zu behandeln? Welchen Nutzen und welche Risiken sind damit verbunden? Ist eine solche Substitution generell für alle Frauen zu empfehlen oder nur für Hochrisikogruppen? Die internationale Literatur ist im Hinblick darauf zu untersuchen, welche Antwort sie auf diese Frage gibt.

Seit Jahrzehnten hat sich die Frauengesundheitsbewegung gegen die Medikalisierung der weiblichen Reproduktionsfähigkeit durch die Medizin gewendet (z.B. Kickbusch 1981; Ruzek 1978). Die natürlichen biologischen Funktionen der Frauen seien unter das Dogma der Apparatemedizin gestellt und somit als behandlungsbedürftige Krankheiten definiert worden. Dem stellte die Frauengesundheitsbewegung die Forderung nach mehr Selbstbestimmung der Frauen und Loslösung von der Medizin entgegen. Wie haben wir auf diesem Hintergrund die Verschreibung von Hormonen für große Teile der weiblichen Bevölkerung ab dem mittleren Lebensalter nicht nur im Hinblick auf ihre gesundheitlichen Risiken bzw. die protektive Wirkung zu beurteilen, sondern auch bezogen auf die Medikalisierung der älteren weiblichen Bevölkerung?

Verteilung der Risiken in der Bundesrepublik Deutschland
Zur Beurteilung der Bedeutung der Risiken für die genannten Krankheiten für die Frauen in der Bundesrepublik Deutschland ist es notwendig, Wissen über die Verbreitung der Risiken in der weiblichen Bevölkerung zu haben. Die beste Datenbasis dafür sind die Daten der nationalen Gesundheitssurveys aus der (alten) Bundesrepublik Deutschland, die in den Jahren 1984-86, 1987-88 und 1990-91 im Rahmen der Deutschen Herz-Kreislauf-Präventionsstudie erhoben wurden. Sie bilden eine ausgezeichnete Datenbasis für die Darstellung von Trends und Unterschieden bei den Herz-Kreislauf-Risikofaktoren. Darüber hinaus lassen sich jedoch auch Angaben über die Verbreitung ausgewählter anderer Risiken machen. Diese Datenbasis soll hier verwendet werden, um solche Trends darzustellen und damit den Handlungsbedarf für die BRD herauszuarbeiten. Dabei werden zum einen Unterschiede bei Männern und Frauen herausgearbeitet; es sollen aber auch - soweit mittels der Datenbasis möglich - frauenspezifische Risiken z.B. das reproduktive Verhalten, einbezogen werden. Ziel der Analysen ist es, das Ausmaß der Betroffenheit der Frauen im Vergleich zu den Männern durch die Risiken zu beschreiben und die Entwicklungstrends zu beurteilen.

Soziale Ungleichheit von Krankheit und Gesundheit
In der Epidemiologie sind Untersuchungen zum Einfluß sozialer Faktoren auf die Entstehung von Krankheit und den Erhalt von Gesundheit durchgeführt worden. Diese Forschung hat nicht nur deshalb häufig einen schweren Stand, weil sie den Lobbyisten einer auf bio-medizinische und verhaltensbezogene Risiken gerichteten Forschung entgegentritt, sondern auch, weil die Identifikation sozialer Risiken für spezifische Erkrankungen methodisch ungleich schwieriger ist. Medizinische Indikatoren wie z.B. Blutfette sind eindeutig definiert und mittels eines einmal vorgegebenen Standards auf immer gleiche Weise meßbar. Soziale Risiken bestehen demgegenüber aus verschiedensten Variablen, die nicht immer eindeutig meßbar sind. Ein gutes Beispiel dafür sind Operationalisierungen zum Schichtindex, in dem verschiedene Dimensionen (in der Regel Einkommen, Bildung und berufliche Stellung) miteinander verbunden werden.

Es sollen zunächst die Herz-Kreislauf-Risikofaktoren nach sozialer Schicht dargestellt werden. Weiterhin wird beispielhaft auf der Basis von Daten der Bremer Gesundheitsberichterstattung gezeigt werden, wie sich auch bei Frauen Unterschiede in der Mortalität je nach sozialräumlich definiertem Wohngebiet ergeben. Beziehungen zum Gesundheitsverhalten lassen sich auf der Basis von Daten aus den Bremer Gesundheitssurveys herstellen. Diese Ergebnisse sind auf dem Hintergrund der Literatur zur sozialen Ungleichheit zu diskutieren und die Frage zu beantworten, in welchem Ausmaß verhaltensbedingte und soziale Risiken zur Erklärung der Mortalität beitragen können.

Psychosoziale Bedingungsfaktoren des Gesundheitsverhaltens -
Das Beispiel Rauchen
Die Sozialepidemiologie beschreibt nicht nur Unterschiede in der gesundheitlichen Situation und im Gesundheitsverhalten zwischen verschiedenen sozialen Gruppen, sondern sie soll auch sozial bedingte Risiken identifizieren und Bedingungsfaktoren für eine gesunde Lebensweise benennen können. Dabei steht sie vor der Schwierigkeit, daß soziale Dimensionen hochgradig interdependent sind und die Identifikation von Ursache-Wirkungs-Ketten häufig daran scheitert, daß die Variablen nicht sinnvoll empirisch zu operationalisieren sind. Sie erfordern darüber hinaus ein theoretisches Verständnis der Beziehung der Faktoren zueinander.

Auf der Basis der Daten der Nationalen Gesundheitssurveys soll versucht werden, am Beispiel Frauen und Rauchen soziale und psychosoziale Faktoren, die das Rauchverhalten bei Frauen bestimmen, herauszuarbeiten und so ein runderes Bild von Gesundheitsverhalten, Lebenssituation und Bewältigungsstrategien zu erhalten. Die mittels der quantitativen Daten ermittelten Ergebnisse werden den Ergebnissen einer qualitativen Studie gegenübergestellt, in der Raucherinnen, ehemalige und Nie-Raucherinnen im Hinblick auf ihre Einstellung zum Rauchen und zur Gesundheit generell befragt wurden. Die Ergebnisse beider methodischer Ansätze werden in einer theoriegeleiteten Diskussion miteinander verglichen und interpretiert.

Gesundheitshandeln von Frauen
Im Rahmen einer abschließenden Diskussion sollen die empirischen Ergebnisse zu Unterschieden in der gesundheitlichen Situation von Männern und Frauen und zu Unterschieden bei den sozialen und psychosozialen Bedingungsfaktoren für ihre Gesundheit und ihr Gesundheitshandeln auf die von Verbrugge genannten Erklärungsansätze hin interpretiert und diskutiert werden. Dabei soll ein Beitrag zur Gewichtung der von Verbrugge benannten Erklärungsansätze geleistet werden. Biologische und soziale Faktoren werden in ihrem Stellenwert diskutiert und es wird gezeigt werden, daß den sozialen Faktoren im Sinne eines handlungstheoretischen Modells von Gesundheit und Gesundheitshandeln eine zentrale Bedeutung zukommt. Erst wenn die Menschen in die Lage versetzt werden, allgemeine Ziele für ihre Gesundheit und Wohlbefinden zu setzen

und diese auf dem Hintergrund der ihnen zur Verfügung stehenden materiellen und geistigen Ressourcen emotional und kognitiv zu reflektieren und in Handeln umzusetzen, kann von einer humanen Public Health Politik gesprochen werden. Für Frauen heißt das, ein Selbstbild zu entwickeln, das sie in die Lage versetzt, selbstbestimmt zu handeln und für ihre Gesundheit und Wohlbefinden Sorge zu tragen. Insofern ist die Herausbildung einer geschlechtsrollenspezifischen Identität, die es erlaubt, bestehende Lebensbedingungen in Frage zustellen, eine wesentliche Voraussetzung für Frauen, ein selbstbestimmtes Gesundheitshandeln zu entwickeln.

3. Krankheiten und Risiken

3.1 Mortalität

Daten zur Lebenserwartung und zur Gesamt- und zur spezifischen Mortalität zeigen eine deutlich ungünstigere gesundheitliche Situation der Männer. In der (alten) Bundesrepublik Deutschland hat sich in den Jahren nach dem zweiten Weltkrieg die Schere zwischen der Lebenserwartung der Männer und Frauen geöffnet und betrug in den 70-80er Jahren ca. 6,5 Jahre (Daten des Gesundheitswesens 1991; World Health Organization 1993). Die Lebenserwartung der Männer war 1990 72,6 und die der Frauen 79,2 Jahre. Vergleichbar wie auch in anderen hochentwickelten Industrienationen wurde die Schere zwischen Männern und Frauen in den letzten zehn Jahren jedoch nicht größer, sondern verblieb auf diesem Niveau. Legt man die Lebenserwartung für Personen ab dem Alter von 45 Jahren zugrunde, zeigt sich, daß die Schere zwischen Männern und Frauen bis zum Beginn der 80er Jahre auseinander geht und ab Mitte/Ende der 80er Jahre auf einem Niveau von ca. 5,5 Jahren verbleibt.

Dieser Trend ist so zu interpretieren, daß in diesen Jahrzehnten für Männer und Frauen der Gewinn, der auf eine Verbesserung der medizinischen Versorgung und der Lebensweise zurückzuführen ist, im Hinblick auf die Lebenserwartung vergleichbar war (s.a. Verbrugge 1992, S. 69). Von einem „Aufholeffekt" der Männer kann jedoch nicht gesprochen werden.

Die Mortalitätsdaten der BRD belegen die Übersterblichkeit der Männer an allen sowohl für Männer als auch Frauen bedeutsamen Todesursachen (s.a. Tabelle 3.1-1, M/F Quotient), wobei besonders Lungenkrebs, Leberzirrhose, Selbstmord und die ischämischen Herzkrankheiten eine große Rolle spielen. Für den Vergleich wurden Daten herangezogen, die jeweils für die Männer und die Frauen und für beide Zeiträume, 1970-79 und 1980-89, auf die Altersverteilung der Gesamtbevölkerung in der Bundesrepublik Deutschland (Männer und Frauen zusammen) im Jahre 1970 standardisiert wurden (Bremer Institut für Präventionsforschung und Sozialmedizin 1992). Die Entwicklung der Mortalität zeigt für Männer und Frauen im Vergleich der 70er und 80er Jahre eine Senkung der Gesamtmortalität für Männer (-16%) und Frauen (-18%), die für beide Geschlechter im wesentlichen auf die Senkung der Mortalität an ischämischen und zerebrovaskulären Erkrankungen zurückzuführen ist. Bei Männern sind auch die Leberzirrhosen deutlich zurückgegangen. Lungenkrebs als Todesursache nimmt bei beiden Geschlechtern zu, und die Brustkrebsmortalität bei Frauen ist leicht angestiegen.

Tabelle 3.1-1
Mortalitätsraten für verschiedene Todesursachen in der (alten) Bundesrepublik Deutschland (per 100 000 Einwohner) 1970-79 und 1980-89 und geschlechtsspezifisches Verhältnis der Raten (M/F-Quotient)

Todesursache (ICD)	1970 - 1979			1980 - 1989		
	Männer	Frauen	M/F	Männer	Frauen	M/F
Gesamtmortalität	1447,12	887,94	1,63	1220,02	723,30	1,69
Bösartige Neubildungen (140-208)	301,44	190,80	1,58	301,87	181,22	1,67
- Lunge (162)	79,96	8,60	9,30	82,09	11,00	7,46
- Brust (174)	-	29,65	-	-	33,00	-
Herz-Kreislauf-Krankheiten - Ischämische (410-414)	286,95	128,36	2,24	268,11	117,14	2,29
- Zerebrovaskuläre (430-438)	176,08	141,46	1,24	127,09	102,24	1,24
Leberzirrhose (571)	42,25	14,45	2,92	34,80	13,06	2,66
Selbstmord (E950-E959)	29,71	13,87	2,14	27,39	11,23	2,44

Quelle: Gesundheitsbericht Bremen 1992 (Bremer Institut für Präventionsforschung und Sozialmedizin 1992). Standardisierung auf die Bevölkerung (Männer und Frauen zusammen) der BRD 1970

Die Senkung der Mortalität an ischämischen Herzkrankheiten konnte für die (alte) BRD nachgewiesen werden. Jöckel (1994) zeigte für den Zeitraum von 1979-1988 eine jährliche Senkung um -2,9% für die Männer und -2,4% für die Frauen. Zu vergleichbaren Ergebnissen kamen auch La Vecchia et al. (1993), die einen Überblick zu den Trends bei den ischämischen Herzkrankheiten erstellten (standardisiert auf die Weltbevölkerung). In den USA wurde seit Ende der 60er Jahre (s.a. Thom et al. 1992; Thom 1989; Wing 1988; Wing et al. 1992) ein erst langsamer, dann aber deutlicher Abwärtstrend für beide Geschlechter beobachtet. Das waren im Zeitraum von 1965 bis 1989 -55% für die Männer und -47% für die Frauen. Für die alte BRD zeigen die Autoren, daß bis Ende der 70er Jahre zunächst noch ein Anstieg, dann aber ein Abfall der Mortalität zu verzeichnen ist, der für die jüngeren Männer ausgeprägter als für die Frauen ist.

Betrachtet man verschiedene Todesursachen an ihrem Anteil an der Gesamtmortalität (Tabelle 3.1-2), zeigt sich, daß bei beiden Geschlechtern Krebs ca.

ein Viertel aller Todesursachen ausmacht, alle Herzkrankheiten zusammen bei den Männern weitere 45% und bei den Frauen 53%. Eine altersspezifische Betrachtung der Verstorbenen im mittleren Lebensalter (35-64 Jahre) macht aber deutlich, daß in diesem Altersbereich bei den Frauen die Krebserkrankungen die wichtigste Todesursache, nämlich 48% aller Verstorbenen, ausmachen. An Brustkrebs sterben 13% der Frauen in diesem Alter, Gebärmutter- und Eierstockkrebs machen zusammen weitere 7% aus. Die Herz-Kreislauf-Krankheiten haben in diesem Alter im Vergleich zu ihrer Bedeutung bei den Männern einen geringeren Stellenwert. Bei dieser Bewertung der Unterschiede darf jedoch nicht vergessen werden, daß der Anteil der im Jahre 1989 verstorbenen Personen, die jünger als 64 Jahre waren, bei den Männern ca. 30%, bei den Frauen aber nur 20% betrug.

Tabelle 3.1-2
Anteil der Gestorbenen an den wichtigsten Todesursachen bezogen auf alle Todesursachen zusammen, BRD, 1989 (in%)

Todesursache (ICD)	Prozent an allen Gestorbenen (alle Altersgruppen)		Prozent an allen Gestorbenen (35 - 64 Jahre)	
	Männer	Frauen	Männer	Frauen
Krebs (140-208)	26	23	33	48
- Dick-Mastdarm (153,154)	3	4	3	5
- Lunge (162)	7	1.5	10	4
- Brust (174-175)	-	4	-	13
- Gebärmutter/ Eierstöcke (179-183)	-	3	-	7
Herz-Kreislauf- Krankheiten (390-459)	45	53	34	23
- Ischämische (410-414)	21	18	19	9
- Zerebrovaskuläre (430-438)	9	14	4	5

Quelle: Daten des Gesundheitswesens 1991

Abbildung 3.1-1 zeigt für die Bundesrepublik Deutschland altersspezifische M/F-Quotienten für die wichtigsten Todesursachen. Diese Abbildung belegt eindrücklich:

- Die Übersterblichkeit der Männer zeigt sich für alle Todesursachen zusammen als auch für alle wichtigen spezifischen Todesursachen (der M/F-Quotient liegt über 1). Sie ist am höchsten in den mittleren Altersgruppen (45 - 65 Jahre) und nimmt mit dem Alter deutlich ab.

- Die Lungenkrebssterblichkeit ist bei den Männern 5-6mal höher als bei den Frauen.

- Es zeigt sich ebenfalls die Übersterblichkeit der Männer an Herz-Kreislauf-Krankheiten und den ischämischen Herzkrankheiten, insbesondere in den jüngeren und mittleren Altersgruppen. Im höheren Lebensalter nimmt der Unterschied wieder etwas ab. So ist für die ischämischen Herz-Krankheiten das Risiko bis zum Alter von 65 Jahren bei den Männern 4-6fach höher als bei den Frauen, bei den über 75jährigen dagegen nur noch 1,74 bzw. 1,28fach erhöht.

- Bei den Krebserkrankungen insgesamt ist die Männer-Frauen-Relation deutlich niedriger als bei den Herz-Kreislauf-Krankheiten; bei den unter 45jährigen versterben sogar mehr Frauen an Krebs als Männer. Bei den über 45jährigen versterben zwar mehr Männer als Frauen, der M/F-Quotient bleibt jedoch immer unter 2. Wie in Tabelle 3.1-2 gezeigt werden konnte ist dieser Unterschied v.a. der Mortalität der Frauen an Krebsen der primären und sekundären weiblichen Geschlechtsorgane geschuldet.

Abbildung 3.1-1
Männer/Frauen-Quotient der Mortalität für verschiedene Todesursachen nach Altersgruppen. Bundesrepublik Deutschland 1989 (Eigene Berechnungen nach Daten des Gesundheitswesens 1991)

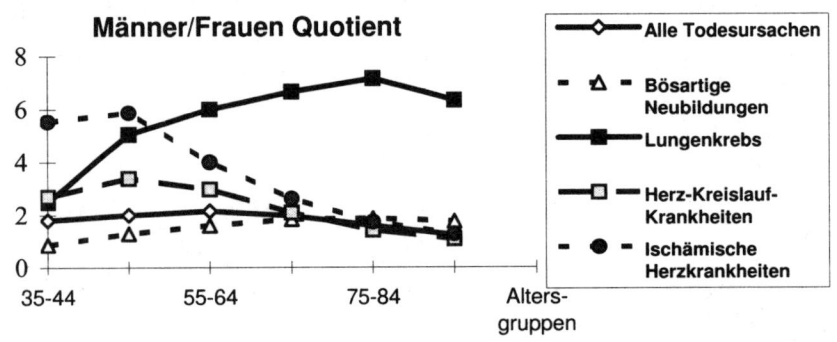

Quelle: Daten des Gesundheitswesens 1991 (eigene Berechnungen)

Zusammenfassend ist festzuhalten, daß die Entwicklungstrends der Mortalität in den zurückliegenden 2-3 Jahrzehnten eine parallel laufende Zunahme der Lebenserwartung und eine Senkung der Gesamtmortalität für Männer und Frauen zeigen. Dieser Trend ist im wesentlichen auf eine Abnahme der Mortalität an ischämischen und an zerebrovaskulären Krankheiten zurückzuführen. Bei den Männern ist keine Veränderung der Krebsmortalität zu beobachten, aber eine geringfügige Abnahme bei den Frauen. Die Lungenkrebsmortalität hat bei den Frauen stark zugenommen und die Brustkrebsmortalität ist geringfügig gestiegen. Der Vergleich der spezifischen Mortalität zeigt, daß im Spektrum der Er-

26

krankungen große geschlechtsspezifische Unterschiede bestehen. In den mittleren Lebensjahren haben die Krebserkrankungen bei den Frauen und die ischämischen Herzkrankheiten bei den Männern eine große Bedeutung.

Die differenzierte epidemiologische Betrachtung geschlechtsspezifischer Unterschiede in der Mortalität führt also zu einer Relativierung der Aussage, daß die Männer bezogen auf die Mortalität eine ungünstigere Situation als die Frauen haben. Diese Aussage gilt für die Lebenserwartung generell und die Frühsterblichkeit der Männer an ischämischen Herzkrankheiten, an Lungenkrebs, Leberzirrhose und gewaltsamen Todesursachen. Die Daten belegen aber auch die Bedrohung der Gesundheit der Frauen im mittleren Lebensalter durch Krebs, insbesondere den Brustkrebs, und die immense Bedeutung der Herz-Kreislauf-Krankheiten als Todesursache bei den Frauen im höheren Lebensalter.

3.2 Krebserkrankungen: Mortalität und Inzidenz

Um einige Besonderheiten im Krankheitsgeschehen bei den Frauen etwas genauer herauszuarbeiten, soll im folgenden auf die Krebserkrankungen eingegangen werden. Dabei sollen Mortalitäts- und Inzidenzdaten gegenüber gestellt werden. Da für die Bundesrepublik Deutschland kein flächendeckendes Krebsregister existiert, wird auf Daten des saarländischen Krebsregisters (Statistisches Landesamt Saarland 1994) und darauf aufbauenden Schätzungen für die gesamte BRD (Daten des Gesundheitswesens 1991) zurückgegriffen.

Im Jahre 1989 machten bei den Frauen die Krebse der weiblichen Geschlechtsorgane (Brust, Gebärmutter, Eierstöcke) 30,1% an der gesamten Krebsmortalität bei Frauen aus. Gemeinsam mit Lungen- und Dick-/Mastdarmkrebs ergeben sie 53,2% der Mortalität aller Krebse (Tabelle 3.2-1). Bei den unter 60jährigen machen die Krebse der weiblichen Geschlechtsorgane sogar 46,2% der Krebsmortalität aus und 62,9% zusammen mit Lungen- und Dick-/Mastdarmkrebs. Bei den jüngeren Frauen ist dieser Anteil deshalb so hoch, weil die Mortalität an Brustkrebs allein schon ca. ein Drittel aller Krebstoten bei den Frauen ausmacht.

Auf der Basis des saarländische Krebsregisters wurden für die alte BRD Abschätzungen der Zahl der Neuerkrankungen an Krebs vorgenommen (Daten des Gesundheitswesens 1991). Diese Daten zeigen (Tabelle 3.2-1, Spalte 3 und 5), daß bei der Inzidenz der Anteil der Krebse der weiblichen Geschlechtsorgane an allen Krebsen bei den Frauen sogar noch größer ist als bei der Mortalität. Dabei ist für alle Altersgruppen zusammen wiederum besonders auf den Brustkrebs aufmerksam zu machen, dessen Anteil an der Mortalität 17,3% und an der Inzidenz 24,8% beträgt. Bei den unter 60jährigen spielt der Brustkrebs als Haupttodesursache (30,7%) und Inzidenz (35,3%) eindeutig die herausragende Rolle. Bei den jüngeren Frauen machen die Krebse der weiblichen Geschlechtsorgane 54,4% aller inzidenten Krebserkrankungen aus, zusammen mit Lunge und Dick-/Mastdarm sind das 67,1%.

Tabelle 3.2-1
Anteil verschiedener Krebse an der Mortalität und geschätzten Inzidenz an allen
Krebsen in der BRD 1989, Frauen (in%)

Lokalisation (ICD)[1]	Alle Altersgruppen		> 60 Jahre	
	Mortalität	Inzidenz	Mortalität	Inzidenz
Zahl der Fälle (N)	84 967	137 000	14 217	33 700
	%	%	%	%
Dick-/Mastdarm (153,154)	16,5	16,2	9,3	9,3
Lunge (162)	6,6	4,1	7,4	3,4
Brust (174)	17,3	24,8	30,7	35,3
Gebärmutter, Eierstöcke (179-180, 182-183)	12,8	14,2	15,5	19,1
zusammen %-Anteil an allen Krebsen	53,2	59,3	62,9	67,1

Quelle: Daten des Gesundheitswesens 1991 (eigene Berechnungen)

[1] ICD-Nr. beziehen sich auf die Inzidenz. Für die Mortalität gibt die Datenquelle keinen ICD-Code an, so daß nicht geklärt werden konnte, ob bei der Mortalität für ICD 179-183 die ICD-Nr. 181 mit eingeschlossen ist.

Die Entwicklungstrends der Krebsmortalität und -inzidenz basierend auf dem saarländischen Krebsregister (Statistisches Landesamt Saarland 1994) zeigen für die Frauen eine Zunahme der Lungenkrebsraten. Es kann geschlußfolgert werden, daß dieser Trend auch für die BRD insgesamt Gültigkeit hat, da dort ein aufsteigender Trend der Mortalität zu verzeichnen ist. Für die Daten des saarländischen Krebsregisters ist jedoch zu berücksichtigen, daß im Vergleich zur Bundesrepublik Deutschland die Frauen dort eine niedrigere Lungenkrebs-mortalität (und damit auch Inzidenz) aufweisen (s.a. Wichmann et al. 1991).

Für den Brustkrebs ergibt sich eine leichte Steigerung sowohl für die Mortalität als auch die Inzidenz (Abbildung 3.2-2). Ein rückläufiger Trend bzw. ein stabiler Verlauf bei den Krebsen der anderen weiblichen Geschlechtsorgane bei den Frauen in den industrialisierten Ländern ist bekannt und läßt sich ebenfalls aus den Daten des saarländischen Krebsregisters ablesen (ebd.; Tomatis et al. 1990).

Die Daten der Krebsregister in den USA (SEER: Surveillance, Epidemiology, and End Results Program des National Cancer Institutes) (Yancik & Ries o.J.A.) zeigen, daß beim Brustkrebs die 5-Jahres-Überlebensraten für (weiße) Frauen durchschnittlich bei 79,3% liegen. Sie sind ab dem Alter von 35 Jahren für alle Altersgruppen vergleichbar hoch (Tabelle 3.2-2), lediglich für die unter 35jährigen Frauen liegen sie bei 70%.

Für andere Krebse der weiblichen Geschlechtsorgane ergeben sich je nach Lokalisation und Alter unterschiedliche 5-Jahres-Überlebensraten. Die Überlebensraten für Gebärmutterhals-Krebs nehmen mit dem Alter rapide ab. Liegen sie für die unter 45jährigen Frauen noch bei 82%, so für die alten Frauen ab 75 Jahren nur noch bei 43%. Die 5-Jahres-Überlebensraten für Krebs des Gebärmutterkörpers liegen bis zum Alter von 64 Jahren bei 90% und höher und fallen danach ab. Für Krebs des Eierstocks sieht die Prognose jedoch ungünstiger aus. Die unter 45jährigen haben eine Überlebenswahrscheinlichkeit von 66%, danach sinkt sie auf 24% bei den 65-74jährigen Frauen ab.

Tabelle 3.2-2
5-Jahresüberlebensraten für ausgewählte Krebserkrankungen nach Alter, Frauen (in%)

Alter (Jahre)	Brust	Gebärmutterhals	Gebärmutterkörper	Eierstöcke
< 35	70,5	-	-	-
35-44 (<45)	78,3	82	92	66
45-54	79,5	67	93	45
55-64	79,0	60	90	33
65-74	81,2	57	80	24
>=75	79,3	43	67	21

Quelle: Yancik & Ries (o. J.)

Im Vergleich zu anderen Ländern und Regionen nimmt die BRD in der Brustkrebsinzidenz eine mittlere Stellung ein. Nimmt man eine Kategorisierung der Länder nach Inzidenzraten vor (standardisiert auf die Weltbevölkerung) (Kelsey & Horn-Ross 1993; Levi et al. 1993; Muir et al. 1987), ergeben sich die in Tabelle 3.2-3 dargestellten Zuordnungen:

Tabelle 3.2-3
Zuordnung von Ländern nach Höhe der Brustkrebsraten/Inzidenz (auf 100 000 E.)

	Rate pro 100.000 E.	Land
sehr hoch	(> 70)	Nordamerika (USA-weiße Bevölkerung, Hawaii)
hoch/mittel	(70- 50)	Nordamerika (USA-schwarze Bevölkerung, Canada); Nordeuropa (z.B. BRD-Saarland, Dänemark, Frankreich, Holland, Norwegen, Schweden, Schweiz, United Kingdom)
mittel/niedrig	(50- 30)	Ost-/Südeuropa (z.B. ehemalige DDR, Polen, Ungarn, Rumänien, Spanien, Tschechoslowakei, Länder der ehemaligen UDSSR)
sehr niedrig	(< 30)	Süd-/Ost-Asien (z.B. Japan, China, Indien)

Bei dieser Zuordnung sind allerdings regionale Unterschiede innerhalb der verschiedenen Länder, insbesondere Stadt-Land-Unterschiede, zu berücksichtigen, wobei die Inzidenzen in den ländlichen Regionen grundsätzlich niedriger liegen. Insbesondere in den ehemaligen Ostblockstaaten (z.B. Polen, Rumänien, Ungarn) sind die Raten in den ländlichen Regionen vergleichbar niedrig wie in Süd-Ost-Asien. Bemerkenswert ist auch, daß die Raten für z.B. in die USA eingewanderte Bevölkerungsgruppen aus Ländern mit niedrigen Raten (China, Japan) zwar niedriger als für die US-Bevölkerung liegen, aber höher als in den Herkunftsländern.

Kelsey & Horn-Ross (1993) kommen in ihrem internationalen Vergleich von Entwicklungstrends zu der Aussage, daß die Brustkrebs-Inzidenzen in den vergangenen 20-30 Jahrzehnten weltweit angestiegen sind, allerdings in unterschiedlichem Ausmaß. Eine starke Zunahme ergab sich besonders in den Ländern mit einem niedrigen Ausgangsniveau (Japan, China), während geringe Zunahmen in Ländern mit einer hohen oder mittleren Ausgangssituation zu verzeichnen sind (z.B. Canada, Schweiz, BRD, United Kingdom). So ist z.B. die Brustkrebsinzidenz im Saarland von Mitte der 70er bis Anfang der 90er Jahre um 7% gestiegen (Statistisches Landesamt Saarland 1994). In den USA sind die altersstandardisierten Raten in den 80er Jahren nicht mehr angestiegen, bzw. in einzelnen Registerregionen (Connecticut) sind sie sogar wieder gefallen.

Zusammenfassend bleibt im Hinblick auf die Mortalität und Inzidenz des Brustkrebs und anderer für die Frauen wichtiger Krebse festzuhalten:

- In der BRD machen der Brustkrebs, die Krebse der primären weiblichen Geschlechtsorgane, Dick-/Mastdarmkrebs und Lungenkrebs den größten Teil sowohl der Mortalität als auch der Inzidenz an allen Krebsen bei Frauen aus. In der Rangfolge der Bedeutung steht der Brustkrebs für alle Altersgruppen zusammen an erster Stelle, gefolgt von Dick-/Mastdarm, Krebse der weiblichen Geschlechtsorgane und Lunge. Bei den jüngeren Frauen steht Dick-/Mastdarm-Krebs dagegen erst an dritter Stelle, hinter den Krebsen der weiblichen Geschlechtsorgane.

- Sowohl für den Lungen- als auch den Brustkrebs ist eine Zunahme der Inzidenz und der Mortalität zu verzeichnen.

- Überlebensraten für den Brustkrebs liegen bei 80% und sind beim Gebärmutterkörperkrebs sogar noch höher; eine geringe Überlebenswahrscheinlichkeit haben alte Frauen mit Eierstockkrebs.

- Im internationalen Vergleich nimmt die (alte) BRD eine mittlere, die ehemalige DDR eine niedrigere Position im Hinblick auf die Brustkrebsinzidenz ein.

- Brustkrebsraten sind in den vergangenen 20-30 Jahren in allen entwickelten Ländern weltweit angestiegen; allerdings bestehen große Unterschiede in der Inzidenz zwischen den Ländern; während die Raten in Süd-Ost-Asien sehr gering sind, sind sie in den reichen Industrienationen (bsd. USA, Canada, Europa) sehr hoch; osteuropäische Länder nehmen eine mittlere Stellung ein. Grundsätzlich liegt die Inzidenz in ländlichen Regionen niedriger als in städtischen.

4. Frauenspezifische Krankheiten und Risiken

4.1 Das Risikofaktorenmodell

Ziel der Identifikation von Risiken für bestimmte Krankheiten in der epidemiologischen Forschung ist es, daraus Programme und Maßnahmen für die Prävention zu entwickeln. Aus dem quantifizierbaren Anteil des das Krankheitsgeschehen in der Bevölkerung (mit)verursachenden Risikofaktors wird abgeleitet, wieviele Erkrankungen und Todesfälle durch eine Modifikation des Risikofaktors vermieden werden können. Der große Teil der erforschten Risiken ist in einem engeren oder weiteren Sinne als sozial bedingt zu bezeichnen. So ist z.b. der zu hohe Blutdruck einerseits ein bio-medizinischer Faktor, der jedoch verschiedene, in der Regel zusammenwirkende Ursachen hat. Neben z.b. genetischen Faktoren sind auch soziale Faktoren wirksam, wie das kulturell vermittelte Ernährungs- und Bewegungsverhalten, medizinische Versorgung und medikamentöse Kontrolle der Hypertonie.

Der sozial bedingte Anteil der Risiken bildet die Voraussetzung für die präventive Intervenierbarkeit dieser die Gesundheit beeinflussenden Faktoren. Dabei gibt es sozial bedingte Faktoren, die durch gesellschaftliche und gesundheitspolitische Maßnahmen beeinflußbar sind, wie z.B. die o.g. Faktoren für den Blutdruck, aber auch solche, die aus ethischen oder pragmatischen Gründen nicht veränderbar sind oder die so grundlegend mit allgemeinen kulturellen Bedingungen verbunden sind, daß eine Beeinflußbarkeit nicht - oder nicht kurzfristig - möglich ist. Zu diesen Faktoren gehört ein Teil der im folgenden Kapitel beschriebenen Risiken für Brustkrebs, wie z.B. Alter bei Geburt des ersten Kindes, Kinderzahl oder Beginn der Menarche -, alles Faktoren, die gesellschaftlich und kulturell mitbedingt sind.

Des weiteren gibt es soziale Bedingungen und Gesundheitsrisiken, deren Beeinflussung ökonomische und/oder politische Verhältnisse berührt. Dazu zählen v.a. Risiken der Arbeits- und äußeren Umwelt. Aber auch die Veränderung der Ernährung oder des Rauchens in der Bevölkerung stoßen in den Raum politischer Einflußsphären, wenn es etwa um die Durchsetzung des Verbots oder der Einschränkung von Tabakreklame oder der Umstellung des Nahrungsmittelangebots geht.

Im wesentlichen lassen sich vier große Risikobereiche unterscheiden. Das sind bio-medizinische Risiken, Risiken des Verhaltens, psychosoziale Risiken und

Risiken der Arbeit und der Umwelt (Tabelle 4.1-1). Obwohl die Liste der Faktoren nicht erschöpfend ist, fällt doch bei ihrer Zusammenstellung auf, daß es ein Leichtes ist, Beispiele für verhaltensbedingte und bio-medizinische Risiken, die in Teilen auch miteinander zusammenhängen, zu finden. Hier liegt auch am meisten gesicherte Forschung vor und sie bilden die wesentliche Grundlage für die Prioritätensetzung in der präventiven Gesundheitspolitik (s.a. National Center for Health Statistics 1992).

Im Bereich der psychosozialen Risiken reduziert sich die Liste deutlich. Insbesondere wenn der Blick auf die körperlichen Erkrankungen wie die Herz-Kreislauf- und Krebserkrankungen gerichtet wird, wird die Liste der anerkannten Risiken kürzer. Hierzu liegt im Sinne des faktoriellen ätiologischen Konzepts der Epidemiologie am wenigsten gesichertes Wissen vor. Da ihre Untersuchung sozialwissenschaftliche Theorien und Methoden mit einbinden muß, paßt sich diese Forschung auch am wenigsten in das methodische Schema der Epidemiologie ein. Die epidemiologische Erforschung von Risiken der Arbeit und Umwelt, insbesondere bezogen auf den Krebs, befindet sich noch sehr am Anfang und verschiedene Themen werden mit unterschiedlicher Intensität bearbeitet.

Bio-medizinische Risiken
• Genetische Faktoren
• Hyperlipidämie
• Hpertonie
• Geschlechtsspezifische Hormone
• Chemoprävention
• Übergewicht
• Reproduktive Faktoren
• (Menarche, Menopause)

Risiken des Verhaltens
• Rauchen
• Ernährung
• Bewegung
• Sexualverhalten
• Drogen
• Alkohol
• Medikamentenmißbrauch

Psychosoziale Risiken
• Soziale Lage
• Fehlen sozialer Unterstützung
• Soziale Ressourcen
• Verhaltenstyp
• Folgen der Arbeitslosigkeit

Risiken der Arbeit und Umwelt
- Chemische oder physikalische Noxen
- Arbeitsorganisation, Arbeitstechnologie, Arbeitszeitstruktur
- Ergonomische Faktoren
- Luft, Wasser, Boden
- Wohnort

Die Liste der durch präventives Handeln veränderbaren Risiken für die wichtigsten chronischen Krankheiten hat insoweit vielfältige Überschneidungen, als ein spezifischer Risikofaktor Mitverursacher verschiedener Krankheiten sein kann. Faktoren der Ernährung sind Risiken sowohl für verschiedene Krebse als auch für Herz-Kreislauf-Krankheiten; Rauchen ist Risikofaktor für Lungenkrebs und Herz-Kreislauf-Krankheiten; weibliche Hormone sind möglicherweise Risikofaktor für Brustkrebs aber Schutzfaktor gegen Herz-Kreislauf-Krankheiten. Umgekehrt bestimmen jeweils verschiedene Risiken zusammen erst die Entstehung einer spezifischen Krankheit. Obwohl die Epidemiologie die Multikausalität in der Verursachung anerkennt, orientiert sie sich an dem Prinzip, über methodische Kontrolle intervenierender Faktoren die Wirkung spezifischer Faktoren nachzuweisen. In diesem methodologischen oder erkenntnistheoretischen Sinne ist sie also immer auch Risikofaktorenforschung.

Der Schwerpunkt der Forschung in den vergangenen Jahrzehnten lag insbesondere auf den verhaltensbedingten Risiken. Hintergrund ist die Dominanz der Epidemiologie durch die Forschungsförderung in den USA, die sich in den Nachkriegsjahren wesentlich auf die Erforschung von Herz-Kreislauf-Krankheiten konzentriert hat.

Der Erkenntnisstand für die Risikofaktoren für Herz-Kreislauf-Krankheiten ist deshalb weit fortgeschritten. Auf der Basis von Langzeitstudien wie v.a. der Framinghamstudie (Sytkowski et al. 1990) konnten die inzwischen als klassisch bezeichneten Risikofaktoren Rauchen, Bluthochdruck, Hypercholesterinämie und mit gewissen Einschränkungen Übergewicht und Bewegungsmangel identifiziert werden. Das Wissen galt als so gesichert, daß auf dieser Basis zunächst klinisch-epidemiologische Interventionsstudien wie die MRFIT-Studie (The Multiple Risk Factor Intervention Trial Research Group 1990), dann gemeindeorientierte Studien wie das Stanford-Five-City-Program (Farquhar et al. 1990) oder in der Bundesrepublik Deutschland die Deutsche Herz-Kreislauf-Präventionsstudie (GCP-Study-Group 1988) eingerichtet wurden. Ziel dieser Studien war es, im Rahmen kontrollierter Studiendesigns die Veränderbarkeit von Herz-Kreislauf-Risikofaktoren und die Wirkung dieser Veränderung auf die Reduktion der Morbidität und Mortalität zu prüfen.

Bei der Identifikation der Risiken für Herz-Kreislauf-Krankheiten standen die für Männer geltenden Risiken zunächst im Vordergund. Begründet war dies durch die in den USA außerordentlich hohe Mortalitätsrate an ischämischen Herzkrankheiten für Männer und ihre Frühsterblichkeit daran. Die altersstandardisierte Mortalitätsrate betrug in den frühen 60er Jahren für Männer 375 pro

100 000 Einwohner, für die Frauen 197 pro 100 000 Einwohnerinnen (nur weiße Bevölkerung) (National Center for Health Statistics 1992). Während die Framinghamstudie in ihrem Studiendesign Männer und Frauen einschloß und diese im Hinblick auf Risikofaktoren und Mortalität und Morbidität langfristig verfolgte, konzentrierte sich die MRFIT-Studie allein auf Männer.

In einer Bestandsaufnahme des National Heart, Lung, and Blood Institutes zur Forschungsförderung der vergangenen Jahrzehnte (National Heart, Lung, and Blood Institute 1990) werden die Defizite im Hinblick auf frauenspezifische Studien zu Herz-Kreislauf-Risiken aufgezeigt und der Nachholbedarf konstatiert. In verschiedenen Fachtagungen (z.B. Douglas 1989; Eaker et al. 1987; Wenger et al. 1993) wurden laufende Bestandsaufnahmen zum aktuellen Stand der Forschung zu Herz-Kreislauf-Krankheiten bei Frauen und ihren Risiken durchgeführt. Es zeigte sich, daß für die Frauen die Liste der Risikofaktoren zunehmend spezifiziert werden konnte. Insbesondere die protektive Funktion des HDL-Cholesterins und seine Abhängigkeit von der hormonellen Spezifik des weiblichen Körpers wurde als ein wichtiger Faktor untersucht, der einen Beitrag dazu leisten konnte, die geringere Vulnerabilität der Frauen durch ischämische Herzkrankheiten, insbesondere in den reproduktiven Jahren der Frau, zu erklären. Eaker et al. (1992) stellen jedoch fest, daß über die spezifische Wirkung der bekannten Herz-Kreislauf-Risikofaktoren bei Frauen weiterhin wenig bekannt sei.

„Estrogen deprivation is the only one unique (risk factor d.A.) to women. ... Beyond this, the question of which risk factors, if any, are more important for women has not been studied." (ebd. S. 191)

Forschungsergebnisse zeigten auch, daß Methoden der Diagnostik bei Männern und Frauen mit Verdacht auf ischämische Herzkrankheiten sich deutlich unterschieden. Bei symptomatischen Männern wurde häufiger als bei Frauen eine invasive Diagnostik durchgeführt. Das sogenannte Management von ischämischen Herzkrankheiten (Diagnostik, Therapie, tertiäre Prävention) bei Frauen sei anders als bei Männern (Eaker et al. 1992; Wenger et al. 1993), wobei die Gründe noch ungeklärt seien. Studienergebnisse aus der Framinghamstudie hatten eine höhere Rate von Symptomen bei Frauen, aber eine geringere Herzinfarktrate gezeigt (Eaker ebd.; Kannel et al. 1987). Es wird diskutiert, ob diese Ergebnisse dazu beigetragen haben, daß die Notwendigkeit der Erforschung von Risiken, Diagnostik, Behandlung und Prävention von ischämischen Herzkrankheiten bei Frauen jahrzehntelang unterbewertet wurde. Unter dem Schlagwort „management of coronary heart disease in women" hat deshalb in den USA inzwischen eine stärkere Problemdefinition und Aufarbeitung von Forschungsergebnissen stattgefunden.

Unter dem inzwischen in den USA auch politisch gewordenen Druck auf die epidemiologische Forschungsförderung wurde der Blick verstärkt auf die frauenspezifischen Risiken für Krankheiten gerichtet. Das bedeutete, sich auch den frauenspezifischen Krankheiten zuzuwenden. Ein immenser Forschungsbedarf bestand und besteht immer noch bezogen auf Risiken für den Brustkrebs. Neben generativen Faktoren kam v.a. die Frage der Rolle der weiblichen Hormone, der Ernährung und neuerdings auch Umweltfaktoren (z.B. DDT in Pestiziden, Clorfene-Casten 1993) in die Diskussion.

In der Auflistung der gesundheitlichen Risiken in Tabelle 4.1-1 wird nur an wenigen Stellen eine geschlechtsspezifische Differenzierung sichtbar, nämlich nur dann, wenn es sich um ausschließlich solche Faktoren handelt, die mit der unterschiedlichen Biologie von Mann und Frauen zusammenhängen (Hormone, Menopause). Der geringe Forschungsstand zu frauenspezifischen Gesundheitsproblemen drückt sich damit auch in dieser Zusammenstellung aus. Für die Frauengesundheitsforschung stellt sich deshalb für die Zukunft die Aufgabe, nach den geschlechtsspezifischen Unterschieden im Krankheitsgeschehen von Frauen und Männern zu sehen. Dabei hat sie u.a. folgende Fragen zu untersuchen:

- Welche Risiken gelten nur für Frauen, weil sie entweder frauenspezifische Krankheiten betreffen oder weil sie vornehmlich für Frauen relevant sind? Für zwei wesentliche Krankheiten der Frauen, den Brustkrebs und die Herz-Kreislauf-Krankheiten, soll im folgenden der Stand der epidemiologischen Forschung zu gesicherten und wahrscheinlichen Risiken dargestellt werden. Dabei soll ein Schwerpunkt auf den Anteil der weiblichen Geschlechtshormone am Krankheitsgeschehen gelegt werden.

- Gelten die anerkannten Gesundheitsrisiken für Männer und Frauen in der gleichen Weise? Das heißt z.B., daß im Sinne des von Eaker (s.o.) aufgeworfenen Problems, die Bedeutung der klassischen Risikofaktoren bei der Entstehung von ischämischen Herzkrankheiten geschlechtsspezifisch differenzierend untersucht werden. Ebenfalls ist die geschlechtsspezifisch unterschiedliche Verbreitung und Verteilung dieser Risiken in der Bevölkerung darzustellen. Dafür stehen die Daten des Nationalen Gesundheitssurveys der Bundesrepublik Deutschland zur Verfügung, die Aussagen über die unterschiedliche Verbreitung und Verteilung von Herz-Kreislauf- und einigen anderen verhaltensabhängigen Risiken erlauben.

- Sind die Interdependenzen zwischen den Risikobereichen für Männer und Frauen unterschiedlich? Hier können Interdependenzen zwischen verhaltensbedingten (z.B. Bewegungsmangel) und bio-medizinischen Risiken (z.B. Gewicht) bei beiden Geschlechtern unterschiedlich auf das Krankheitsgeschehen einwirken. Besonders sind aber Faktoren der psychosozialen Risiken in ihrem Zusammenhang zu den verhaltensbedingten Faktoren geschlechtsspezifisch vergleichend zu untersuchen.

Bei der Darstellung des Stands der Forschung zu Risiken und Schutzfaktoren von für Frauen relevanten Krankheiten, wie sie im folgenden für den Brustkrebs und die Herz-Kreislauf-Krankheiten dargestellt werden, werden die methodischen Einschränkungen eines großen Teils der vorliegenden Studien deutlich.

Für die Prüfung des Einflusses der Risiko- und protektiven Faktoren auf das Erkrankungsrisiko sind die verschiedenen methodischen Zugänge der existierenden Studien von unterschiedlicher Qualität. Beobachtungsstudien haben insbesondere für die experimentell nicht veränderbaren Faktoren (z.B. Schwangerschaft, Menopause) ein hohe Bedeutung, weil in diesen Studien der natürliche Verlauf vom Risiko bis zur Erkrankung verfolgt werden kann. Methodik der Wahl sind jedoch randomisierte, kontrollierte Interventionsstudien (clinical trials), in denen die Wirkung einer spezifischen Intervention (z.B. Östrogentherapie) unter experimentellen Bedingungen geprüft werden kann.

Für die im folgenden darzustellenden Faktoren liegen nicht immer Ergebnisse aus Beobachtungs- oder Interventionsstudien vor, sondern häufig nur aus Fall-Kontroll-Studien, die den Nachteil haben, daß die retrospektive Abschätzung der Exposition mit Fehlern behaftet ist. In Kapitel 4.4 werden deshalb verschiedene neuere Studien vorgestellt, die als randomisierte Interventionsstudien aufgebaut sind und damit die genannten Mängel bestehender Studien ausgleichen können.

Im empirischen Teil dieser Arbeit stehen weiterhin keine Daten zur Verfügung, die es möglich machen würden, Risiken mit Endpunkten (Mortalität bzw. Morbidität an spezifischen Krankheiten) in Beziehung zu setzen. Deshalb werden dort lediglich Trends der Risikofaktoren (Kapitel 5), deskriptive Zusammenhänge zwischen Risiken und selbstberichteter Morbidität (Kapitel 6) und Interdependenzen zwischen verhaltensbedingten und sozialen Faktoren (Kapitel 5.3 und Kapitel 7) dargestellt werden.

4.2 Risiken des Brustkrebs

4.2.1 Überblick

Die Ausgabe des Epidemiological Review aus dem Jahre 1993 (Kelsey 1993) widmet diesen Band dem Thema Brustkrebs. Sie (1993x) erstellt in ihrer Zusammenfassung der in diesem Band publizierten Artikel eine Liste der gesicherten (Tabelle 4.2.1-1) und wahrscheinlichen (Tabelle 4.2.1-2) Risiken zusammen. Diese beiden Übersichten gelten z.Zt. als die umfassendste und wissenschaftlich abgesichertste Zusammenstellung der Brustkrebsrisiken. Nach Kelsey sind die biologischen Faktoren, die den Brustkrebs verursachen, bislang nur unzureichend bekannt. Eine wichtige Rolle spielen die Hormone der Ovarien, dabei insbesondere das Zusammenwirken von Östrogenen und dem Hormon Progesteron im Laufe des weiblichen Menstruationszyklus. Sowohl Östrogene für sich genommen, besonders aber beide Hormone zusammen, bewirken eine Steigerung des Zellwachstums.

Abbildung 4.2.1-1
Gesicherte Risikofaktoren für Brustkrebs bei Frauen (Kelsey 1993x)

Risikofaktor	Hohes Risiko	Niedriges Risiko
Relatives Risiko > 4,0		
Alter	alt	jung
Herkunft	Nordamerika, Nordeuropa,	Asien, Afrika
Mutter und Schwester (insbes. im jungen Alter) an Brustkrebs erkrankt	ja	nein
Atypische Epithelzellen im Brustwarzenaspirat	ja	kein Aspirat gewonnen
Relatives Risiko = 2,1 - 4,0		
Knotenartige Verdickungen im Mammogramm festgestellt	Verdickungen in 75% der Brust	Parenchym besteht gänzlich aus Fett
Vorerkrankung an Brustkrebs in einer Brust	ja	nein
Mutter oder Schwester an Brustkrebs erkrankt	ja	nein
Gutartiges Zellwachstum in der Brust, das durch eine Biopsie bestätigt wurde	ja	nein
Hyperplastische Epithelzellen ohne atypisches Brustwarzenaspirat	ja	keine Absonderungen
Bestrahlung der Brust in mittleren oder höheren Dosen	ja	nein
Relatives Risiko = 1,1 - 2,0		
Sozioökonomischer Status	hoch	niedrig
Familienstand (verheiratet)	niemals	jemals
Wohnregion	Stadt	Land
Wohnregion (in den USA)	Norden	Süden
Ethnische Zugehörigkeit		
- Brustkrebs im Alter >= 45 Jahre	weiß	spanisch, asiatisch
- Brustkrebs im Alter < 40 Jahre	schwarz	spanisch, asiatisch
Religion	jüdisch	7-Tage-Adventisten, Mormonen
Entfernung der Eierstöcke vor dem Alter von 40 Jahren	nein	ja
Keine Kinder, Brustkrebs im Alter >= 40 Jahre	ja	nein
Alter bei der 1. ausgetragenen Schwangerschaft	>= 30 Jahre	< 20 Jahre
Alter bei Beginn der Menarche	<= 11 Jahre	>= 15 Jahre
Alter bei Beginn der Menopause	>= 55 Jahre	< 45 Jahre
Vorerkrankung an Krebs des Endometriums/Ovarien	ja	nein
Übergewicht		
- Brustkrebs im Alter von >= 50 Jahren	ja	nein
- Brustkrebs im Alter von < 50 Jahren	nein	ja

Abbildung 4.2.1-2

Wahrscheinliche Risikofaktoren für Brustkrebs bei Frauen (Relative Risiken < 2) (Kelsey 1993x)

Risikofaktor	Hohes Risiko	Niedriges Risiko
Frauen mit Kindern		
- Brustkrebs im Alter von >= 50 Jahren	niedrig	hoch
- Brustkrebs im Alter von <40-50 Jahre	hoch	niedrig
Abstand zwischen den Menstruationszyklen	<= 21 Tage	>= 30 Tage
Stillen	nein	mehrere Jahre
Langzeitgebrauch oraler Kontrazeptiva, Brustkrebs im Alter von < 45 Jahre	ja	nein
Langzeit Gebrauch von Östrogen-Substitutionstherapie	ja	nein
Diethylstilbestrol Gebrauch in der Schwangerschaft	ja	nein
Körpergröße	groß	klein
Alkoholkonsum	ja	nein

Aus den in der Liste aufgeführten gesicherten und wahrscheinlichen Faktoren wird der geringe Forschungsstand bezogen auf Brustkrebsrisiken deutlich. Als gesichert gelten v.a. familiäre (genetische) Faktoren, reproduktive Risiken und soziodemographische Faktoren. Die weiblichen Geschlechtshormone scheinen bei den reproduktiven Faktoren eine ausschlaggebende Bedeutung zu haben, obwohl über die Art des Wirkungszusammenhangs noch wenig gesichertes Wissen besteht.

Kelsey's Liste entspricht dem epidemiologischen Risikofaktorenkonzept. Die Risikofaktoren sind hier entsprechend ihrem quantitativen Beitrag zum Krankheitsgeschehen aufgeführt. Auf der Grundlage der zur Verfügung stehenden Studien, die in den Einzelartikeln des Bandes dargestellt werden, wurde das relative Risiko des jeweiligen Faktors angegeben. In der Liste der Risiken ist zu berücksichtigen, daß diese oftmals miteinander verbunden sind, ohne daß diese Zusammenhänge bereits hinreichend erforscht wären. Beispiel dafür ist der positive Zusammenhang von Alkoholkonsum bei Frauen und hoher sozialer Schicht. Überblicksartikel und Metaanalysen (z.B. Brinton & Schairer 1993; Howe et al. 1990; Steinberg et al. 1991) zeigen für die ungesicherten Risiken darüber hinaus ein breites Spektrum von relativen Risiken für einzelne Faktoren, die nicht allein mit methodischen Mängeln der Studien erklärt werden können, sondern auf solche - in den Studien nicht kontrollierte - Interdependenzen hindeuten. Ein Beispiel dafür sind Kohortenstudien, in denen die Studienpopulation so homogen ist, daß keine großen Expositionsunterschiede (z.B. große Unterschiede im Fettverzehr) beobachtet werden können. Auch läßt sich zeigen, daß in Studien, die das Risiko von Östrogentherapie für spezifische Erkrankungen schätzen wollten, die Frauen, die Hormone einnahmen, häufig aus oberen und mittleren Sozialschichten stammten. Diese Frauen haben aber schon unabhängig von der Hormoneinnahme ein sehr gutes Gesundheitsverhalten allgemein und ein geringeres Erkrankungsrisiko für ischämische Herzkrankheiten. Was als Effekt der Hormontherapie erscheine sei faktisch nur Ergebnis der gesünderen Situation dieser Frauen.

4.2.2 Soziodemographische Faktoren

Studien zur regionalen Verteilung (s.a. Kapitel 3) hatten unterschiedliche Krebsinzidenzen und Krebsmortalitätsraten je nach Land oder auch Lage innerhalb eines Landes nachweisen können. Auch ist bekannt, daß Brustkrebs in höheren sozialen Schichten weiter verbreitet ist als in den unteren. In den USA sind die südlichen Regionen des Landes weniger betroffen als die nördlichen und die städtischen mehr als die ländlichen. Aus dem internationalen Vergleich von Krebsmortalität und -inzidenz wurde v.a. auf ernährungsabhängige Faktoren als Verursacher geschlossen. Hintergrund sind die hohen Brustkrebsraten in Ländern mit einer fettreichen Ernährung (Nord-Amerika und Nord-Europa). Weiterhin werden Faktoren wie Gewicht, reproduktive Charakteristika und hormonelle Faktoren diskutiert (Kelsey & Horn-Ross 1993). Für die sozialschichtspezifischen Risiken spielen Faktoren des generativen Verhaltens (Kinderzahl, Stillen), eventuell aber auch ernährungsabhängige Faktoren (Alkohol, Fettverzehr) eine wichtige Rolle.

Zu den soziodemographischen Faktoren gehört auch das Alter. Die zuvor genannten Autorinnen berichten Ergebnisse des SEER-Programms (Surveillance, Epidemiology, and EndResults), die zeigen, daß in den 80er Jahren in den USA die Inzidenz lediglich bei den jungen Frauen anstieg, während in den Jahren davor die Steigerung lediglich bei den älteren Frauen zu beobachten war. Es sei noch nicht geklärt, ob hier die verstärkt eingesetzten Verfahren der Früherkennung (Mammogaphie), die eine Erkennung der Erkrankung in einem früheren Stadium möglich mache, eine Steigerung der Inzidenz vortäusche oder ob noch andere verursachende Faktoren eine Rolle spielten.

Für das Monitoring von Trends der Inzidenz (und Mortalität) ist es von außerordentlicher Bedeutung, zu prüfen, ob sich Verschiebungen nach sozialer Lage vollziehen, wie es etwa für die Herz-Kreislauf-Krankheiten mittels ökologischer Methoden (Kaplan 1993; Marmot & Elliot 1992; Wing 1988; Wing et al. 1992) gezeigt werden konnte. Der Vergleich dieser Trends mit Veränderungen bei der Verteilung der Risiken, also z.B. Veränderungen des Ernährungsverhaltens oder Alkoholkonsums, nach sozialer Lage bei den Frauen könnten Indikatoren für eine soziale Verschiebung der Brustkrebsinzidenz oder Mortalität sein.

4.2.3 Familäre, genetische und bio-medizinische Faktoren

Frauen, in deren Familie Brustkrebs aufgetreten ist, haben ein deutlich erhöhtes Risiko. Hatte entweder die Mutter oder die Schwester Brustkrebs, ist das Risiko um das 2-4fache erhöht, sind sowohl Schwester als auch Mutter an Brustkrebs erkrankt, liegt es noch höher. Ein um 50% erhöhtes Risiko haben Frauen, deren

Schwester bis zum mittleren Lebensalter (unter 55 Jahren) Brustkrebs bekommen hat. Als Verursacher wurden genetische Faktoren identifiziert, die jedoch nur für eine spezifische Gruppe von Erkrankten zutrafen.

Frauen, bei denen bereits in einer Brust Krebs aufgetreten ist, haben ein 2 bis 4mal erhöhtes Risiko, auch in der anderen Brust zu erkranken. Dies betrifft insbesondere jüngere Frauen. Frauen mit Brustkrebs haben auch ein etwas erhöhtes Risiko (unter 2), an Krebsen mit anderen Lokalisationen zu erkranken, wie Krebs des Endometriums und Eierstockkrebs, möglicherweise aber auch Melanom, Darm- und Schilddrüsenkrebs. Umgekehrt haben Frauen mit diesen Krebsen ein erhöhtes Brustkrebsrisiko. Es wird angenommen, daß gemeinsame Risikofaktoren Grund für diese Zusammenhänge sind.

Frauen mit einer Brustvorerkrankung bzw. Krebsvorstadien, die durch eine Biopsie abgesichert werden konnte, haben ebenfalls ein z.T. deutlich erhöhtes Risiko. Die bio-medizinischen Faktoren rangieren in Kelsey's Liste in den beiden oberen Risikogruppen (> 4,0 bzw. 2,1-4,0). Neben Alter und genetischen Faktoren stehen sie damit in der Rangfolge der Risiken ganz oben. Dies ist insoweit verständlich, als es sich hier wohl weniger um primäre, sondern um sekundäre Risiken bzw. Vorstadien des eigentlichen Brustkrebs handelt.

4.2.4 Reproduktive Faktoren

Reproduktive Risikofaktoren für den Brustkrebs wie Alter bei Beginn der Menarche und Menopause, Alter bei Geburt des ersten Kindes und Kinderlosigkeit sind bereits seit langem bekannt (Kelsey et al. 1993). Reproduktive Faktoren scheinen, wie auch die sozial- und verhaltensbedingten, als einzelne Faktoren jeweils nur einen geringen relativen Anteil an der Krebsentstehung auszumachen. Sie rangieren in der Kategorie 1,1-2,0 bezogen auf ihr relatives Risiko. Es wird angenommen, daß sie von der Funktion der Ovarien und der damit verbundenen lebenslangen Östrogenexposition (Östrogen und Gestagen zusammen) abhängen. Der genaue biologische Wirkungsmechanismus der im folgenden beschriebenen reproduktiven Faktoren für die Entstehung des Brustkrebs ist jedoch unbekannt.

Frauen, die zu Beginn der Menarche unter 11 Jahre alt waren, haben im Gegensatz zu Frauen, die zu dem Zeitpunkt 15 Jahre und älter waren, ein erhöhtes Brustkrebsrisiko. Die Exposition durch die von den Eierstöcken produzierten Hormone im frühen Lebensalter scheint ein wichtiger Faktor zu sein, wobei wohl ein regelmäßiger Ovulationszyklus vorausgesetzt wird. Ein kurzer Menstruationszyklus im Lebensverlauf der Frau scheint das Brustkrebsrisiko zu erhöhen.

Frauen, die zu Beginn der Menopause jünger als 45 Jahre alt sind, haben ein geringeres Risiko als Frauen, die dann schon 55 Jahre und älter sind. Frauen mit einer bilateralen Entfernung der Eierstöcke, die vor der Menopause vorgenommen wurde, haben ebenfalls ein lebenslang geringeres Brustkrebsrisiko, während die Entfernung der Gebärmutter allein keinen Unterschied im Risiko ausmacht. Allerdings konnte bislang nicht geklärt werden, welchen Einfluß die den Frauen nach der Hysterektomie verschriebene Hormontherapie auf das Brustkrebsrisiko hat.

Frauen ohne Kinder haben ein größeres Risiko, im Alter über 40 Jahren Brustkrebs zu bekommen als Frauen mit Kindern. Das Risiko scheint mit der Zahl der geboren Kinder zu sinken, wobei die Studien bezogen auf das Alter der Frauen, in dem dieser Faktor protektiv wirkt, uneins sind. Einige Studien deuten darauf hin, daß das Risiko für Krebs im jungen Alter mit der Zahl der Kinder steigt (Tabelle 4.2-2). Das Alter bei Geburt des ersten Kindes ist ebenfalls ein wichtiger Faktor. Ist die Frau bei der Geburt älter als 30 Jahre, steigt das Risiko für eine spätere Erkrankung. Die Ursache ist auch hier noch nicht geklärt. Diskutiert wird eine Veränderung des Brustgewebes durch die Schwangerschaft oder die Veränderung der hormonellen Situation.

Stillen galt lange Zeit nicht als eigenständiger protektiver Faktor, sondern lediglich als abgeleitet aus der Zahl der leiblichen Kinder. Neuere Studien belegen, wenn auch nicht konsistent, einen Zusammenhang zur Dauer des Stillens.

4.2.5 Endogene und exogene Hormone

Die Bedeutung endogener Hormone für die Brustkrebsentstehung wird vornehmlich im Zusammenhang sowohl mit den reproduktiven Risiken als auch potentiellen Risiken der hormonellen Therapie in und nach Menopause diskutiert. Dabei können die reproduktiven Risikofaktoren als Indikatorvariablen für dahinter stehende hormonelle Prozesse im weiblichen Körper verstanden werden. Estradiol wird im Zusammenwirken mit Gestagen eine Beeinflussung des Zellwachstums zugeschrieben. Die im einzelnen ablaufenden biologischen Prozesse in der Brustkrebsentstehung sind jedoch nicht genau bekannt. Ungeklärt ist, inwieweit andere Hormone wie das Prolactin einen Einfluss auf die Entwicklung des Brustkrebs haben.

Es wird angenommen, daß die Verabreichung exogener Hormone das Risiko für die Erkrankung an Brustkrebs durch die Beeinflussung endogener Hormone verändert. Epidemiologische Studien, die den Einfluß von Hormontherapie auf das Brustkrebsrisiko untersucht haben, kamen zu dem Ergebnis, daß ein vorübergehender Gebrauch von Östrogen zu keiner Erhöhung des Brustkrebsrisikos führte. Erst mit dem Langzeitgebrauch konnte eine Erhöhung des Risikos in verschiedenen Studien festgestellt werden (Brinton & Schairer 1993; Steinberg et al. 1991). Die von Steinberg et al. durchgeführte Metaanalyse von 16 Studien kam zu dem Ergebnis, daß das Brustkrebsrisiko nach dem Langzeitgebrauch von 15 Jahren um 1,3 signifikant erhöht war. Für den Kurzzeitgebrauch (weniger als 5 Jahre) wurde kein erhöhtes Risiko festgestellt. Insbesondere die Studien, die mit einem hohen Qualitätsindex ausgezeichnet waren, kamen zu dem Ergebnis, daß sich das Risiko mit dem Langzeitgebrauch erhöhte. Die

Krankenschwesternstudie (Colditz et al. 1990) war allerdings zu dem Ergebnis gekommen, daß weder der Langzeitgebrauch noch der frühere Gebrauch von Östrogenen mit einem erhöhten Risiko verbunden war. Bei den Frauen, die z.Zt. gerade mit Östrogenen behandelt wurden, stieg jedoch das Risiko kontinuierlich mit der Dauer der Einnahme.

Alle vier von Brinton & Schairer zitierten Metaanalysen (Armstrong 1988; Dupont & Page 1991; Sillero-Arenas et al. 1992; Steinberg et al. 1991) kommen zu dem Ergebnis, daß kein Zusammenhang zwischen Brustkrebs und jemaligen Gebrauch (ever use) von Östrogenen besteht. Während Steinberg et al. und Sillero-Arenas et al. zu einem erhöhten Risiko für den Langzeitgebrauch kommen, finden die beiden anderen Studien diesen Zusammenhang nicht. Armstrong und Sillero-Arenas finden auch einen positiven Zusammenhang zu hochdosierten Präparaten.

Für Bush (1992) sind diese Studienergebnisse so eindeutig, daß sie - unter Abwägung des Nutzens für die Reduktion des Risikos für Osteoporose und kardiovaskuläre Krankheiten und für die Erhöhung des subjektiven Wohlbefindens der Frauen - den Langzeitgebrauch von Östrogen empfiehlt.

Eine solche Empfehlung ist aber aus den bei Brinton & Schairer (1993) dargestellten Ergebnissen von 6 prospektiven und 20 Fall-Kontroll-Studien nicht zwingend abzuleiten. Zwar berichten nur zwei der prospektiven Studien einen signifikanten Effekt des Langzeitgebrauchs, aber in den Fall-Kontroll-Studien, von denen 18 den Langzeitgebrauch erhoben hatten, wurde 14mal ein erhöhtes Risiko gemessen, 8mal nicht (Berücksichtigung von Ergebnissen für Subgruppen). Bei den nicht erhöhten Risiken handelt es sich 5mal um eine Messung im Vergleich zu Krankenhauskontrollen, die bei den 14 Studien mit erhöhten Risiken nur 3mal herangezogen worden waren. Signifikante Ergebnisse werden von diesen Studien z.T. auch schon nach einer kürzeren Einnahmedauer als 10 oder 15 Jahre gemessen.

Ein erhöhtes Risiko für Frauen, die zum Zeitpunkt der Erkrankung Östrogene einnahmen, wurde zwar in einigen der prospektiven Studien, aber nicht in den Fall-Kontroll-Studien gefunden. Zusammenhänge zur Höhe der Dosis konnten nicht oder nicht konsistent nachgewiesen werden.

Ein erhöhtes Risiko hatten insbesondere die Studien aus Europa nachgewiesen (Bergkvist et al. 1989; Ewertz 1988; Hunt et al. 1987; La Vecchia 1992; zit. nach Brinton & Schairer 1993 und Steinberg et al. 1991). Für diese Studien wurde berichtet, daß die Frauen im Gegensatz zu den amerikanischen Frauen nicht konjugierte Östrogene oder eine Kombination mit Gestagenen erhalten hatten. Den Präparaten war Gestagen v.a. deshalb zugefügt worden, um das durch eine reine Östrogenbehandlung erhöhte Risiko für Krebs des Endometriums zu senken. Steinberg et al. kommen in ihrer Metaanalyse für die von ihnen ausgewerteten europäischen Studien zu einem erhöhten Risiko für den Langzeitgebrauch (über 15 Jahre) von 2,5 (Durchschnitt aller Studien war 1,3, s.o.).

Zusammenhänge zwischen Östrogentherapie und anderen Faktoren wie Ovarial-Status, Familienanamnese, gutartige Brusterkrankungen, Übergewicht, Alkoholkonsum und Rauchen werden vermutet. Studienergebnisse dazu sind jedoch nicht konsistent, methodisch schwer zu gewinnen oder nicht näher untersucht worden.

Angesichts des großen Anteils Frauen, die in den USA Östrogene einnehmen (aktueller Gebrauch 32% der Frauen im Alter von 50-65 Jahren) und einem zunehmenden Trend zum Langzeitgebrauch stellt sich einer dringender Forschungsbedarf zur Untersuchung der Brustkrebsrisiken durch Östrogentherapie.

Auch für den Langzeitgebrauch von oralen Kontrazeptiva wurde ein erhöhtes Risiko für Frauen unter 45 Jahren als wahrscheinlich nachgewiesen. Kelsey et al. (1993) sehen jedoch noch Forschungsbedarf im Hinblick auf das Risiko bei älteren Frauen, weil eine zunehmende Zahl von Frauen mit Langzeitgebrauch von oralen Kontrazeptiva jetzt erst in diese Altersgruppe hineinwachsen.

4.2.6 Ernährung, Gewicht und Alkohol

Zusammenhänge zwischen ernährungsabhängigen Faktoren und Brustkrebs wurden vor dem Hintergrund der erheblichen internationalen Unterschiede in der Brustkrebsinzidenz und Mortalität vermutet. Die niedrigen Raten in Süd- und Ostasien gegenüber den hohen Raten in Nord-Amerika und Nord-Europa hatten zu der These geführt, daß der mit der Nahrung aufgenommene unterschiedliche Fettverzehr ein wichtiger Faktor sein könnte. Diese Studien sind allerdings weitgehend ökologische Studien, die keinen Individuenbezug erlauben und deshalb intervenierende Faktoren nicht kontrollierbar machen. So muß davon ausgegangen werden, daß reproduktive Faktoren (z.B. Alter bei der Menarche, Menopause, Kinderzahl) aber auch der Anteil der weiblichen Bevölkerung, der eine Hormontherapie ab der Menopause erhält, kulturell und national sehr unterschiedlich sind. Überblicksartikel und Metanalysen (z.B. Howe et al. 1990; Hunter & Willett 1993; Rohan & Bain 1987; Rosenberg et al. 1993) stützen sich deshalb auf Ergebnisse aus Fall-Kontroll- und prospektiven Studien.

In die Liste der ernährungsabhängigen Risiken für Brustkrebs haben Kelsey (1993) lediglich Übergewicht als gesicherten Risikofaktor mit aufgenommen. Für Frauen nach der Menopause ist Übergewicht ein recht gesicherter Risikofaktor, im Alter darunter haben dünne Frauen ein größeres Risiko. Insbesondere prospektive Studien konnten diesen Zusammenhang für die jüngeren Frauen nachweisen. Für den Zusammenhang von Übergewicht im Alter und Brustkrebsrisiko sprechen die Ergebnisse der Fall-Kontroll-Studien (Hunter & Willett 1993). Studien konnten auch einen recht wahrscheinlichen direkten Zusammenhang zwischen Körpergröße und Brustkrebsrisiko nachweisen. Inwieweit hier Ernährung in der Kindheit (geringe Gesamtenergieaufnahme) eine Rolle spielen könnte, wird von Hunter & Willett (ebd.) diskutiert.

Als wahrscheinlicher Risikofaktor wird von Kelsey auch Alkohol in die Liste mit aufgenommen. Sowohl Rosenberg et al. (1993) als auch Hunter & Willett (ebd.) kommen in ihren Überblicksartikeln einstimmig zu dem Ergebnis, daß dieser Zusammenhang zwar nicht endgültig, aber doch mit vertretbarer Sicherheit nachgewiesen werden konnte. Insbesondere scheint ein Zusammenhang zwischen sehr starkem Alkoholkonsum und erhöhtem Risiko zu bestehen.

Umstritten - auch in der Bewertung der vorliegenden Studienergebnisse und Metanalysen - ist der Einfluß von Fettaufnahme, Ballaststoffen und Vitaminen. Die Zusammenstellung der Risiken in der Liste von Kelsey basiert auf den in dem Reviewband erschienen Artikel von Hunter & Willett (1993), die eine ausführliche Darstellung von internationalen Studienergebnissen dazu geben. Sie kommen entsprechend auch den Ergebnissen ihrer eigenen Studien zu dem Schluß, daß nach ihrer Ansicht für keinen der genannten Faktoren ein auch nur wahrscheinlicher Zusammenhang angenommen werden könne. Lediglich bezogen auf Vitamin A könne mit einer gewissen Wahrscheinlichkeit von einem Einfluß ausgegangen werden. Howe et al. (1990) kommen in ihrer Metaanalyse von 12 Fall-Kontroll-Studien demgegenüber zu einem erhöhten Risiko (1,35) für die Fettaufnahme und zu einer Senkung des Risikos durch die Aufnahme von Ballaststoffen (0,85) und Vitamin A und C.

Auch Riboli (1992) nimmt Fettaufnahme als wahrscheinlichen Risikofaktor in seine Zusammenstellung von ernährungsbedingten Risiken mit auf. Prentice & Sheppard (1990) kommen auf der Basis ökologischer, internationaler Vergleichsstudien zu dem Ergebnis einer 50%igen Senkung des Risikos für Brustkrebs durch eine Fettreduktion in der Nahrung. Auf der Annahme, daß ein Zusammenhang zwischen Fettaufnahme und Brustkrebsrisiko nicht auszuschließen ist, aber einer epidemiologisch gesicherten Prüfung unterzogen werden muß, beruht auch das Studiendesign der European Prospective Investigation into Cancer and Nutrition (EPIC) (Riboli ebd.) und der klinischen Studie der Women's Health Initiative, die im Abschnitt 4.4.4 genauer dargestellt wird.

Ein Zusammenwirken zwischen Fettaufnahme und endogenen - ev. auch exogenen - Hormonen ist nicht auszuschließen. Ein Zusammenhang zwischen der Resorbtion, Ausscheidung und Re-Zirkulation von Östrogen einerseits und der Fettaufnahme andererseits konnte gezeigt werden. Frauen, die fettreich essen, haben höhere Östrogenspiegel im Blut als Vegetarierinnen. Diese Ergebnisse sind auch epidemiologisch abgestützt, da - wie oben beschrieben - der Zusammenhang zwischen Übergewicht und Brustkrebsrisiko als gesichert gilt. Da im Körperfett selbst Östrogene produziert werden, sind übergewichtige Frauen einem höheren Risiko ausgesetzt. Auch wird unter dem Aspekt von Umweltnoxen diskutiert, inwieweit über den Fetthaushalt im Körper Gifte aus der Umwelt absorbiert werden und so das Risiko für Krebserkrankungen erhöhen. Weiterhin führt eine fettarme und an Ballaststoffen reiche Ernährung zu einer regelmäßigen Verdauung und damit zu einer kurzen Verweildauer von Kanzerogenen im Darm. Damit reduziert sich die Chance für eine Rückresorbtion und die Belastung des Körpers insgesamt wird geringer, was gegebenenfalls Auswirkungen auf das Brustkrebsrisiko haben könnte.

4.3 Frauenspezifische Risiken für Herz-Kreislauf-Krankheiten

4.3.1 Die klassischen Herz-Kreislauf-Risikofaktoren

Die Bedeutung der klassischen Risikofaktoren Bluthochdruck, Hypercholesterinämie, Rauchen, Übergewicht, Bewegungsmangel, Diabetes und eine große Anzahl weiterer unabhängiger und vermittelnd wirkender Faktoren für die Entstehung ischämischer Herzkrankheiten ist seit Jahrzehnten bekannt. Mit den Daten der Framingham-Studie konnte nachgewiesen werden, daß die für die Männer etablierten Risikofaktoren auch für die Frauen gelten (Eaker, Packard, Thom 1989). Die Risikofaktoren systolischer Blutdruck, Gesamtcholesterin und Rauchen haben bei Männern und Frauen einen vergleichbar hohen, signifikanten Einfluß auf die Inzidenz. Weiterhin ließ sich belegen, daß nach Kontrolle der Standardrisikofaktoren (systolischer Blutdruck, relatives Gewicht, Gesamtcholesterin, Rauchen, Glucoseintoleranz), Männer immer noch ein fast vierfach höheres Risiko hatten als Frauen (RR = 3.78).

Bei der Suche nach Erklärungen für das unterschiedliche Erkrankungsrisiko von Männern und Frauen ergab sich, daß Frauen durch ihre höheren HDL-Cholesterinwerte besser geschützt sind als Männer, d.h. für die Frauen gilt das HDL als protektiver Faktor gegen Herz-Kreislauf-Krankheiten. Nach Kannel (1987, 1992) eliminiert bei Frauen ein niedriger HDL-Spiegel ihr geringeres Erkrankungsrisiko gegenüber den Männern. Übergewicht, Bewegungsmangel und Rauchen gehen mit einem niedrigen HDL-Cholesterinspiegel zusammen. Weiterhin besteht ein direkter Zusammenhang zwischen den weiblichen Geschlechtshormonen, den Östrogenen, und dem HDL (s. nächsten Abschnitt). Alkohol erhöht den HDL-Spiegel, bewirkt - exzessiv genossen - jedoch eine Erhöhung des Blutdrucks und der Trigyzeride -, neben anderen bekannten körperlichen und seelischen Erkrankungen.

Risikofaktoren wirken vielfältig zusammen und bei Männern und Frauen unterschiedlich. So ist das Risiko für Herzerkrankungen bei weiblichen Diabetikern höher als bei männlichen und das Risiko erhöht sich in unterschiedlicher Weise für beide in Abhängigkeit vom Auftreten weiterer Risikofaktoren. Auch für den Bluthochdruck konnte gezeigt werden, daß das Exzeßrisiko sich auf Personen mit weiteren Risikofaktoren konzentriert und eine medikamentöse Therapie deshalb immer von einer Senkung dieser Risikofaktoren begleitet sein muß, damit eine Reduktion des Erkrankungsrisikos bewirkt werden kann. Im empirischen Teil dieser Arbeit wird zu zeigen sein, daß geschlechtsspezifische Unterschiede im Ausmaß der medikamentösen Behandlung der Hypertonie bestehen. Es ist hier deshalb wichtig festzuhalten, daß solche Interdependenzen berücksichtigt werden müssen, wenn geschlechtsspezifisch unterschiedliche Risiko-profile und ihre Verbreitung in der Allgemeinbevölkerung betrachtet werden.

4.3.2 Hormonelle und reproduktive Faktoren

Endogene Hormone
Als wichtigste Erklärungsfaktoren für die Unterschiede bei den Herz-Kreislauf-Krankheiten bei Männern und Frauen werden seit einigen Jahren hormonelle Faktoren untersucht. Wie auch schon bei den Risiken für Brustkrebs dargestellt, sind reproduktive Faktoren, wie z.B. Alter bei Beginn der Menopause, Indikatoren für lebenslange hormonelle Exposition. Ein Einfluß endogener Hormone wird vermutet und eine protektive Wirkung exogener Hormone (Östrogen-therapie) konnte in vielen Beobachtungs- und Fall-Kontroll-Studien nachgewiesen werden (s.a. 4.3.3).

Barrett-Connor & Bush (1991) geben einen Überblick über den Stand der Forschung zum Einfluß der Östrogene auf die Entstehung ischämischer Herzkrankheiten bei Frauen und beurteilen sowohl den Einfluß endogener als auch exogener Hormone auf das Krankheitsgeschehen. Der Einfluß endogener Hormone beruht auf den im Verlauf des weiblichen Zyklus sich verändernden Anteilen des Östrogens und des Progesterons. In der Follikelphase sind die Östrogenwerte stark erhöht, während nach dem Eisprung das Gestagen ansteigt. Auch in der Schwangerschaft sind beide Hormone erhöht. In der Phase vor der Menopause beginnt der Östrogenspiegel abzusinken und bleibt dann nach der Menopause auf einem niedrigeren Niveau stehen.

Es wird vermutet, daß die protektive Wirkung der Östrogene durch die Beeinflussung der Lipide, insbesondere durch die Erhöhung des HDLs erreicht wird. Vergleichbar wie beim Brustkrebs ist der genaue physiologische Wirkungsmechanismus zwischen den Geschlechtshormonen und den Herz-Kreislauf-Krankheiten noch nicht bekannt. Da Studien zur Wirkung von Hormontherapie zeigen konnten, daß die Östrogeneinnahme zu einer Erhöhung des HDLs und zu einer Senkung des LDLs führte, wird vermutet, daß die endogenen Östrogene eine entscheidende Rolle für die Unterschiede im Erkrankungsrisiko bei Männern und Frauen spielen. Khaw & Barret-Connor (1992) diskutieren des weiteren, inwieweit Androgene eine Erhöhung des Erkrankungsrisikos bewirken. Allerdings fehlten bislang prospektive Studien, die in der Lage wären, einen Zusammenhang zwischen Hormonstatus (Östrogene und/oder Androgene) und ischämischen Herzkrankheiten als Endpunkten nachzuweisen. Das gleiche gelte für die Veränderungen des HDLs in Abhängigkeit vom Hormonstatus.

Die Autorinnen stellen ein hypothetisches Wirkungsmodell zur Diskussion, in dem fettreiche Ernährung, wie sie in unseren entwickelten Industrienationen üblich ist, einen wichtigen intervenierenden Faktor darstellt. Sie führe nämlich sowohl zu einer Erhöhung des Östrogenspiegels als auch zu einer Erhöhung des LDL-Cholesterins. Die Östrogene bewirkten bei den Frauen eine Erhöhung des

HDLs, was bei Männern durch den Einfluß von Androgenen blockiert werde. Allerdings stellen sie auch fest, daß die Wirkung der weiblichen und männlichen Hormone im Körper über vielfältige Mechanismen vermittelt sei, die in epidemiologischen (prospektiven) Studien bislang nicht gemessen worden seien. Sie kommen zu dem Schluß, daß endogene Hormone per se das unterschiedliche Erkrankungsrisiko bei Männern und Frauen nicht erklären können.

Schwangerschaft und Geburt
Im folgenden werden reproduktive Faktoren bei den Frauen, die als Risiken oder protektive Faktoren wirken können, diskutiert. Reproduktive Faktoren werden als Indikatoren für lebenslange (endogene) Östrogenexposition gewertet, d.h. mit der Zahl der Schwangerschaften sinkt die lebenslange Östrogenexposition, weil der normale weibliche Zyklus in diesen Phasen unterbrochen ist. Allerdings ist der genaue bio-physiologische Wirkungszusammenhang zwischen diesen Indikatorvariablen und den Östrogenen noch unzureichend erforscht.

Unter den 12 von Barrett-Connor & Bush (1991) zu der Frage nach dem Zusammenhang zwischen Schwangerschaften und Erkrankungsrisko ausgewerteten Studien (8 aus den 80er Jahren, die anderen aus den 3 Jahrzehnten davor) befindet sich eine Kohortenstudie, in einer englischen Studie wurden Totenscheine ausgewertet und eine andere untersuchte Autopsiefälle; alle anderen waren Fall-Kontroll-Studien.

Die Ergebnisse sind inkonsistent und wenig überzeugend. 8 Studien finden einen inversen Zusammenhang, d.h. für Frauen, die Kinder geboren haben, steigt das Erkrankungsrisiko. Allerdings gilt dieser Zusammenhang in einigen dieser Studien nur für Frauen, die sehr viele Kinder geboren haben; manche belegen ein geringeres Risiko nur für Frauen, die gar keine Kinder bekommen haben.

Die Autorinnen wenden ein, daß diese Ergebnisse wenig valide seien, weil ein wichtiger Faktor, der soziale Status, in fast allen diesen Studien nicht kontrolliert worden sei. Dabei ist zu berücksichtigen, daß der soziale Status sowohl eigenständiger Risikoindikator ist, als auch mit weiteren zusätzlichen Risiken wie dem Rauchstatus verbunden ist. So reduzierte sich in einer Studie (Croft & Hannaford 1989) nach Kontrolle für den Sozialstatus und relevanten Risikofaktoren das relative Risiko für Frauen mit 5 u.m. Kindern, einen Herzinfarkt zu bekommen, von 1.8 auf 0.9. Außerdem ist zu bedenken, daß Frauen mit vielen Kindern oft ein eher traditionelles Frauenbild haben und deshalb zu einem geringeren Anteil rauchen (s.a. Kapitel „Frauen und Rauchen" in dieser Arbeit).

Die Autorinnen diskutieren als weiteren Confounder den Gebrauch von oralen Kontrazeptiva, der die Zahl der Schwangerschaften reduziere, aber andererseits auch eigenständiger Risikofaktor sein könne. Es bestehe auch hier wieder ein positiver Zusammenhang zum Sozialstatus. Selbst wenn die Zahl der Geburten also Risikofaktor sein sollte, ist er ohne Erfassung und Kontrolle weiterer Risiken (mindestens: Rauchen, orale Kontrazeptiva, Sozialstatus) nicht nachweisbar.

Alter bei Beginn der Menarche und Menopause

Die lebenslange Östrogenexposition ist ebenfalls durch den Beginn der Menarche und Menopause bestimmt. Eine frühe Menarche und späte Menopause könnten also theoretisch protektiv wirken. Die Autorinnen kommen nach Sichtung der Studien zu dem Ergebnis, daß ein Zusammenhang Alter bei der Menarche und ischämische Herzkrankheiten nicht nachgewiesen werden konnte, während das Alter bei der Menopause ein sehr wahrscheinlicher Risikofaktor ist.

17 Studien werden von den Autorinnen dazu ausgewertet (3 Autopsiestudien, 2 Kohortenstudien, 12 Fall-Kontroll-Studien). Nahezu alle Studien zeigen ein - wenn auch nicht immer signifikant - erhöhtes Risiko für Frauen, deren Menopause operativ induziert (bilaterale Entfernung der Eierstöcke) wurde. Für eine Erhöhung des Risikos für Frauen mit vorzeitiger natürlicher Menopause sprechen die Ergebnisse der Studien allerdings nicht (untersucht nur in 5 Studien). Die Autorinnen diskutieren die methodischen Schwächen der Studien, die oft keine klare Definition des menopausalen Status vornehmen, wenig sinnvolle Gruppenvergleiche durchführen oder deren Fallzahlen zu gering sind. Auch erlaube es der retrospektive Ansatz nicht, Ursache-Wirkungs-Zusammenhänge zu prüfen. Es sei nicht kontrollierbar, ob hormonelle Störungen zu den operativen Eingriffen geführt hätten, oder ob durch die künstlich induzierte Menopause Veränderungen der Hormonsituation herbeigeführt worden wären.

Zu berücksichtigen sei auch, inwieweit Frauen nach einer operativ induzierten Menopause mit Hormonen behandelt worden seien. Die Krankenschwesternstudie in den USA hatte auf der Basis von 308 Todesfällen an ischämischen Herzkrankheiten in einer Kohorte herausgefunden, daß das erhöhte Risiko nur für Frauen mit einer bilateralen Oophorectomie galt, die keine Hormontherapie erhalten hatten.

Orale Kontrazeptiva

Ein erhöhtes Risiko für Herz-Kreislauf-Krankheiten konnte für Frauen festgestellt werden, die orale Kontrazeptiva einnahmen. Ein solcher Zusammenhang galt insbesondere für die in früheren Jahrzehnten verabreichten hochdosierten Kontrazeptiva. Ein erhöhtes Risiko für Frauen, die zum Zeitpunkt der Erhebung orale Kontrazeptiva nahmen, konnten verschiedene Studien belegen (Royal College of General Practitioners 1981; Vessey et al. 1989; Stampfer et al. 1988), wobei hier kurzfristige Effekte (Erhöhung des Risikos für Thromboembolien) wirksam sind. Ein 20-40fach erhöhtes Risiko haben Frauen, die rauchen und mit oralen Kontrazeptiva verhüten (Bush 1992). Orale Kontrazeptiva wirken darüber hinaus auf andere Risikofaktoren ein: sie erhöhen den Blutdruck und das LDL-Cholesterin und erniedrigen das HDL und die Glucosetoleranz (Barrett-Connor & Bush 1991; Stampfer et al. 1990).

Vor diesem Hintergrund ließe sich vermuten, daß gerade der Langzeitgebrauch von oralen Kontrazeptiva ein erhöhtes Risiko darstellen würde. Dies konnte jedoch nicht belegt werden. Keine der 9 von den Autorinnen zu dieser Frage ausgewerteten Studien kommt zu einer signifikanten Erhöhung für den früheren Gebrauch von oralen Kontrazeptiva. Auch nach Kontrolle weiterer wichtiger Risikofaktoren (Gewicht, Hormontherapie in und nach der Menopause, Rauchen, Hypertonie, Diabetes, Hypercholesterinämie u.a.) konnte in der Kohortenstudie mit den meisten Fällen kein Zusammenhang gezeigt werden (Stampfer et al. 1990).

4.3.3 Hormontherapie

Die bedeutende Rolle der weiblichen Hormone für die Prävention der ischämischen Herzkrankheiten war entdeckt worden, als Studienergebnisse Ende der 70er Anfang der 80er Jahre belegten, daß Frauen, die in und nach der Menopause mit Östrogenen behandelt wurden, ein geringeres Erkrankungsrisiko zu haben schienen (z.B. Hammond et al. 1979; Nachtigall et al. 1979; Ross et al. 1981; zit. nach Bush & Barrett-Connor 1985 und Barret-Connor & Bush 1991). Vorausgegangen war eine Entwicklung in den USA, in denen die Einnahme von Östrogenen in den 60er und 70er Jahren wechselnd beurteilt wurde. Nachdem in den 50er Jahren in Tierversuchen entdeckt worden war, daß die Verabreichung von Östrogenen zu einer Senkung des Atheroskleroserisikos führte, steigerte sich der Gebrauch von Östrogenen zur Hormontherapie in der Menopause in der ersten Hälfte der 60er Jahre in den USA um über das Doppelte.

Diese Entwicklung erhielt einen Einbruch, als in den frühen 70er Jahren Studienergebnisse ein erhöhtes Risiko für Frauen, die mittels - der damals hoch dosierten - oralen Kontrazeptiva verhüteten, nachwiesen. Dazu kam, daß in der zweiten Hälfte der 70er Jahre ein erhöhtes Risiko für Krebs des Endometriums entdeckt wurde, wenn Frauen in der Menopause Hormone nahmen. Diese Ergebnisse zusammen trugen dazu bei, daß der Glaube an eine protektive Wirkung der weiblichen Hormone für das Herz-Kreislauf-Risiko dahinschwand.

Dies änderte sich jedoch in den 80er Jahren wieder, als die protektive Wirkung der Östrogene zur Verhinderung von Osteoporose nachgewiesen werden konnte. Die bereits erwähnten frühen Studienergebnisse zur protektiven Funktion gegen Herz-Kreislauf-Krankheiten wurden durch laufende Studien aufgegriffen und anhand des bestehenden Datenmaterials geprüft. Das waren z.B. die Daten aus der Framingham-Studie (Wilson et al. 1985), die der Krankenschwestern-Studie (Stampfer et al. 1985, 1988), die der Lipid Research Clinics Studie (Bush, Barrett-Connor, Cowan et al. 1987) und der Leisure World Study (Henderson et al. 1988). Diese Studien kamen überwiegend zu dem Ergebnis, daß ein protektiver Effekt der Hormontherapie bezogen auf Herz-Kreislauf-Krankheiten nachzuweisen sei.

Vor dem Hintergrund dieser - im folgenden noch genauer darzustellenden - positiven Ergebnisse, nämlich einer protektiven Wirkung gegen Herz-Kreislauf-Krankheiten und Osteoporose, aber einem möglicherweise negativen Effekt für den Brustkrebs, kommt Bush (1992) deshalb zu dem Ergebnis, daß die weitere Untersuchung von Nutzen und Risiken der Hormontherapie dringend notwendig sei. Fragen der Effektivität und Sicherheit der bestehenden Präparate seien zu klären und Forschung müsse spezifische Risikogruppen von Frauen identifizieren, für die eine Behandlung angemessen bzw. nicht angemessen sei.

Die Forschungsergebnisse zu den Studien, die einen Zusammenhang zwischen Hormontherapie und Herz-Kreislauf-Krankheiten belegten, sind bislang allerdings nur in der Lage, Aussagen über das Risiko für Frauen allgemein zu machen. Die Beantwortung der von Bush aufgeworfenen Fragen bleibt den Ergebnissen aktuell laufender kontrollierter klinischer Studien (Postmenopausal Progestin Estrogen Intervention Trail; Women's Health Initiative, s.a. Kapitel 4.4.3 und 4.4.4) vorbehalten.

Seit Mitte der 80er Jahre wird in verschiedenen Reviewartikeln in den epidemiologischen Fachzeitschriften der Stand der Forschung zum Einfluß der Hormontherapie dargestellt (Barrett-Connor & Bush 1989; Barrett-Connor & Bush 1991; Bush & Barret-Connor 1985; Stampfer, Colditz, Graham 1991). Diese Artikel geben zusammengenommen einen Überblick über 34 Studien, die sich knapp zur Hälfte aus Fall-Kontroll-Studien (n=14) und zur Hälfte aus prospektiven Kohortenstudien (n=16) und einer randomisierten klinischen Studie (n=1) zusammensetzen. Drei sind Querschnittsstudien mit Koronarangiographien als Endpunkten. Die prospektiven Studien stammen vornehmlich aus der zweiten Hälfte der 80er Jahre und basieren oft auf Daten großer Studien aus den USA, die speziell zu dieser Frage reanalysiert wurden. Die Fall-Kontroll-Studien stammen vornehmlich aus der zweiten Hälfte der 70er und ersten Hälfte der 80er Jahre.

In dem überwiegenden Teil der Fall-Kontroll-Studien wurde der Myokardinfarkt als Kriterium für die Falldefinition gewählt. Sie kommen überwiegend zu dem Ergebnis, daß ein protektiver Effekt der postmenopausalen Hormontherapie auf die ischämischen Herzkrankheiten nicht nachweisbar sei. In 5 der Studien wurde ein erhöhtes Risiko festgestellt, 9mal ein erniedrigtes. Signifikant waren die Ergebnisse nur zweimal und sprachen dabei einmal für und einmal gegen die Hormonthese.

Die methodischen Probleme dieser Studien werden von den Autorinnen und Autoren diskutiert und zeigen die eingeschränkte Verwertbarkeit dieser Ergebnisse. Ihre Qualität wird grundsätzlich als geringer eingeschätzt, als die der prospektiven Studien, u.a. weil die retrospektive Erfassung der Exposition - hier der Hormoneinnahme - zu Mißklassifikationen führen kann. In den hier zugrunde liegenden Studien war die Fallzahl häufig sehr gering und ein großer Teil der Studien verwendete lediglich Krankenhauskontrollen. Oft ist auch der Anteil der exponierten Frauen, also derjenigen, die Hormone nahmen, sehr klein (z.B. 18% von 99 Fällen oder 5% von 168 Fällen). Auch beziehen einige dieser Studien Frauen ein, die schon in jungem Alter aufgrund eines operativen Eingriffs in die Menopause kamen und dann an einem Infarkt erkrankt sind. Hier können aufgrund der Vorerkrankung intervenierende Faktoren wirksam gewesen sein, die einer möglicherweise protektiven Wirkung der Hormone entgegengewirkt haben könnten.

Stampfer, Colditz, Graham (1991) berichten von drei Querschnittsstudien aus der 2. Hälfte der 80er Jahre, in denen die Erkrankung mittels einer Koronarangiographie festgestellt wurde. Diese Studien kamen alle zu einem signifikant erniedrigten Risiko, daß auch nach Kontrolle der Daten für Alter und andere Risikofaktoren erhalten blieb. Die relativen Risiken waren 0,37, 0,44 und 0,5.

Der Beleg für eine protektive Wirkung der Hormontherapie bezogen auf die Herz-Kreislauf-Krankheiten basiert jedoch vornehmlich auf den Ergebnissen der prospektiven Kohortenstudien aus den 80er Jahren. Von den 16 Studien berichtet nur eine Studie ein signifikant erhöhtes Risiko für Frauen, die Hormone genommen haben. Alle anderen belegen eine Reduktion des Risikos mit Werten für das relative Risiko zwischen 0,17 und 0,8. Von 8 dieser Studien wird eine signifikante Senkung des Risikos berichtet. Einige Studien nehmen zusätzlich zur Kontrolle des Alters eine Kontrolle nach weiteren Risikofaktoren vor, wobei die Reduktion sichtbar bestehen bleibt.

Die einzige Studie, die zu einem erhöhten Risiko kommt, ist die Framingham-Studie (Wilson et al. 1985). Sie kam für alle kardiovaskulären Krankheiten zusammen auf ein signifikant erhöhtes Risiko von 1,76. Diese Ergebnisse werden in den Überblicksartikeln unter methodischen Gesichtspunkten diskutiert. Insbesondere seien die Endpunkte zu weit definiert worden. Eine Reanalyse unter Ausschluß von Angina Pectoris (Eaker & Castelli 1987) erzielte ein - allerdings nicht signifikantes - positives Ergebnis. Für die jüngeren Frauen (50-59 Jahre) wurde ein relatives Risiko von 0,4 erzielt, für die älteren war es 1,8. Von den Autoren der Reviewartikel wird moniert, daß beide Analysen bei der Kontrolle zusätzlicher Risikofaktoren das HDL-Cholesterin mit eingeschlossen hatten und damit vermutlich den Effekt eleminiert hätten. Da der protektive Effekt der Östrogene vermutlich über das HDL und LDL vermittelt sei, sei der protektive Effekt so verwischt worden.

Positive Ergebnisse berichtet allerdings die ebenfalls auf einer großen Datenbasis beruhende Krankenschwesternstudie (Stampfer et al. 1985; Stampfer et al. 1991). Schon in der ersten Publikation, die auf einem Follow-Up von vier Jahren beruhte, hatte die Studie einen signifikanten protektiven Effekt für Frauen nachgewiesen, die zum Zeitpunkt der Erkrankung Hormone einnahmen

(RR=0,3) oder jemals welche eingenommen hatten (RR=0,5). Auch nach Kontrolle für andere Risikofaktoren (exklusive HDL) blieb der protektive Effekt erhalten.

Die Ergebnisse des 10jährigen Follow-Up der Studie bestätigen den positiven Effekt für die Frauen, die zu diesem Zeitpunkt Hormone einnahmen (RR=0,56, alle wichtigen ischämischen Herzkrankheiten zusammen), aber nicht für den früheren Gebrauch von Hormonen. Ein Zusammenhang zur Dauer des Gebrauchs konnte ebenfalls nicht festgestellt werden.

1987 hatten Bush et al. Ergebnisse der Lipid Research Clinic Studie berichtet. Diese Studie hatte eine signifikante Reduktion des relativen Risikos für kardiovaskuläre Erkrankungen (0,34) berichtet. Dieser Effekt blieb auch nach Kontrolle relevanter Risikofaktoren erhalten, verschwand aber, nachdem auch für HDL und LDL kontrolliert worden war.

Auch Henderson et al. (1988) hatten in ihrer Untersuchung älterer Frauen in Kalifornien eine signifikante Reduktion des Risikos für Frauen gefunden, die jemals (0,59) und früher (0,62) Hormone gebraucht hatten (gegenüber Frauen, die niemals Hormone genommen hatten); die Risikosenkung für derzeitigen Gebrauch (gegenüber niemaligem Gebauch) (0,47) war nicht signifikant.

Stampfer, Colditz, Graham (1991) nahmen auf der Basis der von ihnen ausgewerteten 31 Studien eine Metaanalyse vor. Um die Studien im Hinblick auf ihre Präzision zu bewerten, gewichteten sie die relativen Risiken mit der Inverse der Varianz, wodurch größere Studien höher als kleinere Studien bewertet wurden. Unter Einschluß aller Studien kamen sie zu einem durchschnittlichen relativen Risiko von 0,56 mit einem geschätzten Konfidenzintervall von 0,5-0,61. Sie zeigen, daß nur die Fall-Kontroll-Studien, die auf Krankenhauskontrollen basieren, ein erhöhtes Risiko belegen (1,33; 0,93-1,91 K.I.); alle anderen ergeben deutlich signifikante Senkungen des Risikos für ischämische Herzkrankheiten (Tabelle 4.3.3-1).

Wichtig sind auch die Studien im Hinblick auf die Senkung der Gesamtmortalität. Die Reviewartikel beziehen dies in ihre Analysen nicht mit ein, einige Studien machen jedoch Angaben dazu. Während Bush et al. (1987) zu einer signifikanten Senkung der Gesamtmortalität kommen (0,54; 0,29-0,79) (vergleichbar Henderson et al. 1991: 0,64; 0,52-0,78) kommen Stampfer, Colditz, Graham (1991) lediglich zu einer Senkung auf 0,81 (0,72-0,91) (vergleichbar Petitti et al. 1987: 0,8; 0,6-1,1). Besonders mit Blick auf die im Kapitel zuvor beschriebene Forschung zum Einfluß der Hormontherapie auf das Brustkrebsrisiko ist die Frage, ob exogene Hormone eine Senkung des Herz-Kreislauf-Risikos, aber eine Erhöhung der Gesamtmortalität mit sich bringen, von außerordentlicher Bedeutung. Die Studienergebnisse zeigen, daß hier noch Forschungsbedarf besteht.

Tabelle 4.3.3-1
Relative Risiken und Konfidenzintervalle für verschiedene Studientypen einer
Metaanalyse zum Einfluß von Östrogentherapie auf das Risiko für ischämische
Herzkrankheiten nach: Stampfer, Colditz, Graham 1991

Studientyp (N)	Relatives Risiko	Konfidenz-intervall
Fall-Kontroll-Studien (13)		
- Krankenhauskontrollen (6)	1,33	0,93-1,91
- Bevölkerungskontrollen (7)	0,76	0,61-0,94
Kohortenstudien (16)		
- interne[*] Kontrollen (13)	0,58	0,48-0,69
- ohne interne Kontrollen (3)	0,36	0,28-0,47
Querschnitts-Angiographie-Studien (3)	0,41	[**]-0,50
Kohorten- und Querschnittsstudien zusammen (19)	0,50	0,43-0,56
alle zusammen (31) [***]	0,56	0,50-0,61

[*]) Als prospektive Studie mit internen Kontrollen bezeichnen die Autoren solche, die
von vornherein eine Gruppe von exponierten und nicht exponierten Frauen (Frauen
mit und ohne Östrogentherapie) einschließen.
[**]) Wert in der Kopie des Artikels nicht erkennbar.
[***]) In der Publikation wird nicht ausgewiesen, welche Studie nicht in die quantitative
Auswertung einbezogen wurde.

Goldmann & Tosteson (1991) nehmen die Publikation von Stampfer, Colditz,
Graham (1991) zum Anlaß, eine Modellrechnung zum Nutzen der Hormontherapie aufzumachen. Eine 40%ige Senkung des Risikos für ischämische Herzkrankheiten in der Gruppe der Frauen zwischen 65-74 Jahren würde ihr absolu-
tes Risiko, an dieser Krankheit zu sterben, von 6% auf 3,6% senken. Da die
ischämischen Herzkrankheiten den größten Teil der Todesursachen der Frauen
im hohen Alter ausmachen, habe die Verringerung des Risikos für diese Krankheiten einen ungleich größeren Effekt bezogen auf die weibliche Gesamtbevölkerung, als eine eventuelle Erhöhung des Brustkrebsrisikos.

Die Autorinnen und Autoren der Überblicksartikel diskutieren eine Reihe von
methodischen und inhaltlichen Problemen, die durch die z.T. inkonsistenten
Studienergebnisse aufgetreten sind. So zeigen z.B. die Studien, daß im Hinblick
auf Dauer und Status der Hormontherapie (derzeitige, frühere oder jemalige
Hormoneinnahme) sehr divergierende Ergebnisse erzielt wurden (s.o.). Ergän-
zend zu den Kohortenstudien kommen Rosenberg et al. (1993) auf der Basis
einer Fall-Kontroll-Studie zu dem Ergebnis, daß ein Zusammenhang zur Dauer
der Einnahme und einer Reduktion des Erkrankungsrisikos besteht. Mit der
Dauer der Einnahme sank das Risiko für einen Myokardinfarkt. Es ist festzuhalten, daß bislang nur wenige Studienergebnisse zu der Frage der Dauer und
Kontinuität der Hormontherapie vorliegen und ihre Ergebnisse inkonsistent

sind. Andererseits ist dies für die ärztliche Praxis eine außerordentlich wichtige Frage, weil daraus abzuleiten ist, ob eine protektive Funktion der Hormontherapie nur durch einen Langzeitgebrauch nach der Menopause erreicht werden kann.

Inkonsistent sind die Ergebnisse auch im Hinblick darauf, ob nur Frauen in bestimmten Altersgruppen von der Hormontherapie profitieren, ob der Effekt von der Art der Menopause (natürlich oder operativ) abhängt, oder ob etwa Raucherinnen und Nicht-Raucherinnen unterschiedlich betroffen sind.

Als methodische Kritik an allen Studien wird darüberhinaus angeführt, daß die Ergebnisse durch soziale Faktoren verzerrt sein können. Da Frauen aus den oberen und mittleren sozialen Schichten häufiger als Frauen aus unteren sozialen Schichten Hormontherapie erhalten, sie aber andererseits - unabhängig von den Herz-Kreislauf-Risikofaktoren - ein geringeres Risiko für Herz-Kreislauf-Krankheiten haben, kann hierdurch ein Verzerrungseffekt zustande gekommen sein. Auch das Ergebnis, daß Frauen mit Hormontherapie dünner sind als andere Frauen, kann Resultat eines sozialgruppenspezifischen Verzerrungseffekts sein, da Frauen aus oberen sozialen Schichten dünner sind als Frauen aus unteren Schichten.

Im Hinblick auf die therapeutische Praxis ist als wichtiger Punkt festzuhalten, daß der Effekt verschiedener Präparate (Östrogene mit und ohne Progesteron) für die Herz-Kreislauf-Krankheiten genauso wenig geklärt ist wie für den Brustkrebs. Studienergebnisse deuten darauf hin, daß die Zugabe von Gestagen zu einer Reduzierung des positiven Effekts für das Erkrankungsrisiko führe (Barrett-Connor & Bush 1989). Auch hier wurde ein Forschungsbedarf konstatiert, der nur im Rahmen einer klinisch-epidemiologischen Studie abzudecken sei.

Noch ist auch ungeklärt, wie die Östrogentherapie (mit oder ohne Progesteron) auf die anderen Herz-Kreislauf-Risikofaktoren wirkt. Weitgehend gesichert ist wohl, daß sie zu einer Erhöhung des HDL- und einer Senkung des LDL-Cholesterins führt. Ob sie auch zu einer Gewichtssenkung beitragen, ist unklar, und der Einfluß auf den Blutdruck ist umstritten.

Zusammenfassend läßt sich festhalten, daß Studien zur postmenopausalen Östrogentherapie eine sehr hohe Evidenz für eine Reduktion des Herz-Kreislauf-Risikos gezeigt haben. Eine Sicherung der Ergebnisse mittels klinisch-epidemiologischer Studien ist jedoch zwingend, bevor endgültige Aussagen dazu gemacht werden können. Zahlreiche Einzelprobleme, die in der therapeutischen Praxis von außerordentlicher Bedeutung sind, sind dabei noch zu klären. Dazu gehört der Einfluß des Progesterons, die Bestimmung von Kriterien für Risikopersonen, für die eine Behandlung angezeigt oder auch kontraindiziert ist und die Frage, ob die Hormone von den Frauen nach der Menopause lebenslang eingenommen werden müßten, um eine protektive Wirkung zu erzielen. Barrett-Connor & Bush (1991) empfehlen auf dem Hintergrund dieser Ergebnisse, zunächst nur solchen Frauen, die ein erhöhtes Risiko haben, insbesondere Frauen mit zu hohen LDL- und zu niedrigen HDL-Werten, Hormone zu verschreiben.

4.4 Interventionsstudien

4.4.1 Begründung von Interventionsstudien

Ergebnisse prospektiver und Fall-Kontroll-Studien zu Risiken und protektiven Faktoren für spezifische Erkrankungen sind nach den methodologischen Standards der epidemiologischen Forschung im Rahmen von kontrollierten Interventionsstudien zu verifizieren. Es lassen sich randomisierte klinisch-epidemiologische Studien (clinical trials) von Gemeinde-Interventionsstudien unterscheiden (community studies).

Ziel der klinisch-epidemiologischen Studien ist es, zu untersuchen, ob durch eine spezifische Intervention (z.B. Einsatz eines Medikaments, einer nichtmedikamentösen Therapie oder einer präventiven Maßnahme) das Auftreten einer spezifischen Krankheit oder Todesursache (Endpunkte der Studie) reduziert werden kann. Parallel zur Interventionsgruppe wird eine Kontrollgruppe geführt, in der die Teilnehmer in der Regel ein Placebo erhalten, aber im übrigen in der gleichen Weise behandelt und untersucht werden wie die Interventionsgruppe. Teilnehmer an der Studie, das Klinikpersonal bzw. die Projektmitarbeiter und Forscher haben zumeist keine Informationen darüber, welche Person zur Interventions- und welche zur Kontrollgruppe gehört, und die Vergabe der Medikamente erfolgt in einer Form, die keinen Rückschluß darauf zuläßt, ob es sich dabei um ein aktives Medikament oder ein Placebo handelt. Man spricht hier von doppelt-blind-Studien.

Nach einer für alle Personen gleichen Eingangsuntersuchung werden Personen nach einem Zufallsprinzip einer der beiden Gruppen (Interventions- oder Kontrollgruppe) zugeordnet. In der Regel werden für die Teilnehmer an der Studie Einschluß- und Ausschlußkriterien definiert, die sich auf Vorerkrankungen oder den Risikostatus beziehen. Ziel ist es, mögliche Störfaktoren auszuschließen und gesundheitliche Nebenwirkungen zu vermeiden. So werden z.B. häufig Frauen im gebärfähigen Alter aus diesem Studientyp ausgeschlossen, weil das zu prüfende Medikament eventuell gefährliche Nebenwirkungen für den Fötus haben könnte.

Die Teilnehmer werden im Studienverlauf kontinuierlich medizinisch untersucht, um einerseits gesundheitsschädigende Nebenwirkungen aufzudecken, andererseits aber, um Meßwerte für die Ergebnisevaluation zu erhalten. Nach Ablauf der im Studiendesign definierten Interventionszeit wird das Medikament abgesetzt und es erfolgt eine abschließende Untersuchung der Probanden. Je nach Untersuchungsfragestellung kann ein Mortalitäts- und Morbiditäts-Follow-up für einen längeren sich anschließenden Zeitraum notwendig sein.

Im Hinblick auf die in den Abschnitten zuvor beschriebenen hormonellen Risiken bzw. protektiven Faktoren bei Frauen für ischämische Herzkrankheiten und Brustkrebs wurden in den USA in den letzten Jahren einige Studien begonnen, die sich an diesem Studiendesign orientieren. Das ist zunächst einmal eine Studie zur Prüfung des Medikaments Tamoxifen im Hinblick auf seine protektive Wirkung gegen eine Ersterkrankung an Brustkrebs oder einer ischämischen Herzkrankheit (National Surgical Adjuvant Breast and Bowel Project - NSABP). Tamoxifen wurde bislang zur Tertiarprävention von Brustkrebs eingesetzt, in der Studie soll seine Wirksamkeit für die Primärprävention geprüft werden. Ziel des Postmenopausal Estrogen/Progestin Intervention Trial (PEPI) ist es, verschiedene Formen der Hormontherapie im Hinblick auf die Primärprävention von Herz-Kreislauf-Risikofaktoren zu prüfen.

Eine weitere große klinisch-epidemiologische Studie in den USA ist die sogenannte Women's Health Initiative. In dieser Studie werden Hormontherapie, Calcium/Vitamin D Substitution und Ernährungsumstellung (Fettreduktion und Erhöhung des Anteils von Ballaststoffen in der Ernährung) in ihrer Wirkung auf das Risiko für Herz-Kreislauf-Krankheiten, Brustkrebs, Dick-/Mastdarm-Krebs und Osteoporose untersucht.

In den folgenden Abschnitten sollen diese drei Studien kurz beschrieben werden, weil sie unmittelbare Konsequenz aus dem oben beschriebenen Stand der Forschung sind.

Über diesen Typ von Studien hinaus wurden auch sogenannte Populations- oder Gemeinde-Interventionsstudien durchgeführt. Auf der Basis des gesicherten Wissens über ätiologisch relevante Risiken werden in definierten Regionen Interventionsprogramme für die dort lebende Bevölkerung durchgeführt. Bekannt und richtungsweisend sind hier v.a. die Herz-Kreislauf-Interventionsstudien (Carlton et al. 1987; Farquhar et al. 1990; GCP Study-Group 1988; Mittelmark et al. 1986; Puska et al. 1985). In diesen Studien wurden Interventions- und Kontrollgemeinden ausgewählt und über einen längeren Zeitraum (7-10 Jahre) wurde ein Präventionsprogramm bezogen auf die Hauptrisikofaktoren für Herz-Kreislauf-Krankheiten in den Interventionsregionen durchgeführt. Nicht einzelne Individuen, sondern ganze Regionen und die darin ansässige Bevölkerung sind „Teilnehmer" der Studie. Ziel ist die signifikante Senkung der Risikofaktorenprävalenz und der Herz-Kreislauf-Inzidenz und -mortalität, einschließlich der Gesamtmortalität in diesen Regionen im Vergleich zu den Kontrollregionen.

Seitens der National Institutes of Health ist geplant, eine vergleichbare Studie nur mit der Zielgruppe Frauen durchzuführen. Auch dieses geplante Projekt soll hier kurz dargestellt werden.

4.4.2 Primärprävention durch Tamoxifen

Das National Surgical Adjuvant Breast and Bowel Project (NSABP) ist eine randomisierte doppelt-blind-Studie, die im Jahre 1992 in den USA und Canada begonnen wurde und von verschiedenen Instituten der National Institutes of Health gefördert wird (National Surgical Adjuvant Breast and Bowel Project (NSABP) 1992, zit. nach Bush & Helzlsouer 1993). Ziel ist es, zu prüfen, ob das Medikament Tamoxifen, ein Östrogenantagonist, in der Lage ist, die Inzidenz von Brustkrebs und Myokardinfarkt in einer gesunden, aber durch spezifische Risiken gefährdeten, Gruppe von Frauen zu senken. Sollte ein solcher Effekt belegbar sein, wäre dieses Medikament in breiten Teilen der weiblichen Bevölkerung zur Prävention des Brustkrebs einsetzbar.

In dem bereits zitierten Reviewband zum Brustkrebs (Kelsey 1993) setzen sich Bush & Helzlsouer (1993) kritisch mit dem Studiendesign auseinander. Auf Basis dieses Artikels sollen Studiendesign und Kritik der Studie kurz dargestellt werden, da dafür noch keine Publikation vorliegt. Die Tamoxifenstudie ist eine randomisierte, kontrollierte Interventionsstudie, in der das Medikament Tamoxifen im Hinblick darauf geprüft wird, ob es die Inzidenz von Brustkrebs reduzieren kann. Tamoxifen wird normalerweise eingesetzt, um bei Frauen, die an Brustkrebs an einer Brust erkrankt sind, das Auftreten in der anderen Brust zu verhindern. Seit den 70er Jahren ist bekannt, daß das Medikament die krankheitsfreien Überlebenszeiten der Frauen mit Brustkrebs steigert, die Mortalität bei Brustkrebs senkt und die Inzidenz für die Erkrankung der anderen Brust erniedrigt.

Nach Bush & Helzlsouer (ebd.) ist die genaue bio-medizinische Wirkung von Tamoxifen nicht bekannt. Es scheint bei Frauen vor der Menopause, wenn der endogene Östrogenspiegel noch hoch ist, als Östrogenantagonist zu wirken, während es bei Frauen nach der Menopause, wenn der Östrogenspiegel erniedrigt ist, als schwaches Östrogen wirkt. Tamoxifen scheint auch die Knochendichte zu erhöhen und damit protektiv gegenüber osteoporosebedingten Knochenbrüchen zu wirken. Es erniedrigt auch das Gesamt- und das LDL-Cholesterin und es wird angenommen, daß die protektive Wirkung bezüglich Herz-Kreislauf-Krankheiten damit zusammenhängt. Eine Erhöhung des HDL-Cholesterins durch Tamoxifen ist nicht bekannt.

In der Tamoxifenstudie werden ca. 16 000 Frauen rekrutiert, von denen die Hälfte das Medikament über einen Zeitraum von 5 Jahren bekommt (Interventionsgruppe) und die andere Hälfte ein Placebo (Kontrollgruppe). Primäre Endpunkte sind inzidente Fälle von Brustkrebs und Brustkrebsmortalität. Es wird erwartet, daß das Erkrankungsrisiko um 30-40% gesenkt werden kann. Sekundäre Endpunkte sind kardiovaskuläre Todesursachen und tödliche und nicht-tödliche Myokardinfarkte. Hier wird eine 20% Risikosenkung erwartet. Nach Beendigung der Interventionsphase soll das Auftreten dieser Erkrankungen über einen Zeitraum von 7 Jahren verfolgt werden. An der Studie können Frauen teilnehmen, die ein erhöhtes Risiko für Brustkrebs haben, aber nicht erkrankt sind (> 60 Jahre oder 35-59 Jahre und zusätzliche Risiken: Mutter oder Schwester mit Brustkrebs, vorhergehende Diagnose atypischer Hyperplasien in der Brust, Alter bei Beginn der Menarche und frühes Alter bei Geburt des ersten Kindes). Außerdem können alle Frauen teilnehmen, bei denen ein histologisch gesicherter Befund für ein Carzinoma in situ vorliegt.

Die Tamoxifenstudie ist v.a. deshalb umstritten, weil das Risiko für Nebenwirkungen gravierend ist und hier gesunde Frauen mit einem Medikament behandelt werden, dessen gesundheitsschädigende Wirkung möglicherweise durch den Nutzen nicht hinreichend aufgewogen wird. Frauen, die mit Tamoxifen behandelt werden, haben ein erhöhtes Risiko für Krebs des Endometriums, Lungenembolien, Leberkrebs und Augenerkrankungen (insbesondere Retinopathien). Außerdem leiden Frauen, die dieses Medikament nehmen, verstärkt unter vasomotorischen Symptomen, wie Hitzewallungen, außerdem Depressionen, Ausfluß und unregelmäßige Menses.

Die Kritik von Bush & Helzlsouer setzt an den Nebenwirkungen und der Netto-Nutzen-Rechnung im Studiendesign an. Die Studie berechnet verschiedene Modelle, in denen die Anzahl der vermutlich reduzierten Fälle von Brustkrebs und Myokardinfarkten den aufgrund von Nebenwirkungen erwarteten Fällen gegenübergestellt wird. Sie kommen auf einen Netto-Gewinn von 50 bis 77 Fällen. Bush & Helzlsouer machen eine Gegenrechnung auf, die auf anderen Annahmen aus der laufenden Literatur beruht und kommen demgegenüber zu einem Netto-Effekt zwischen 8 und 17 Fällen. In ihre Berechnung fließt eine geringere Zahl von vermeidbaren Brustkrebsfällen und eine höhere Zahl von Krebsen des Endometriums ein. Insbesondere kommen sie aber auf eine wesentlich geringere Zahl von vermeidbaren Myokradinfarkten (13 gegenüber 52, die im Studiendesign angesetzt wurden), indem sie ihre Hochrechnungen der Inzidenz auf Daten aus der Framinghamstudie (Kannel et al. 1987) stützen, die für Frauen gewonnen wurden, während die Hochrechnungen im Studiendesign auf Ergebnissen aus männlichen Studienpopulationen (vermutlich MRFIT) gegründet waren. Dabei heben die Kritikerinnen insbesondere darauf ab, daß das Tamoxifen zu keiner Verbesserung der HDL-Werte und damit einer Senkung des Risikos für ischämische Herzkrankheiten führe. Ein erkennbarer Gewinn in der Reduktion dieses Risikos über eine Senkung des Gesamtcholesterins bestehe sowieso erst für Frauen mit hohen Werten (> 269 mg/dl). Diese seien aber für diese Studie nicht gezielt rekrutiert worden.

Aus einer Public Health Perspektive heraus argumentieren die Autorinnen, daß hier eine Studie durchgeführt werde, deren Nutzen auf dem Hintergrund der hohen Zahl von Fällen mit Nebenwirkungen sehr fraglich sei. Um einen Fall von Brustkrebs zu verhindern, müßten - unter Berücksichtigung der Fälle durch Nebenwirkungen - 500 Frauen dieses Medikament nehmen. Berücksichtige man darüber hinaus die vasomotorischen Nebeneffekte, werde es sehr unwahrscheinlich, daß hier eine Therapie getestet werde, deren präventive Anwendbarkeit im großen Maßstab, d.h. für gesunde Frauen mit Risikofaktoren für Brustkrebs, empfehlenswert oder durchführbar sei.

4.4.3 Postmenopausal Estrogen/Progestin Intervention Trail (PEPI)

Der Postmenopausal Estrogen/Progestin Intervention Trail (PEPI) (Protocol for the Postmenopausal Estrogen/Progestin Intervention Trail - PEPI 1989) ist ebenfalls eine klinisch-epidemiologische Interventionsstudie, in der die Wirkung der Vergabe von Östrogenen an Frauen nach der Menopause geprüft werden soll. Ziel ist es, den Einfluß von vier verschiedenen Verabreichungsformen von Östrogenen auf kardiovaskuläre Risikofaktoren zu prüfen. Eine Interventionsgruppe erhält ein reines Östrogen, die drei anderen drei unterschiedliche Östrogen-Gestagen-Kombinationen. Eine fünfte Gruppe erhält ein Placebo. Primäre Endpunkte sind: HDL-C, systolischer Blutdruck, Plasmafibrinogen und Plasmainsulin; sekundäre Endpunkte schließen ein: LDL und verschiedene andere Lipidfraktionen, weitere kardiovaskuläre Meßwerte, und mit Blick auf Krebs und Osteoporose auch Zellveränderungen des Endometriums und Knochendichte. Indikatoren der Lebensqualität sind sekundäre Endpunkte, mittels derer die subjektive Wirkung der Hormoneinnahme auf vasomotorische Symptome und andere Lebensqualitätsmerkmale wie Depression, Angst, Feindseligkeit, Energie, Müdigkeit und Freundlichkeit (Friendliness) gemessen wird.

Die Studie schließt 875 Frauen nach der Menopause im Alter von 45 - 65 Jahren ein. Die Menopause kann natürlich oder durch Entfernung der Gebärmutter oder der Einerstöcke zustande gekommen sein. Die Liste der Ausschlußkriterien ist lang und beinhaltet Faktoren wie: Alter bei Beginn der (natürlichen oder operativ induzierten) Menopause, Medikamentengebrauch, Vorerkrankungen (z.B. Brustkrebs, Krebs des Endometriums, Diabetes, Herzinfarkt oder andere Herzerkrankungen), schwere klimakterische Beschwerden und andere Faktoren.

Die Intervention für jede Teilnehmerin wird drei Jahre betragen. Auch hier erfolgt die Studiendurchführung als doppelt-blind-Versuch. Nach der Eingangsuntersuchung sind sieben weitere Follow-up-Untersuchungen vorgesehen. Auf ihrer Grundlage können ungewünschte Nebenwirkungen entdeckt werden. Sie sind dem sogenannten Data Monitoring and Safety Board der Studie zu berichten. Dies ist eine Kommission, die für solche Studien immer mit eingerichtet wird und der die Kontrolle der Patientensicherheit obliegt. Kriterien für den Abbruch der Behandlung aufgrund von Nebenwirkungen sind vorab definiert worden.

Wissenschaftlicher Hintergrund der Studie sind die im Kapitel zuvor dargestellten Ergebnisse aus prospektiven und Fall-Kontroll-Studien zur Wirkung der Hormontherapie auf das kardiovaskuläre Risiko und das Brustkrebsrisiko. PEPI ist die erste randomisierte klinisch-epidemiologische Studie, in der unter kontrollierten Bedingungen prospektiv die Wirkung der Hormone getestet werden kann. Um kurzfristig (Interventionsdauer 3 Jahre) zu Ergebnissen zu kommen, sind als Endpunkte nicht Morbidität und Mortalität gewählt worden, sondern kardiovaskuläre Risikofaktoren, deren Relevanz für die Krankheitsentstehung bereits in zahlreichen anderen Studien gesichert werden konnte. Durch die Konzentrierung auf die Lipide und Lipidfraktionen kann darüber hinausgehend detailliertes Wissen über die Wirkungszusammenhänge zwischen diesen Meßwerten und den weiblichen Hormonen gewonnen werden. Insbesondere kann die Frage geklärt werden, ob die protektive Wirkung lediglich durch die Einnahme von Östrogenen erzielt wird, oder ob durch eine Kombination mit Gestagen eine Aufhebung oder Reduktion des protektiven Effekts bewirkt wird. Da in der Eingangsuntersuchung alle relevanten Risikofaktoren erfaßt werden, und die Frauen nach dem Zufallsprinzip der Interventions- und der Placebogruppe zugeordnet werden, können zuvor diskutierte Störfaktoren kontrolliert werden. Dazu gehört insbesondere das Confounding zwischen Sozialstatus, Hormoneinnahme und Gesundheitsverhalten und daraus resultierende Risikofaktoren.

Sollte die Studie zum Ergebnis haben, daß die Vergabe von Hormonen in der Menopause eine protektive Wirkung hat, hat dies für die therapeutische Praxis eine hohe Bedeutung. Insbesondere lassen sich auf der Basis der Studienergebnisse auch Empfehlungen für die Definition von Risikogruppen ableiten, bei denen eine Hormonvergabe indiziert oder kontraindiziert ist.

Eine erste Analyse der Baseline-Charakteristika (Postmenopausal Estrogen/Progestin Interventions (PEPI) Trial Investigators 1994) der Teilnehmerinnen zeigte, daß hauptsächlich weiße Frauen (89%) an der Studie teilnehmen (Anteil an der Bevölkerung in den USA in dieser Altersgruppe 86%). 67% sind beruflich tätig (USA 48%) und 65% verheiratet (USA 72%). 97% hatten eine High School Abschluß (USA 74%) und 41% einen College Abschluß (USA 19%). Die Untersuchungsgruppe hat also einen deutlich höheren Sozialstatus als die amerikanische Durchschnittsbevölkerung und die Frauen scheinen sozial unabhängiger (höherer Anteil berufstätiger und unverheirateter Frauen) zu sein als die Durchschnittsbevölkerung.

Entsprechend diesem Sozialstatus sind wichtige bio-medizinische Meßwerte (LDL, Blutdruck, u.a.) niedriger als im National Health and Nutrition Examination Survey (NHANES II). Der Anteil der Frauen, die keine medikamentöse Therapie der Hypertonie erhalten, ist in der Studie sehr gering (4% bzw. 6%, USA 16,8% bzw. 32,1% für die beiden Altersgruppen), weil Bluthochdruck Ausschlußkriterium für die Teilnahme an der Studie war. In PEPI ist auch die Anzahl der Nicht-Raucherinnen größer als im nationalen Durchschnitt und der Alkoholkonsum höher

32% der Frauen war die Gebärmutter entfernt worden und 15% die Ovarien. Es wird geschätzt, daß in den USA bis zum Alter von 60 Jahren 37% der Frauen die Gebärmutter entfernt worden ist. 60% der Frauen hatten früher orale Kontrazeptiva eingenommen (USA 32% aller Frauen im gebärfähigen Alter). 53%

hatten früher einmal eine Hormonsubstitutionstherapie erhalten (Schätzung für die USA 34%).

Obwohl die Frauen, die an der Studie teilnehmen, weder im Hinblick auf den Sozialstatus noch bezüglich der Risiken und dem Gesundheitsverhalten für die USA repräsentativ sind, läßt sich auf dem Hintergrund des Studiendesigns die Wirkung der Hormontherapien auf die Studienendpunkte eindeutig messen. Einschränkungen der Übertragbarkeit der Ergebnisse auf die weibliche Allgemeinbevölkerung bestehen insoweit, als aufgrund der Ausschlußkriterien die Relevanz der medikamentösen Therapie für bestimmt Risikogruppen nicht gemessen werden kann. Auch mag die Compliance bei einer Behandlung von Frauen unterschiedlicher sozialer und ethnischer Herkunft anders sein als in dieser Studie, an der nur interessierte Frauen (freiwillige) teilnehmen. Das Studiendesign ist ebenfalls nicht in der Lage, zu messen, ob nur der Langzeitgebrauch eine Risikoreduktion für die Morbidität und Mortalität bewirkt. Ungeachtet dieser Einschränkungen, sind die Studienergebnisse für die kurzfristige Entscheidung in der therapeutischen Praxis, welche Hormone bevorzugt verschrieben werden sollten, von außerordentlich Bedeutung.

4.4.4 Women's Health Initiative (WHI): Die klinisch-epidemiologische Studie

Der Förderschwerpunkt der Women's Health Initiative wurde an den National Institutes of Health 1991/92 aufgebaut, um Defizite der epidemiologischen Forschung im Hinblick auf frauenspezifische Fragestellungen aufzuholen. Auch sie basiert auf dem im Abschnitt 4.2 und 4.3 dargestellten Stand der Forschung zu Brustkrebs und kardiovaskulären Krankheiten.

Die Women's Health Initiative umfaßt drei Teilprojekte:

- eine klinische-epidemiologische Studie, die in einem kontrollierten Design Risiken und protektive Faktoren für ischämische Herzkrankheiten, Brust- und Dick-/Mastdarm-Krebs und Osteoporose in einer Gruppe von Frauen nach der Menopause testet (Protocol for Clinical and Observational Study Components of the Women's Health Initiative's Principle Inverstigators 1993),

- eine Beobachtungsstudie, d.h. eine Kohorte, die parallel zur klinisch-epidemiologischen Studie geführt wird, um den Zusammenhang zwischen der Entwicklung der Risiken und den Zielerkrankungen zu verfolgen und in einer breiteren Population zu validieren (ebd.),

- eine bevölkerungsbezogene Interventionsstudie, in der Präventionsstrategien für Frauen entwickelt und evaluiert werden (s.a. Abschnitt 4.4.5).

In der klinisch-epidemiologischen Studie wird getestet, welchen Einfluß die Interventionen - Hormonsubstitution (Östrogen und Östrogen/Gestagen-Kombination: PERT = Progestin/Estrogen Replacement Therapy), Ernährungsumstellung (Reduktion der Gesamtfettaufnahme und Aufnahme gesättigter Fette, Steigerung der Aufnahme von kohlehydrat- und ballaststoffreichen Nahrungsmitteln) und Calzium/Vitamin D Substitution - auf die Entstehung von ischämischen Herzkrankheiten, Brust- und Dick-/Mastdarm-Krebs und oesteoporosebedingten Knochenbrüchen haben (Abbildung 4.4.4-1).

Für die Hormonsubstitution
1. Reduktion der Inzidenz von ischämischen Herzkrankheiten und anderen kardiovaskulären Krankheiten durch ERT und/oder PERT
2. Reduktion der Inzidenz von osteoporosebedingten Brüchen und Oberschenkelhalsbrüchen durch ERT und/oder PERT
3. Abschätzung, inwieweit sich das Risiko für Krebs des Endometriums und Brustkrebs durch ERT erhöht bzw. das Risiko für Brustkrebs durch PERT erhöht wird

Für die Ernährungsumstellung
1. Reduktion der Inzidenz von Brustkrebs und Dick-/Mastdarm-Krebs durch Reduktion des Fettanteils in der Nahrung
2. Reduktion der Inzidenz von ischämischen Herzkrankheiten durch Reduktion des Fettanteils in der Nahrung

Für Calzium/Vitamin D
1. Reduktion der Inzidenz von Oberschenkelhalsbrüchen durch Calzium/Vitamin D
2. Reduktion der Inzidenz von Dick-/Mastdarm-Krebs durch Calzium/Vitamin D

Darüber hinaus lassen sich für verschiedenste Untergruppen (z.B. Frauen mit und ohne Vorerkrankungen oder bestimmten Risikofaktoren; Frauen mit natürlicher und operativ induzierter Menopause) Analysen durchführen und die Wirkung der Interventionen in diesen Untergruppen prüfen.

Das Studiendesign ist, weil hier mehrere Interventionen gleichzeitig getestet werden, ein sogenanntes partialisiertes 3 x 2 x 2 faktorielles Design. D.h., es gibt 3 Gruppen zur Testung der Wirkung der Hormongabe (ERT, PERT, Placebo), 2 Gruppen für die Ernährung (fettreduzierte vs normale Ernährung) und 2 Gruppen für Calzium/Vitamin D (Calzium/Vitamin D vs Placebo). Insgesamt nehmen ca. 63.000 Frauen an dieser Studie teil, von denen einige - je nach Zuordnung zu den Gruppen - an einer oder mehreren Interventionen teilnehmen. 48.000 Frauen von diesen nehmen an dem ernährungsbezogenen Teil der Studie teil (19.200 Intervention, 28.800 Kontrollen) und 25.000 an der Hormonsubstitution (14.500 Intervention, 10.500 Kontrollen), 45.000 an der Calzium/Vitamin D Intervention (50% Intervention, 50% Kontrollen). Die Fallzahlen basieren auf einer detaillierten Fallzahlkalkulation, in die Annahmen über Dauer der Interventionen und die erwartbare Reduktion des Risikos eingehen. Für die Hormontherapie und die Ernährung wird im Hinblick auf die Endpunkte der

Studie eine 9jährige Interventionszeit angesetzt, für Calzium/Vitamin D eine 8jährige. Nach Ablauf der Intervention wird ein Mortalitäts-Follow-up für Brustkrebs und Krebs des Endometriums über weitere 5 Jahre durchgeführt. Die Hormon- und die Calzium/Vitamin-D-Studie werden als Doppel-Blind-Versuch durchgeführt.

Die Studie sieht eine mehrjährige Phase vor, in der Personen zur Teilnahme angesprochen werden oder sich freiwillig melden können (recruitment phase) und dann ein mehrfach gestuftes Screening (3 Screening Besuche) durchlaufen, in denen zahlreiche bio-medizinische Parameter erhoben werden. Diese Meßwerte sind u.a. an den Ein- und Ausschlußkriterien der Studie orientiert. Einschlußkriterien sind Alter (50-79 Jahre), abgeschlossene Menopause, Einverständniserklärung und Wohnort am Studienort in den nächsten drei Jahren. Die Liste der Ausschlußkriterien ist lang und umfaßt solche Punkte wie spezifische Vorerkrankungen, Risikostatus, geringe erwartbare Bereitschaft und Fähigkeit, die Intervention über einen längeren Zeitraum durchzuführen (adherence). Es wird erwartet, daß ca. 160.000 Frauen rekrutiert werden müssen, um nach Abarbeitung der Liste der Ausschlußkriterien auf die gewünschte Fallzahl für die klinisch-epidemiologische Studie zu kommen.

Für den Studienverlauf ist ein kontinuierliches halbjähriges Follow-up der Teilnehmerinnen vorgesehen. Diese Daten machen Zwischenbewertungen möglich und helfen, gefährliche Nebenwirkungen der Interventionen aufzudecken. Das Prozedere dazu ist im Studienprotokoll und Operationshandbuch ausführlich beschrieben. Diese Ergebnisse werden kontinuierlich der unabhängigen Kommission zur Patientensicherheit (Data and Safety Monitoring Board) berichtet.

Auf allen Evaluationsstufen werden auch psychosoziale Faktoren gemessen. Das sind Variablen der Lebensqualität, Depression, Symptome, Funktionsstatus und kognitive Funktionen. Sie sind insbesondere wichtig im Hinblick auf die Wirkungen der Hormontherapie auf das subjektive Befinden der Frauen, ein wie schon erwähnt sehr wichtiger Punkt, wenn es um die Frage des bevölkerungsweiten Einsatzes solcher Medikamente geht. Ihre Messung erfolgt mittels etablierter Skalen und Instrumente der gesundheitsbezogenen Lebensqualität (Health Related Quality of Life, HRQL).

Parallel zur klinisch-epidemiologischen Studie werden die Frauen, die nach dem Screening aufgrund der Ausschlußkriterien nicht an der Studie teilnehmen konnten, in einer Kohorte weitergeführt. Diese Beobachtungsstudie (ohne Intervention) umfaßt ca. 100.000 Frauen. Mit dieser Kohorte kann verfolgt werden, wie sich bei den Frauen Mortalität und Morbidität in Abhängigkeit vom Ausgangsstatus bei den Risikofaktoren entwickeln. Da Blutproben langfristig eingefroren werden, wird es auch möglich sein, zu späteren Zeitpunkten neu aufkommende Hypothesen zu testen. Es ist beabsichtigt, im Verlaufe der Studie solche Projekte mit an die Studie anzuhängen.

Die klinisch-epidemiologische Studie unterscheidet sich von der PEPI-Studie insoweit, als hier nicht Herz-Kreislauf-Risikofaktoren, sondern Morbidität und Mortalität Endpunkte der Studie sind. Bei den gemessenen Endpunkten handelt es sich des weiteren um die quantitativ bedeutsamsten Erkrankungen bzw. Todesursachen bei Frauen. Bemerkenswert ist auch, daß hier multiple Endpunkte gemessen werden, die es möglich machen, Faktoren (Hormone, Ernährung) zu prüfen, die für die eine Erkrankung protektiv wirken, für die andere aber eventuell ein Risiko darstellen. Drittens ist das Besondere der Studie, daß sie mehrere unterschiedliche Interventionen gleichzeitig mißt, die darüber hinaus von außerordentlich hoher Public-Health-Bedeutung sind. Sollte sich zeigen lassen, daß durch die Verbindung von Ernährungsumstellung und Hormontherapie das todesursachenspezifische und Gesamtmortalitätsrisiko erheblich gesenkt werden kann, ist das von weitreichender gesundheitlicher und gesundheitspolitischer Relevanz.

Die Autoren der Studie machen diesen möglichen positiven Gesamteffekt der Studienergebnisse an einer Modellrechnung deutlich. Goldman & Tosteson (1991) hatten eine Netto-Nutzen-Rechnung für die Hormontherapie erstellt, in der der erwartbare Gewinn durch eine Reduktion der Mortalität an ischämischen Herzkrankheiten und Hüftfrakturen der Steigerung der Mortalität durch Brustkrebs und Krebs des Endometriums gegenübergestellt wird. Sie kommen zu dem Ergebnis, daß durch eine 10jährige Hormonsubstitution das absolute Mortalitätsrisiko für die Sterblichkeit an koronaren Herzkrankheiten, Oberschenkelhalsbruch, Brustkrebs und Krebs des Endometriums zusammen von 8 pro 1000 Einwohnerinnen auf 5,78 pro 1000 Einwohnerinnen gesenkt werden kann. Dabei geht sie von einer Verminderung des Erkrankungsrisikos durch die Hormonsubstitution um 40% für koronare Herzerkrankungen und 60% für Oberschenkelhalsbrüche aus; weiterhin setzt sie eine Steigerung des Brustkrebsrisikos um 30% und des Risikos für Krebs des Endometriums um 60% voraus. Vergleichbare Effekte sind für die Senkung der Morbidität zu erwarten.

Bei diesen Berechnungen ist zu berücksichtigen, daß hier epidemiologisch, d.h. auf der Ebene von bevölkerungsbezogenen Risiken argumentiert wird. Eine Steigerung des Risikos für Brustkrebs um 30% hat sowohl für die Behandlung der Krankheit (Kosten) als auch im Hinblick auf das physische und psychische Leiden an der Krankheit weitreichende Konsequenzen. Da Krebs eine mit großer Angst besetzte Krankheit ist und therapeutische Konsequenzen, wie etwa die Entfernung einer Brust, negative Auswirkungen auf das Selbstbild der Frauen haben, darf dieser Aspekt nicht unterbewertet werden. Andererseits wird die Studie in der Lage sein, noch mehr Wissen über Risikofaktoren für Brustkrebs zu liefern, um auf dieser Grundlage weiterführende Empfehlungen zu erarbeiten, welche Risikopersonen nicht mit einer Hormontherapie zu behandeln sind.

Von außerordentlicher wissenschaftlicher und gesundheitspolitischer Bedeutung werden auch die Ergebnisse der ernährungsbezogenen Intervention sein. Der in Abschnitt 4.2 referierte Stand der Diskussion in der Literatur hat gezeigt, wie kontrovers die Frage behandelt wird, ob der Ernährung eine Relevanz bei der Entstehung des Brustkrebs zugeschrieben werden kann. Kelsey (1993) hatten die Ernährung nicht einmal in die Liste der wahrscheinlichen Risiken mit aufgenommen. Das Studienprotokoll der klinisch-epidemiologischen Studie der WHI beruft sich demgegenüber v.a. auf die von Prentice et al. (1990) durchgeführten ökologischen Analysen im Rahmen von internationalen Vergleichen und der Metanalyse von Howe et al. (1990), in denen ein Effekt der Ernährung gezeigt wurde. Da als Ergebnis der Ernährungsintervention auch Effekte bei der Inzidenz von ischämischen Herzkrankheiten gemessen werden, ist die Studie in der Lage, genaue Daten dazu zu liefern, wie sich die Fettreduktion in der Ernährung (intendiert 20% Fettanteil an der Gesamtkalorienaufnahme), auf die Herz-Kreislauf-Risikofaktoren (Gesamt-, HDL- und LDL-Cholesterin, Blutdruck; Gewicht) und über diese vermittelt auf die Inzidenz von ischämischen Herzkrankheiten auswirkt. Dabei können insbesondere die frauenspezifischen Wirkungsmechanismen, die eventuell durch endogene Hormone beeinflußt werden, herausgearbeitet werden. Dies gilt natürlich auch im Hinblick auf die Hormontherapie und Herz-Kreislauf-Risiken. Die Ergebnisse der Ernährungsintervention versprechen für nationale Programme und Empfehlungen grundlegende Erkenntnisse. Dabei ist jedoch zu berücksichtigen, daß die Reduktion der Fettaufnahme auf 20% der Gesamtkalorien eine sehr starke Veränderung der Ernährung impliziert. Ob diese erforderlichen Ernährungsumstellungen dann später in der Allgemeinbevölkerung in vollem Umfang realisierbar sind, bleibt fraglich.

Der Blick auf die Kalkulation der Fallzahlen und Dauer der Studie bezogen auf die einzelnen Interventionen und Endpunkte zeigt, daß Länge und Umfang der Studie durch den Endpunkt Brustkrebs bestimmt sind.

Für die ischämischen Herzkrankheiten und Dick-/Mastdarm-Krebs ist die Power im 9-Jahreszeitraum hinreichend groß, nämlich über 90%. Beim Brustkrebs wird diese Power für die Hormontherapie erst nach einem 14jährigen Follow-up geleistet, allerdings nur unter der Annahme, daß das Risiko um 30% erhöht ist. Für die Ernährungseffekte werden Annahmen für den Brustkrebs gemacht, die die gleiche Größenordnung wie für die ischämischen Herzkrankheiten haben. Die Power ist dementsprechend hoch. Die Schätzung des Interventionseffekts für den Brustkrebs beruht auf den internationalen Korrelationsanalysen (s.o.). Die Annahmen zu den Ernährungseffekten für ischämische Herzkrankheiten beruhen demgegenüber auf den Ergebnissen der (prospektiven) LRC-Studie (Lipid Research Clinics Coronary Primary Prevention Trial 1984) und einer Pilotstudie (Henderson et al. 1990), in denen Ergebnisse über Zusammenhänge zwischen Reduktion des Fettverzehrs und Reduktion des Gesamtcholesterins und der CHD-Mortalität gewonnen wurden.

Die Fallzahl- und Power-Kalkulation der Studie machen deutlich, daß der Brustkrebsanteil der Studie wesentlich Dauer und Kosten bestimmt. Andererseits ist dies der Teil der Studie, über den die wissenschaftliche Erkenntnis noch am geringsten ist. So sind z.B. die Annahmen über die erwartbaren Interventionseffekte hier am unsichersten. Dieser Tatbestand hat dazu geführt, daß die Studie in einem Gutachten des Instituts of Medicine im Jahre 1993 kritisiert wurde und die Empfehlung ausgesprochen wurde, die Prüfung der Ernährungshypothese für den Brustkrebs als sekundäre Hypothese zu prüfen und eine Kürzung der Studiendauer ins Auge zu fassen (National Institutes of Health 1993). Die WHI hat dazu ein Gegenstatement verfaßt (ebd.), in dem begründet wird, daß gerade der ernährungsbezogene Teil der Studie von außerordentlicher wissenschaftlicher Bedeutung sei, weil hier der geringste Wissensstand vorliege. Berücksichtigt man darüber hinaus, daß in der Laufzeit der Studie von 10 Jahren eine Reihe weiterführender Fragestellungen zu Krebs und Ernährung aufkommen werden, die ebenfalls mit den Daten der Studie beantwortet werden können, wäre der langfristige wissenschaftliche Nutzen der Studie tatsächlich sehr eingeschränkt.

Ein weiterer problematischer Punkt der Studie liegt darin begründet, daß ein vor Ablauf der Studie erkennbares negatives oder positives Ergebnis für einen Arm der Studie Auswirkungen auf die Fortführung des anderen haben kann. Würde sich z.B. vor Ablauf der Studie herausstellen, daß die Östrogenvergabe mit einem signifikant erhöhten Risiko für Brustkrebs verbunden ist, müßte dieser Teil der Studie vorzeitig abgebrochen werden. Ein anderes Beispiel wäre, daß die Hormonvergabe nach kurzer Zeit zu dem Ergebnis käme, daß die Mortalität an Herz-Kreislauf-Krankheiten deutlich gesenkt werden kann. Es wird dann zu einer ethischen Frage, ob den Frauen in der Kontrollgruppe, die keine Östrogene erhalten, diese Medikation vorenthalten werden darf, kommen. Dies betrifft insbesondere Frauen mit einem erhöhten Risikostatus. Die Befassung mit solchen Fragestellungen ist Aufgabe des oben bereits erwähnten Data Monitoring and Safety Boards, das in diesen Fällen gemeinsam mit dem Förderer und den Projektleitern Entscheidungen zu treffen hat.

Es ist abschließend noch einmal festzuhalten, daß die WHI ihre wissenschaftliche und damit langfristige Public Health Bedeutung ganz besonders darin hat, daß hier wesentliche Krankheiten von Frauen als Endpunkte gewählt werden und relevante Interventionen, wie Ernährung und Hormontherapie, getestet werden, die für die weibliche Bevölkerung im alltäglichen Leben einen wichtigen Stellenwert haben und für den Erhalt ihrer Gesundheit im Alter grundlegend sind.

4.4.5 Women's Health Initiative (WHI): Die Gemeindestudie

Der dritte Bestandteil der WHI neben der klinisch-epidemiologischen und der Beobachtungsstudie ist eine geplante Gemeindeinterventionsstudie nur für Frauen (Women's Health Initiative Community Prevention Study 1993). Diese Studie befindet sich noch in der Planungsphase und bis zum Beginn des Jahres 1994 gab es keine endgültige Ausschreibung. Das Konzept sieht vor, Interventionsstrategien für Frauen zu entwickeln, zu implementieren und zu evaluieren. Zielgruppe sind Frauen aus verschiedenen ethnischen Gruppen, medizinisch unterversorgte und sozioökonomisch benachteiligte Frauen. Die Frauen sollen außerdem Hochrisikogruppen für chronische Erkrankungen sein. Ziel ist es, auf der Basis des gesicherten Wissens über die Bedeutung der vornehmlich verhaltensbedingten Risiken für das Krankheitsgeschehen: Ernährung, Rauchen, Bewegungsmangel, Übergewicht, Abbau der Knochendichte, Präventionsstrategien zu entwickeln, die spezifisch Frauen und dabei insbesondere sozial benachteiligte Frauen und Frauen ethnischer Minderheiten ansprechen und erreichen.

Ausgangspunkt ist, daß die Präventionsangebote, die in den letzten Jahrzehnten in den USA entwickelt worden waren, vornehmlich Personen aus sozial besser gestellten Sozialgruppen und die weiße Bevölkerung erreicht haben. Dies hat dazu geführt, daß die Diskrepanz in der gesundheitlichen Lage und Versorgung zwischen Arm und Reich und der weißen Bevölkerung und ethnischen Minderheiten nicht ausgeglichen werden konnte. Arme ältere Frauen aus ethnischen Minderheiten sind besonders hart betroffen.

Die Intervention soll im Rahmen eines Gemeindeinterventionsansatzes erfolgen. Das bedeutet, daß auf lokaler Ebene in einer Region Kooperationsstrukturen aufgebaut werden sollen, über die Präventionsprogramme zielgruppenspezifisch in die weibliche Bevölkerung hineingetragen werden. Die bisherigen Programme dieser Art, die sich auf Risikofaktoren für Herz-Kreislauf-Krankheiten bezogen (s.a. Abschnitt 4.4.1), hatten ihre Programme nicht geschlechtsspezifisch ausgerichtet. Mit dem vorliegenden Forschungsplan soll dieses Defizit ausgeglichen werden.

Die Gemeinde-Interventionsstudie der WHI ist auf verhaltensbedingten Risikofaktoren aufgebaut. Mindestens zwei Risikofaktoren und ein Interventionsbereich sollen pro Projekt bearbeitet werden. Die Interventionsbereiche sind: Ernährung, Förderung des Nicht-Rauchens, Bewegung, Gewichtskontrolle, Mundhygiene und Zahngesundheit, Krankheitsfrüherkennung (Brustkrebsscreening). Es soll besonders Gewicht darauf gelegt werden, die für die Risikofaktoren geeigneten Interventionsstrategien zu entwickeln, die in der Lage sind, die Frauen zu erreichen und Verhaltensänderungen bei ihnen zu bewirken.

Die Studie soll in zwei Phasen aufgebaut werden.

Phase 1 - Entwicklung, hat die Aufgabe, Kooperationen auf lokaler Ebene zwischen Forschung und wichtigen Organisationen und Personen für Prävention in den Regionen aufzubauen. Der gesundheitsbezogene Bedarf in den Regionen soll beschrieben und Interventionsstrategien geplant werden. Kulturelle und frauenspezifische Gesichtspunkte sollen dabei im Vordergrund stehen. Ein Plan, wie die Studie in die Gemeindestrukturen eingebunden werden soll, ist aufzustellen.

Phase 2 - Umsetzung und Evaluation. Hier sollen die geplanten Strategien umgesetzt und evaluiert werden. Sie sollen sich auf die genannten Risiken und Interventionsbereiche beziehen, ihre Kosteneffektivität unter Beweis stellen und so angelegt sein, daß sie auf andere Regionen übertragbar sind.

Die Wirksamkeit des Programms für die Reduktion der Risikofaktoren wird begleitend evaluiert werden. Allerdings ist im Konzeptpapier die Art der Evaluation noch sehr vage gehalten. Eine epidemiologische Evaluation unter Einschluß der Messung der Morbidität und Mortalität ist nicht vorgesehen und für die bio-medizinische Messung der Veränderung von Risikofaktoren (z.B. Blutdruck, Knochendichte, Cholesterin) sind die Fördermittel vermutlich nicht ausreichend. Es ist anzunehmen, daß das Evaluationskonzept unter Verwendung preiswerter Methoden (Telefoninterviews, Zählen und Dokumentation der Interventionsmaßnahmen und Teilnehmer) aufgebaut werden wird. Akzeptanzforschung und subjektive Angaben zur Verhaltensänderung werden im Vordergrund stehen. Eine Evaluation der organisatorischen Einbindung der Studie in die Gemeindestrukturen ist als Erfolgsindikator und zur Gewinnung von Basiswissen zur Übertragbarkeit der Programme vorgesehen. Geplant ist eine Gesamtstudiendauer von 5 Jahren.

4.5 Zusammenfassende Bewertung und Fragestellungen für die weitere Arbeit

Für die für Frauen wichtigsten Erkrankungen, den Brustkrebs und die Herz-Kreislauf-Krankheiten wurde der Stand der Forschung zu Risiken und protektiven Faktoren dargestellt.

Dabei wurde insbesondere die Rolle der weiblichen Hormone als Schutzfaktoren gegen Herz-Kreislauf-Krankheiten und als möglicher Risikofaktor für Brustkrebs dargestellt. Es konnte gezeigt werden, daß das Risiko für Herz-Kreislauf-Krankheiten durch die Vergabe von Hormonen ab der Menopause gesenkt werden kann. Neuere Studien untersuchen, ob dadurch das Risiko für Brustkrebs eventuell steigt. Für die medizinische Versorgung der Frauen ab der Menopause wird deshalb empfohlen, für den Langzeitgebrauch nur Frauen mit einem erhöhten Risikostatus für Herz-Kreislauf-Krankheiten Hormone zu verschreiben. Eine lebenslange Substitution bis ins hohe Alter hinein scheint unter dem gegebenen Forschungsstand nicht empfehlenswert. An Frauen mit Risikofaktoren für Brustkrebs (insbesondere familiäre oder eigene Vorerkrankung an Brustkrebs) sollten keine Östrogene zur Hormonsubstitution verschriebem werden.

Umstritten sind ernährungsabhängige Risiken bzw. protektive Faktoren. Während einige Autoren eine fettreduzierte und ballaststoffreiche Ernährung als mögliche protektive Faktoren gegen Brustkrebs sehen, wird dies von anderen Autoren bestritten. Fakt ist, daß der Stand der Forschung hierzu recht gering ist. Deshalb werden aus der klinisch-epidemiologischen Studie der Women's Health Initiative mittelfristig wichtige Forschungsergebnisse zu dieser Frage erwartet.

Am Beispiel der Tamoxifenstudie konnte gezeigt werden, daß der Einsatz von Medikamenten zur Primärprävention von Krebs (Chemoprävention) als äußerst kritisch einzuschätzen ist. Risiken und Nebenwirkungen rechtfertigen einen breiten Einsatz der Medikamente in der nicht erkrankten Allgemeinbevölkerung in der Regel nicht.

Für die Darstellung von Daten aus eigenen Studien in den anschließenden Kapiteln stehen leider keine Forschungsergebnisse zur Verfügung, die aus prospektiven oder randomisierten Interventionsstudien gewonnen wären. Es kann lediglich auf Querschnittsdaten aus der Deutschen Herz-Kreislauf-Präventionsstudie zurückgegriffen werden. Diese Daten liegen für drei Erhebungszeiträume (1984-86, 1987-88, 1990-91) als repräsentative Stichproben für die Bundesrepublik Deutschland vor. Auf ihrer Basis lassen sich Trends für die zuvor dargestellten Risikofaktoren für die Frauen in der Bundesrepublik Deutschland darstellen. Insbesondere werden die klassischen Herz-Kreislauf-Risikofaktoren dargestellt. Dabei soll auch Gewicht auf die Trends in verschiedenen sozialen Gruppen gelegt werden.

Die Untersuchung der Risikofaktoren für die Frauen ist von gesundheitspolitischer Bedeutung, weil sich hieraus Prognosen für die gesundheitliche Entwicklung bei den Frauen ableiten lassen. Dabei wird sich zeigen, daß verschiedene soziale Gruppen unterschiedlich betroffen sind.

In Anlehnung an ein analytisches Design sollen Risikofaktoren für Brustkrebs bzw. Herzinfarkt in Bezug zu selbstberichteter Erkrankung an einer dieser beiden Krankheiten regressionsanalytisch untersucht werden. Auch hierbei können nur die bereits erwähnten Querschnittsdaten verwendet werden. Trotz dieser methodischen Einschränkungen schien der Versuch sinnvoll, die in der Literatur dokumentierten Zusammenhänge auch an diesem Datenmaterial zu bestätigen.

5. Risikofaktoren und Entwicklungstrends der Risiken in der alten Bundesrepublik Deutschland (BRD)

5.1 Daten und Methoden

In der Bundesrepublik Deutschland wurden erstmals in den 80er Jahren repräsentative nationale Gesundheitssurveys durchgeführt. Diese Surveys waren Bestandteil der epidemiologischen Ergebnisevaluation der Deutschen Herz-Kreislauf-Präventionsstudie (GCP Study Group 1988). In dieser Studie wurden in verschiedenen städtischen und einer ländlichen Region in der alten Bundesrepublik Deutschland (BRD) Präventionsprogramme zu den Herz-Kreislauf-Risikofaktoren durchgeführt. Ziel war die Senkung der Herz-Kreislauf-Mortalität in diesen Regionen nach Beendigung eines 7jährigen Interventionsprogramms. Die Veränderungen der Risikofaktoren in den Populationen wurde durch Gesundheitssurveys in den Interventionsregionen im Vergleich zu einer repräsentativen Stichprobe aus der gesamten Bevölkerung der Bundesrepublik bewertet.

Diese nationalen Surveydaten bieten eine hervorragende Datenbasis, um Trends bei Gesundheitsindikatoren in der deutschen Bevölkerung zu beschreiben. Tabelle 5.1-1 zeigt die Erhebungszeiträume, Umfang der Nettostichprobe und Responseraten. Der erste Gesundheitssurvey wurde in Juni 1984 begonnen und im April 1986 abgeschlossen. Die Erhebungszeiträume für die folgenden Surveys waren September 1987 bis Oktober 1988 und April 1990 bis Mai 1991. Beim zweiten und dritten Survey lag die Responserate bei 71,4% und bei 69,0%, beim ersten allerdings noch deutlich niedriger (66%). Die Zahl der Probanden umfaßte beim ersten Survey 4.791 Personen (2327 Männer, 2464 Frauen), bei den darauffolgenden 5.335 (2591 Männer, 2744 Frauen) bzw. 5.310 (2579 Männer, 2731 Frauen) Personen aus der alten Bundesrepublik Deutschland.

Tabelle 5.1-1
Nationale Gesundheitssurveys der (alten) Bundesrepublik Deutschland: Zahl der Probanden in der Nettostichprobe, Responseraten und Erhebungszeitraum

	Zahl der Probanden in der Stichprobe (Netto)	Responserate	Erhebungszeitraum
1. Survey	4791	66,0	6/1984 - 4/1986
2. Survey	5335	71,4	9/1987- 10/1988
3. Survey	5310	69,0	4/1990 - 5/1991

Die Stichprobe des nationalen Untersuchungssurveys ist eine mehrfach geschichtete zweistufige Zufallsstichprobe von Personen deutscher Nationalität im Alter von 25-69 Jahren, die in den Einwohnermeldekarteien registriert waren. Pro Bundesland wurden acht Gemeindegrößenklassen gebildet. In jeder Gemeindegrößenklasse wurde proportional zu deren Bevölkerungsanteil mit einem Zufallsverfahren die nötige Zahl von Gemeinden ausgewählt, wobei jede Gemeinde eine ihrer Einwohnerzahl entsprechende Auswahlchance hatte. Innerhalb der großen Gemeinden wurden die Wahlbezirke zufällig gezogen. Für den ersten Survey wurden 200 Samplepoints, für den 2. und 3. Survey jeweils 100 Samplepoints festgelegt. Aus jedem der Samplepoints wurden nach einem Zufallsverfahren 40 bzw. beim zweiten und dritten Survey 80 Adressen gezogen.

Die Messung der medizinischen Risikofaktoren für Herz-Kreislauf-Krankheiten: Blutdruck, Größe, Gewicht, Gesamt- und HDL-Cholesterin, erfolgte in einer medizinischen Untersuchung. Soziale Daten und Angaben zum Gesundheitsverhalten wurden über einen selbst auszufüllenden Fragebogen erhoben. Die medizinischen Untersuchungen wurden durch ein intensiv ausgebildetes Erhebungspersonal durchgeführt. Ein umfangreiches Operationshandbuch legte alle Arbeitsschritte im Detail fest und war Grundlage für alle drei Surveys.

Die Blutdruckmessungen wurden im 1. Survey mit dem ERKA-Meter, im 2. Survey mit dem Random-Zero-Sphygmomanometer gemessen. Die Messungen wurden in sitzender Position nach einer 5minütigen Ruhepause im 2-Minuten-Abstand durchgeführt. Nach der Blutdruckmessung erfolgte eine Blutabnahme. Die Blutproben wurden ins Zentrallabor des Instituts für Sozialmedizin und Epidemiologie im Bundesgesundheitsamt zur Analyse versandt und dort nach einem standardisierten Verfahren (CHOD-PAP-Methode) für die Indikatoren Gesamt- und HDL-Cholesterin analysiert. Die medizinische Untersuchung umfaßte auch die Messung der Körpergröße und des Körpergewichtes nach einem standardisiertem Verfahren.

Teil der medizinischen Untersuchung war auch die Erhebung von Medikamenten, die der Proband in den letzten 7 Tagen eingenommen hatte. Dazu brachten die Probanden ihre Packungen und Packungsbeilagen zur medizinischen Untersuchung mit. Der Arzt erfragte weiterhin Angaben zur Inanspruchnahme von Vorsorgeuntersuchungen und insbesondere bei den Frauen Angaben zu Schwangerschaft, Menstruation, Menopause und operativen Eingriffen an der Gebärmutter und den Ovarien. Die im Fragebogen erhobenen Variablen sind in Tabelle 5.1-2 aufgeführt. Der Fragebogen umfaßte 97 Fragen mit 751 verschiedenen Items. Zu den Erhebungskomplexen gehörten demographische Fragen, Fragen zu Belastungs- und Lebensbedingungen, zu Ausbildung und Beruf, zu Freizeitaktivitäten, Ernährung, Rauchen, Sport, Alltagsproblemen, Gesundheit und Krankheit, Befinden, Medikamenteneinnahme, Inanspruchnahme medizinischer Versorung und Zufriedenheit mit der aktuellen Lebenssituation.

Tabelle 5.1-2
Fragenkomplexe, Zahl der Fragen und Items im 3. Nationalen Gesundheitssurvey (1990-91)

Fragenkomplexe	Fragen (Anzahl)	Items (Anzahl)
Wohnort	4	11
Ausbildung/ Beruf	16	116
Freizeit/ Zeiteinteilung	3	7
Ernährung	8	115
Rauchen	8	30
Sport, körperliche Aktivität	3	52
Alltagsprobleme, persönliche Eigenschaften	2	18
Gesundheit, Krankheiten	15	178
Kontakte mit Ärzten, Gesundheitswesen	16	92
Medikamenteneinnahme	1	22
Zufriedenheit, Lebensstil	6	28
Angaben zur Person	15	82
Summe	97	751

Im folgenden werden zunächst die Trends für die Herz-Kreislauf-Risikofaktoren vom 1. zum 3. Survey dargestellt. Dazu werden für Frauen und Männer getrennt die Prävalenzen bzw. Mittelwerte für die Risikofaktoren gezeigt und die prozentuale Änderung vom 1. zum 3. Survey unter Angabe des 95%-Konfidenzintervalls ausgewiesen.

Für die statistischen Analysen der Trends bei den Risikofaktoren wurde ein Gewichtungsfaktor konstruiert, um die drei Surveys vergleichbar zu machen. Dieser Gewichtungsfaktor (Weight 4) beinhaltete die Altersstandardisierung für eine Beobachtung auf die Alterszusammensetzung der bundesdeutschen Bevölkerung im Jahre 1987 (Daten der Volkszählung). Weiterhin wurden Adjustierungen für Gemeindegrößenklasse und Bundesland durchgeführt, um sicherzustellen, daß die Stichprobe für die gesamte Bundesrepublik repräsentativ ist. Designeffekte wurden kontrolliert, indem mit Hilfe des PC-Carp-Programms Taylorreihen geschätzt wurden.

Für jeden Risikofaktor wird außerdem die Altersverteilung für Männer und Frauen betrachtet. Dazu wurden die Daten des letzten Gesundheitssurveys (1990-91) herangezogen. Um die Auswertungen konsistent zu halten wurden alle Daten mit dem beschriebenen Gewichtungsfaktor (Weight 4) berechnet. Studiendesign, Erhebungs- und Auswertungsmethodik für die Nationalen Gesundheitssurveys sind im Detail im Abschlußbericht der Studie (DHP-Studiengruppe 1994) beschrieben.

Die Daten der Nationalen Gesundheitssurveys der Bundesrepublik Deutschland bieten die beste Grundlage, um zumindest für einen Teil der im Kapitel zuvor beschriebenen Risikofaktoren geschlechtsspezifische Vergleiche vorzunehmen und Trends zu beschreiben. In den folgenden Abschnitten dieses Kapitels werden zunächst die klassischen Herz-Kreislauf-Risikofaktoren dargestellt. Es folgt ein Abschnitt zu oralen Kontrazeptiva und Risikofaktoren. Basierend auf Selbstangaben zu Krankheiten werden in dem dann folgenden Abschnitt Zusammenhänge zwischen den Angaben zu Herz-Kreislauf-Krankheiten, Brustkrebs und den im vorhergehenden Kapitel beschriebenen Risiken für diese Krankheiten dargestellt, soweit sie im Survey erhoben wurden. Dafür werden die Daten aus allen drei nationalen und den regionalen Surveys zusammengefaßt, um die Zahl der erkrankten Fälle zu erhöhen. Ein weiteres Kapitel befaßt sich mit der Darstellung der Herz-Kreislauf-Risikofaktoren nach sozialer Schicht, basierend auf den nationalen Surveydaten 1990-91 und der Gesundheitsberichterstattung Bremen aus dem Jahre 1992. Eine detaillierte Analyse von Trends zum Rauchen bei Frauen schließt alle drei nationalen Surveys ein. Die Analyse psychosozialer Einflußfaktoren des Rauchens bei Frauen wurde auf der Basis der Daten des 1. Surveys (1984-86) vorgenommen.

5.2 Nationale Trends der Herz-Kreislauf-Risikofaktoren

5.2.1 Rauchen

Für das Rauchen liegen Daten zum aktuellen Rauchstatus („Rauche zur Zeit") vor. Es lassen sich auch ehemalige („Habe früher geraucht, rauche jetzt nicht mehr") und Nie-Raucher („Habe noch nie geraucht") beschreiben. Tabelle 5.2.1-1 zeigt, daß die Raucherraten bei den Frauen immer noch deutlich niedriger sind als bei den Männern. Während etwas mehr als ein Viertel aller Frauen rauchen, sind es bei den Männern um die 40%. In dem Zeitraum von 1984 bis 1991 hat der Anteil der Raucherinnen zugenommen, bei den Männern dagegen ist der Anteil der Raucher weniger geworden. Die Veränderungen bei beiden Geschlechtern sind nicht signifikant [1]. Bei den Frauen ist außerdem der Anteil ehemaliger Raucherinnen leicht angestiegen und der Anteil der Nie-Raucherinnen hat abgenommen. Bei den Männern ist der Anteil derjenigen, die das Rauchen wieder aufgegeben haben, vom ersten zum dritten Survey angestiegen und war beim zweiten Survey am niedrigsten.

Betrachtet man den Anteil der Raucherinnen und Raucher nach Altersgruppen im Jahre 1990-91, zeigt sich für beide Geschlechter eine Abnahme der Prävalenz des Rauchens mit dem Alter. Während bei den Männern ein deutlicher Sprung nach unten bei den über 50jährigen zu verzeichnen ist, ist dieser Sprung bei den Frauen schon ab der Altersgruppe der über 45jährigen zu beobachten.

---

[1] Wenn im folgenden von Signifikanz gesprochen wird, ist gemeint, daß das 95%-Konfidenzintervall 0 nicht miteinschließt.

Tabelle 5.2.1-1
Prävalenz des Rauchens: Raucher, ehemalige Raucher und Nie-Raucher (%).
Prozentuale Veränderung 1984-86 zu 1990-91. Nationale Gesundheitssurveys
1984-86, 1987-88, 1990-91

	1. Survey 1984-86	2. Survey 1987-88	3. Survey 1990-91	Prozentuale Veränderung 1984-86 zu 1990-91	95%-Konfidenzintervall
Frauen					
Raucherinnen	26,7	27,4	28,1	+ 5,1	- 6,5/16,8
Ehemalige Raucherinnen	17,8	17,8	18,6	+ 4,5	- 7,7/16,8
Nie-Raucherinnen	55,5	54,8	53,3	- 3,9	- 8,8/0,94
Männer					
Raucher	41,8	43,7	39,2	- 6,1	- 13,6/1,5
Ehemalige Raucher	32,6	30,8	34,2	+ 5,1	- 3,1/13,3
Nie-Raucher	25,7	25,5	26,6	+ 3,4	- 6,2/13,0

Die Unterschiede in den Raucherprävalenzen zwischen Frauen und Männern
sind in den höheren Altersgruppen stärker ausgeprägt als in den jüngeren. In
den Altersgruppen über 45 Jahre rauchen mehr Männer als Frauen. In den jüngeren Altersgruppen sind die Altersunterschiede gering ausgeprägt. Hier rauchen inzwischen auch sehr viele Frauen, d.h. die Prävalenzen haben sich denen
der Männer stark angenähert. Die geschlechtsspezifisch unterschiedlichen
Trends beim Rauchen sollen in Kapitel 7 genauer im Hinblick auf mögliche Ursachen untersucht werden. Tabellen und Abbildungen zu Unterschieden beim
Rauchen nach Alter sind dort im einzelnen dargestellt und werden dort diskutiert.

5.2.2 Blutdruck

Daten zum Blutdruck werden nach WHO-Kriterien dargestellt als:

• Mittelwerte beim systolischen und diastolischen Blutdruck.

• Prävalenz der unkontrollierten Hypertonie (systolischer Blutdruck >= 160
mmHg oder diastolischer Blutdruck >= 95 mmHg.

• Prävalenz der gesamten oder wahren Hypertonie, die sich zusammensetzt
aus der unkontrollierten Hypertonie plus der medikamentös kontrollierten
Hypertonie (kontrollierte Hypertonie: systolischer Blutdruck < 160 mmHg

und diastolischer Blutdruck < 95 mmHg und Medikamente gegen Bluthoch-druck [2]).

- In der Gruppe der unkontrollierten plus kontrollierten Hypertoniker: Anteil der medikamentös behandelten Hypertoniker (Behandlungsgrad), der medi-kamentös kontrollierten Hypertoniker und der Anteil der Hypertoniker, die von ihrer Hypertonie wissen [3].

Bezogen auf die Mittelwerte des systolischen und diastolischen Blutdrucks zeigt sich (Tabelle 5.2.2-1 und 5.2.2-2), daß Männer bei beiden höhere Werte haben als Frauen. Signifikante Veränderungen im Zeitverlauf sind lediglich bei den Frauen zu beobachten. Bei ihnen hat der systolische Blutdruck um 1,8% zugenommen.

Der Vergleich von Frauen und Männern nach Altersgruppen (Survey 1990-91) ergibt, daß Frauen in den jüngeren und mittleren Altersgruppen niedrigere Werte beim systolischen und diastolischen Blutdruck haben als Männer, im Alter gleichen sich die Mittelwerte an. In den höchsten Altersgruppen haben die Frauen höhere Werte als die Männer.

Die höheren Mittelwerte bei den Männern schlagen sich auch in der Prävalenz der Hypertonie nieder. Sowohl die unkontrollierte, als auch die gesamte (unkontrollierte plus kontrollierte) Hypertonie liegt bei den Männern deutlich höher als bei den Frauen. Während bei den Männern im Beobachtungszeitraum eine nicht signifikante Abnahme der Prävalenz der Hypertonie zu verzeichnen ist, zeigt sich bei den Frauen eine starke, wenn auch nicht signifikante Zunahme der beiden Prävalenzen. Diese gegensinnigen Trends führen bis zum Jahre 1990-91 zu einer stärkeren Annäherung der Prävalenzen bei beiden Geschlech-tern. Nach Altersgruppen betrachtet (Survey 1990-91) zeigt sich, daß die Präva-lenzen bei den Männern in allen Altersgruppen über denen der Frauen liegen, mit Ausnahme auch hier wieder in der höchsten Altersgruppe (65-69 Jahre), in der die Prävalenz bei den Frauen über der der Männer liegt.

Als Indikator für die Behandlung und Betreuung von Hypertonikern im medi-zinischen System kann der Behandlungs- und Bekanntheitsgrad der Hypertonie gelten. Geht man nach den WHO-Kriterien davon aus, daß Blutdruckwerte ab 160 mmHg für den systolischen und ab 95 mmHg für den diastolischen Blut-druck behandlungsbedürftig sind, dann zeigt sich, daß in 1990-91 54,4% der Frauen, aber nur 42,3% der Männer mit Bluthochdruck medikamentös behan-delt wurden. Die Behandlung führte aber nur bei der Hälfte der behandelten Hypertoniker zu einer Kontrolle der Hypertonie, also dazu, daß ihre Blutdruck-

---

[2]Medikamente gegen den Bluthochdruck wurden im Fragebogen als Selbstangaben zum Medikamentengebrauch (tägliche oder mehrmals wöchentliche Einnahme blut-drucksenkender Mittel) erhoben.

[3]Die Bekanntheit der eigenen Hypertonie wurde operationalisiert als Frage im Frage-bogen: "Haben oder hatten Sie jemals eine dieser Krankheiten?". Antwort: "Habe jetzt!".

werte unter diese genannten Grenzwerte sinken. Bei lediglich 26,4% der Frauen und 23,3% der Männer ist die Hypertonie medikamentös kontrolliert.

Bei den Frauen war die medikamentöse Versorgung der Hypertonie schon Mitte der 80er Jahre (1984-86) sehr hoch (56,9%) und hat sich bis 1990-91 nicht wesentlich geändert. Bei den Männern war dagegen der Behandlungsgrad 1984-86 sehr gering (33,7%) und hat erst im Laufe der 80er Jahre signifikant zugenommen. Der Anteil der daraufhin kontrollierten männlichen Hypertoniker ist im gleichen Zeitraum von 17,6% auf 23,3% signifikant angestiegen. Bei den Frauen haben wir demgegenüber eine - allerdings nicht signifikante - Abnahme des Grades der medikamentösen Kontrolle.

Tabelle 5.2.2-1
Blutdruck: Mittelwerte (mmHG), Prävalenzen (%), Behandlungs- und Bekanntheitsgrad und medikamentöse Kontrolle der Hypertonie (%), Frauen. Prozentuale Veränderung 1984-86 zu 1990-91. Nationale Gesundheitssurveys 1984-86, 1987-88, 1990-91

	1. Survey 1984-86	2. Survey 1987-88	3. Survey 1990-91	Prozentuale Veränderung 1984-86 zu 1990-91	95%-Konfidenzintervall
Mittelwerte (mmHg)					
- systolischer Blutdruck	128,8	131,3	131,1	+ 1,8	+ 0,6/3,0
- diastolischer Blutdruck	79,8	79,8	80,3	+ 0,7	- 0,4/1,8
Prävalenzen (%)					
- unkontrollierte Hypertonie [1]	14,3	15,2	16,2	+ 13,3	- 4,2/30,8
- un- plus kontrollierte Hypertonie [2]	20,2	21,9	22,0	+ 8,7	- 4,5/21,8
In der Gruppe der un- plus kontrollierten Hypertonie					
- Anteil der medikamentös behandelten Hypertoniker	56,9	53,2	54,4	- 4,5	- 15,3/6,2
- medikamentöse Kontrolle der Hypertonie	29,3	30,5	26,4	- 9,8	- 31,3/11,6
- Bekanntheit der eigenen Hypertonie	56,9	53,7	52,0	- 7,1	-18,6/4,3

[1] systolischer Blutdruck >= 160 mmHg oder diastolischer Blutdruck >= 95 mmHg.
[2] (systolischer Blutdruck >= 160 mmHg oder diastolischer Blutdruck >= 95 mmHg) plus (systolischer Blutdruck < 160 mmHg und diastolischer Blutdruck < 95 mmHg aber medikamentöse Behandlung der Hypertonie).

Tabelle 5.2.2-2

Blutdruck: Mittelwerte (mmHG), Prävalenzen (%), Behandlungs- und Bekanntheitsgrad und medikamentöse Kontrolle der Hypertonie (%), Männer. Prozentuale Veränderung 1984-86 zu 1990-91. Nationale Gesundheitssurveys 1984-86, 1987-88, 1990-91

	1. Survey 1984-86	2. Survey 1987-88	3. Survey 1990-91	Prozentuale Veränderung 1984-86 zu 1990-91	95%-Konfidenz-intervall
Mittelwerte (mmHg)					
- systolischer Blutdruck	134,7	135,6	135,3	+ 0,5	- 0,5/1,4
- diastolischer Blutdruck	84,0	83,1	83,4	- 0,7	- 1,8/0,3
Prävalenzen (%)					
- unkontrollierte Hypertonie [1]	21,0	19,9	19,3	- 7,8	- 19,8/4,3
- un- plus kontrollierte Hypertonie [2]	25,4	25,1	25,1	- 1,2	- 13,0/10,5
In der Gruppe der un- plus kontrollierten Hypertonie					
- Anteil der medikamentös behandelten Hypertoniker	33,7	39,6	42,3	+ 25,6	+ 4,9/46,4
- Medikamentöse Kontrolle der Hypertonie	17,6	20,6	23,3	+ 32,0	- 3,2/67,1
- Bekanntheit der eigenen Hypertonie	38,0	38,3	40,5	+ 6,6	- 9,7/22,9

[1] systolischer Blutdruck >= 160 mmHg oder diastolischer Blutdruck >= 95 mmHg.
[2] (systolischer Blutdruck >= 160 mmHg oder diastolischer Blutdruck >= 95 mmHg) plus (systolischer Blutdruck < 160 mmHg und diastolischer Blutdruck < 95 mmHg aber medikamentöse Behandlung der Hypertonie).

Begleitet wird dieser Trend bei den Frauen von einer Abnahme des Bekanntheitsgrades der Hypertonie. Bei den Männern nahm dagegen dieser Anteil geringfügig zu, lag jedoch zu allen Zeitpunkten deutlich unter dem der Frauen (beide Trends nicht signifikant).

Der höhere Behandlungs- und Bekanntheitsgrad bei Frauen zieht sich als Trend durch alle Altersgruppen hindurch (Survey 1990-91). Trotz dieses höheren Behandlungs- und Bekanntheitsgrades der Hypertonie bei Frauen ist der Anteil medikamentös kontrollierter Hypertonikerinnen bei ihnen in den verschiedenen Altersgruppen nicht systematisch höher als bei den Männern.

Zusammenfassend ist festzuhalten, daß Bluthochdruck in der Altersgruppe der 25-69jährigen Allgemeinbevölkerung für Männer ein stärkeres Gesundheitsproblem darstellt als für Frauen. Dem steht jedoch eine höhere medikamentöse Behandlung und ein höherer Bekanntheitsgrad der Hypertonie bei den Frauen gegenüber.

Eine Ursache für diese Unterschiede könnte sein, daß die medizinsche Versorgung für Frauen dichter ist als für Männer. Zu allen drei Erhebungszeitpunkten waren jeweils ca. 75% der Frauen (1990-91: 77,5%), aber nur 60% der Männer (1990-91: 64,2%) in dem der Befragung vorausgegangenen Vierteljahr beim Arzt gewesen. Bei ca. 80% der Frauen (1990-91: 83,1%), aber weniger als 70% der Männer (1990-91: 69,9%) hatte der Arzt oder dessen Personal in dem der Befragung vorausgehenden Monat den Blutdruck gemessen. Es muß vermutet werden, daß diese bessere medizinische Versorgung dazu führt, daß eine Hypertonie bei ihnen eher entdeckt wird als bei Männern und der Arzt dementsprechend zu einer medikamentösen Behandlung greift. Die dichtere medizinische Versorgung der Frauen führt offensichtlich auch zu einem höheren Wissen über die eigene Erkrankung, d.h. zu einer Erhöhung des Bekanntheitsgrades der eigenen Hypertonie.

Im Verhältnis zu diesen geschlechtsspezifischen Unterschieden der Behandlungsdichte ist es erstaunlich, daß der Anteil der Frauen, deren Blutdruck durch die medikamentöse Behandlung kontrolliert ist, im Vergleich zu den Männern eher gering ausfällt. 49% der medikamentös behandelten Frauen, aber 55% der medikamentös behandelten Männer haben einen kontrollierten Blutdruck. Ein Grund dafür könnte die schlechtere Compliance der Frauen sein, die Medikamente verschrieben bekommen haben. Gegen diese Hypothese spricht jedoch, daß Männer und Frauen sich nicht im Hinblick darauf unterscheiden, ob sie die Medikamente täglich oder nur gelegentlich einnehmen. Das gemeinhin dokumentierte höhere Gesundheitsbewußtsein von Frauen (z.B. Maschewsky-Schneider 1988) spricht ebenfalls gegen eine schlechtere Compliance.

Es könnte auch sein, daß weniger Männer als Frauen wissen, ob sie Medikamente gegen Bluthochdruck bekommen und deshalb der auf Selbstangaben der Probanden beruhende Behandlungsgrad systematisch bei den Männern unterschätzt wird. Eine genauere Analyse der Daten der Bremer Gesundheitssurveys aus den Jahren 1984 und 1988 (Meyer 1994) konnte diese Vermutung nicht bestätigen. Es wurde verglichen, wieviele Probanden, die angaben, blutdrucksenkende Medikamente zu bekommen, auch tatsächlich solche erhielten. Dazu brachten die Probanden die Packungen der Medikamente mit, die sie in den letzten 7 Tagen eingenommen hatten. Es stellte sich heraus, daß sowohl Männer als auch Frauen den wirklichen Medikamentengebrauch unterschätzten, die Frauen jedoch stärker als die Männer. 1988 waren es 1,4% der Männer aber 2,9% der Frauen der gesamten Stichprobe, die Medikamente gegen Bluthochdruck erhielten, dies aber nicht wußten (1984: 2,6% Männer; 4,2% Frauen).

Frauen unterschätzen also eher als Männer, daß sie blutdrucksenkende Medikamente erhalten.

Bleibt als Erklärungsansatz die schlechtere medikamentöse Einstellung der Frauen durch den Arzt. Meyer (ebd.) konnte anhand der Bremer Surveydaten zeigen, daß Unterschiede in der Art der medikamentösen Verordnungen für Männer und Frauen bestehen. Frauen bekamen häufiger als Männer Konbinationspräparate verschrieben (49,1% versus 34,8%) und sie wurden häufiger mit Diuretika und Reserpin-Alkaloiden behandelt als Männer. Letztere bekamen häufiger Calzium-Antagonisten und reine Betablocker verschrieben. Einen Zusammenhang zwischen Art des Medikamentes und wirksamer und nicht wirksamer Therapie konnte allerdings aufgrund dieser Querschnittsdaten nicht gezeigt werden, so daß auch hier keine ausreichende Erklärung für die geschlechtsspezifischen Unterschiede im Grad der Kontrolle gefunden werden konnte.

5.2.3 Körpergewicht (Body-Mass-Index)

Für das Gewicht wurde aus den Angaben zur Körpergröße und dem gewogenen Körpergewicht der Body-Mass-Index (BMI = kg/m^2) berechnet. Indikatoren für das Gewicht sind der Mittelwert des BMI, Übergewicht (BMI >= 25) und starkes Übergewicht (BMI >= 30).

Das mittlere Körpergewicht lag bei den Männern über dem der Frauen. Für beide Geschlechter hat sich im Beobachtungszeitraum eine signifikante Steigerung des mittleren Körpergewichts ergeben, die für die Frauen etwas höher ausfällt, als für die Männer. Für beide Geschlechter ist auch eine - allerdings nicht signifikante - Zunahme der Prävalenz des Übergewichts und des starken Übergewichts zu verzeichnen. Starkes Übergewicht kommt bei Frauen häufiger vor als bei Männern. Die höhere Prävalenz des Übergewichts (BMI >= 25) kommt durch das durchschnittlich höhere Gewicht der Männer zustande. Für Männer und Frauen werden deshalb gelegentlich auch die Grenzwerte für Übergewicht unterschiedlich gesetzt (Männer: BMI >= 24; Frauen >= 25), was zu einer Angleichung der Prävalenzen des Übergewichts führt.

Nach Altersgruppen betrachtet zeigt sich, daß Frauen bis zum Alter von 50 Jahren ein durchschnittlich niedrigeres Körpergewicht haben als Männer. Bei den über 50jährigen dreht sich das Verhältnis um. Ähnlich verhält es sich mit dem starken Übergewicht: ab dem mittleren Lebensalter liegt die Prävalenz bei den Frauen über der der Männer, während sie in den jüngern Lebensjahren darunter liegt. Die Prävalenz des Übergewicht (BMI >= 25) liegt bei den Männern in allen Altersgruppen über der der Frauen, allerdings nimmt die Differenz mit dem Alter absolut ab. Für beide Geschlechter gilt, daß das Gewicht (Mittelwerte und Prävalenzen) mit dem Alter zunimmt. Ein Drittel aller Frauen und ein Viertel aller Männer über 55 Jahren leiden unter starkem Übergewicht.

Tabelle 5.2.3-1
Körpergewicht: Mittelwert (BMI) und Prävalenzen (%). Prozentuale Veränderung 1984-86 zu 1990-91. Nationale Gesundheitssurveys 1984-86, 1987-88, 1990-91

	1. Survey 1984-86	2. Survey 1987-88	3. Survey 1990-91	Prozentuale Veränderung 1984-86 zu 1990-91	95%- Konfidenz- intervall
Frauen					
Mittelwert BMI (kg/qm)	25,8	25,9	26,2	+ 1,5	+ 0,1/3,0
Prävalenzen					
BMI >= 25	49,7	49,0	52,0	+ 4,7	- 2,6/12,9
BMI >= 30	17,0	17,3	19,6	+15,5	- 2,3/33,2
Männer					
Mittelwert BMI (kg/qm)	26,5	26,5	26,8	+ 1,1	+ 0,1/2,0
Prävalenzen					
BMI >= 25	66,0	64,4	67,2	+ 1,9	- 3,2/6,9
BMI >= 30	15,5	14,7	17,5	+ 12,8	- 2,6/28,2

5.2.4 Cholesterin

Für die Nationalen Surveys liegen Daten zum Gesamtcholesterin und zum HDL-Cholesterin vor. Diese Daten werden hier wie folgt dargestellt:

• Mittelwerte für das Gesamt- und HDL-Cholesterin.

• Prävalenzen bei unkontrollierter Hypercholesterinämie (Gesamtcholesterin >= 250 mg/dl und Gesamtcholesterin >= 300 mg/dl).

• Prävalenz der gesamten oder wahren Hypercholesterinämie, d.h. unkontrollierte (Gesamtcholesterin >= 250 mg/dl) plus kontrollierte Hypercholesterinämie (Gesamtcholesterin < 250 mg/dl, aber Medikamente[4] gegen einen zu hohen Cholesterinspiegel).

• In der Gruppe der unkontrollierten plus kontrollierten Hypercholesterinämie: Anteil der medikamentös Behandelten und Bekanntheitsgrad[5] der

---

[4] Medikamente gegen einen zu hohen Blutfettspiegel wurden im Fragebogen als Angaben zum Medikamentengebrauch (tägliche oder mehrmals wöchentliche Einnahme blutfettsenkender Mittel) erhoben.
[5] Die Bekanntheit des eigenen zu hohen Blutfettspiegels wurde operationalisiert als Frage im Fragebogen "Haben oder hatten Sie jemals eine dieser Krankheiten: erhöhtes Cholesterin, erhöhte Blutfette?" Antwort: "Habe jetzt!".

eigenen Hypercholesterinämie. Die medikamentös kontrollierte Hypercholesterinämie wird wegen des geringen prozentualen Anteils (unter 2%) nicht getrennt ausgewiesen.

Die Daten (Tabelle 5.2.4-1 und 5.2.4-2) zeigen für die Mittelwerte des Gesamtcholesterins und die Prävalenzen der Hypercholesterinämie eine Zunahme. Dieser Trend ist für beide Geschlechter zu beobachten, ist allerdings nur bei den Männern signifikant. Nur für die hohen Werte (>= 300 mg/dl) ist diese Zunahme bei den Männern nicht signifikant, bei den Frauen ist hier eine - nicht signifikante - Abnahme zu verzeichnen. Erstaunlich ist die Zunahme des protektiven HDL-Cholesterins, die bei beiden Geschlechtern signifikant ist.

Wichtig ist festzuhalten, daß alle Cholesterinindikatoren (Mittelwerte, Prävalenzen) bei den Frauen höher sind als bei den Männern. Bemerkenswert sind insbesondere die deutlich höheren Werte der Frauen beim protektiven HDL-Cholesterin. Die Bedeutung des HDLs für die Verhütung von koronaren Herzkrankheiten wurde in dem vorhergehenden Kapitel dargestellt.

Tabelle 5.2.4-1
Gesamt- und HDL-Cholesterin: Mittelwerte (mg/dl), Prävalenzen, Bekanntheits- und Behandlungsgrad (%), Frauen. Prozentuale Veränderung 1984-86 zu 1990-91. Nationale Gesundheitssurveys 1984-86, 1987-88, 1990-91

	1. Survey 1984-86	2. Survey 1987-88	3. Survey 1990-91	Prozentuale Veränderung 1984-86 zu 1990-91	95%-Konfidenz-intervall
Mittelwerte (mg/dl)					
- Gesamtcholesterin	235,0	236,6	238,0	+1,3	-0,2/2,8
- HDL-Cholesterin	64,4	63,2	67,4	+ 4,7	+ 2,5/6,8
Prävalenz Gesamtcholesterin (%)					
>= 250	36,0	36,2	36,7	+ 1,9	-7,4/11,3
>= 300	10,9	11,0	10,5	- 3,3	-21,9/15,3
>= 250 oder < 250, aber Medikamente darin:	36,3	36,7	37,2	+ 2,5	-5,1/10,1
- Medikamentöse Behandlung	5,6	6,7	7,2	+ 30,4	-17,9/78,7
- Bekanntheit der eigenen Hyper-cholesterinämie	12,6	14,5	22,9	+ 81,9	+42,0/121,8

Tabelle 5.2.4-2

Gesamt- und HDL-Cholesterin: Mittelwerte (mg/dl), Prävalenzen, Bekanntheits- und Behandlungsgrad (%), Männer. Prozentuale Veränderung 1984-86 zu 1990-91. Nationale Gesundheitssurveys 1984-86, 1987-88, 1990-91

	1. Survey 1984-86	2. Survey 1987-88	3. Survey 1990-91	Prozentuale Veränderung 1984-86 zu 1990-91	95%-Konfidenz-intervall
Mittelwerte (mg/dl)					
- Gesamtcholesterin	232,0	234,4	235,6	+ 1,5	+ 0,2/2,9
- HDL-Cholesterin	50,7	49,7	52,4	+ 3,3	+ 1,4/5,3
Prävalenz Gesamtcholesterin (%)					
>= 250	32,5	35,7	35,7	+ 9,9	+ 0,2/19,7
>= 300	7,7	8,2	8,5	+ 10,0	- 12,7/32,7
>= 250 oder < 250, aber Medikamente	33,1	36,6	36,7	+ 10,9	+ 2,5/19,4
darin:					
- Medikamentöse Behandlung	6,7	7,0	7,5	+ 11,7	- 26,8/50,1
- Bekanntheit der eigenen Hypercholesterinämie	13,0	16,3	19,1	+ 47,1	+ 14,2/80,0

Prävalenzen und Mittelwerte beim Gesamtcholesterin nehmen für beide Geschlechter mit dem Alter zu. Die Betrachtung nach Altersgruppen zeigt aber, daß die höheren Mittelwerte beim Gesamtcholesterin bei den Frauen im Vergleich zu den Männern nicht für alle Altersgruppen gelten. In den jüngeren Altersgruppen liegen die Werte bei den Frauen sogar deutlich unter denen der Männer. Erst ab dem mittleren Lebensalter erfolgt eine Umkehrung. Die über 50jährigen Frauen haben durchschnittlich höhere Gesamtcholesterinwerte als die Männer des gleichen Alters. Die Entwicklung bei den Prävalenzen ist vergleichbar.

Bezüglich des HDL-Cholesterins zeigt sich, daß bei den Männern keine Veränderungen der Mittelwerte in den verschiedenen Altersgruppen stattfinden. Dies gilt jedoch nicht für die Frauen. Ab dem mittleren Lebensalter (55 Jahre und älter) scheinen die Mittelwerte in der weiblichen Bevölkerung geringfügig zu sinken. Dieser Trend ist im dritten Survey nicht so ausgeprägt wie in den vorhergehenden.

Sowohl bei Männern als auch bei Frauen hat der Behandlungs- und Bekanntheitsgrad der Hypercholesterinämie von 1984-86 zu 1990-91 stark zugenommen. Beim Bekanntheitsgrad ist dieser Trend sogar für beide Geschlechter signifikant. Es ist zu vermuten, daß ein Grund dafür die extensiven Medienaktionen zum Cholesterin in den letzten Jahren sind. Dadurch ist sowohl die Ärzteschaft als auch die Allgemeinbevölkerung aufmerksamer geworden. Dieser Trend in der BRD ist sicher nicht unabhängig von dem in den USA Ende der 80er Jahre begonnenen Cholesterinprogramm der National Institutes of Health zu sehen, dessen Kriterien zur Kontrolle und Behandlung der Hypercholesterinämie auch in Europa in etwas modifizierter Form übernommen wurden.

5.2.5 Körperliche Aktivität

Auf die Frage nach der sportlichen Betätigung antworteten beim ersten Survey ca. ein Drittel der Männer, aber über 40% der Frauen, daß sie keinen Sport betreiben (Tabelle 5.2.5-1). Bedauerlicherweise hat die sportliche Inaktivität für beide Geschlechter bis zu Beginn der 90er Jahre zugenommen, bei den Frauen sogar signifikant.

Tabelle 5.2.5-1
Prävalenz der körperlichen Inaktivität (kein Sport) (%). Prozentuale Veränderung 1984-86 zu 1990-91. Nationale Gesundheitssurveys 1984-86, 1987-88, 1990-91

	1. Survey 1984-86	2. Survey 1987-88	3. Survey 1990-91	Prozentuale Veränderung 1984-86 zu 1990-91	95%-Konfidenz-intervall
Frauen Kein Sport	43,7	48,3	48,5	+ 11,0	+ 2,2/19,9
Männer Kein Sport	35,3	41,5	37,7	+ 6,9	- 3,1/17,0

Sportliche Inaktivität nimmt erwartungsgemäß mit dem Alter ab. In den jüngeren und mittleren Altersgruppen gilt, daß die Frauen sportlich inaktiver sind als die Männer; dieser Unterschied gleicht sich jedoch mit dem Alter aus.

5.2.6 Mortalitätsrisiko und Risikofaktorenbelastung

Für die zusammenfassende Bewertung der Trends der Risikofaktorenbelastung bei Frauen und Männern im Vergleich lassen sich drei Wege gehen:

- die Berechnung der Multiplen Logistischen Funktion (MLF) als Indikator für das Risiko bei Frauen und Männern, an einem Herzinfarkt zu sterben (kardiovaskuläres Mortalitätsrisiko)

- die Bestimmung des Anteils von Personen in der Gesamtbevölkerung (Prävalenz), die zwei oder mehr Risikofaktoren haben

- die Betrachtung der Richtung und des Ausmaßes der Veränderung der einzelnen Risikofaktoren bei Männern und Frauen.

Die Multiple Logistische Funktion (MLF) ist das auf den Risikofaktoren beruhende kalkulatorische Risiko, an einem kardiovaskulären Ereignis (ICD-9:

410-414, 430-438) zu sterben. Die Berechnungen beziehen sich auf Männer und Frauen im Alter von 40-69 Jahren und ziehen die Risikofaktoren systolischer Blutdruck, Gesamtcholesterin, BMI, Rauchen und Alter mit ein. Die Formel zur Berechnung des Mortalitätsrisikos wurde aus den Daten des amerikanischen NHANES-I Mortalitäts-follow-up gewonnen und der DHP-Studie für die Abschlußevaluation zur Verfügung gestellt (National Center for Health Statistics 1987). Für die Bundesrepublik Deutschland liegen keine repräsentativen, prospektiven Studien vor, aus denen Koeffizienten für die Bundesrepublik gewonnen werden können.

Aufgrund der deutlich höheren kardiovaskulären Mortalität in den USA im Vergleich zur Bundesrepublik Deutschland sind die mittels der MLF-Koeffizienten aus den USA prognostizierten Raten für die kardiovaskuläre Mortalität der Bevölkerung in der Bundesrepublik Deutschland erheblich größer als die tatsächlich beobachtete herz-kreislaufspezifische Mortalität in der Bundesrepublik Deutschland. Es konnte jedoch in internationalen Studien gezeigt werden, daß für den relativen Effekt der einzelnen Risikofaktoren zufriedenstellende Ergebnisse erzielt werden (Gordon & Kannel 1982). Es ist daher davon auszugehen, daß die Verwendung der amerikanischen MLF-Koeffizienten im Hinblick auf den relativen Effekt der einzelnen Risikofaktoren keine verzerrenden Resultate liefert.

Die Berechnung der Risikofaktorenbelastung (zwei Risikofaktoren und mehr) schließt die Variablen Zigarettenrauchen, gesamte oder wahre Hypertonie (unkontrollierte plus kontrollierte Hypertonie), gesamte oder wahre Hypercholesterinämie (Gesamtcholesterin >= 250 mg/dl oder selbstberichtete Einnahme von cholesterinsenkenden Medikamenten), starkes Übergewicht (BMI >= 30) ein. Da für die Frauen das HDL Cholesterin von besonderer Bedeutung ist, wurde die Berechnung auch noch einmal unter Einschluß dieser Variable gemacht. HDL ist dann definiert als: niedriges HDL-Cholesterin (Männer: HDL <= 35 mg/dl, Frauen: HDL <= 45 mg/dl).

Die Berechnung für die MLF (Tabelle 5.2.6-1) zeigt beim ersten Survey ein etwa 2,5fach erhöhtes Risiko bei den Männern im Vergleich zu den Frauen; beim dritten Survey ist diese Relation kleiner geworden. Ursache dafür ist die (geringfügige) Abnahme bei den Männern, aber eine deutliche Zunahme des Risikos bei den Frauen (beide allerdings nicht signifikant).

Der Altersgruppenvergleich (Abbildung 5.2.6-1) zeigt, daß das Risiko für die Männer in allen Altersgruppen deutlich über dem der Frauen liegt. Während in den jüngsten Altersgruppen das Risiko fünf- bis sechsmal höher ist, nimmt es mit dem Alter relativ ab und ist ab dem mittleren Lebensalter bei den Männern nur noch zwei- bis dreimal höher als bei den Frauen.

Tabelle 5.2.6-1
Kardiovaskuläres Mortalitätsrisiko (MLF)1) (Mittelwerte). Prävalenz 2 Risikofaktoren u.m. (exklusive und inklusive HDL)2). Prozentuale Veränderung 1984-86 zu 1990-91. Nationale Gesundheitssurveys 1984-86, 1987-88, 1990-91

	1. Survey 1984-86	2. Survey 1987-88	3. Survey 1990-91	Prozentuale Veränderung 1984-86 zu 1990-91	95%- Konfidenz- intervall
Frauen					
MLF	31,6	34,2	33,4	+ 5,8	- 7,7/19,3
2 u.m. RF	25,7	28,0	29,2	+ 13,5	+ 3,0/24,0
2 u.m. RF inkl. HDL	29,7	32,6	31,8	+ 7,1	- 5,4/19,5
Männer					
MLF	77,1	78,6	76,0	- 1,5	- 9,3/6,3
2 u.m. RF	32,6	34,9	33,9	+ 4,0	- 4,2/12,3
2 u.m. RF inkl. HDL	35,9	39,1	36,5	+ 1,5	- 8,6/11,6

1)MLF: Kardiovaskuläres Mortalitätsrisiko basierend auf den Koeffizienten aus dem NHANES Mortalitäts-Follow-up für die ICD-9 Gruppen 410-414 und 430-438, für Frauen und Männer im Alter von 40-69 Jahren. Eingeschlossene Risikofaktoren: systolischer Blutdruck, Gesamtcholesterin, BMI, Rauchen und Alter. Erwartete Mortalität auf 1000 Personenjahre.
2)2 u.m. Risikofaktoren: Rauchen, un- plus kontrollierte Hypertonie. Hypercholesterinämie (Gesamtcholesterin >= 250 mg/dl), BMI >= 30, 2 Risikofaktoren u.m. inkl. HDL: HDL < 35mg/dl für Männer, <= 45 mg/dl für Frauen.

Abbildung 5.2.6-1
Kardiovaskuläres Mortalitätsrisiko (MLF) nach Alter,
Nationaler Gesundheitssurvey 1990-91

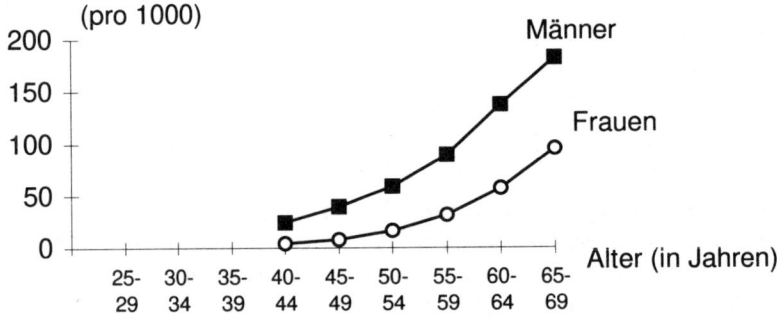

Die Zunahme der Risikofaktorenbelastung bei den Frauen zeigt sich auch bei der Variablen 2 Risikofaktoren und mehr. Sie ist bei den Frauen größer als bei den Männern, bei beiden Geschlechtern jedoch nicht signifikant. Bei Nichtberücksichtigung des HDL-Cholesterins haben wir allerdings eine signifikante Zunahme bei den Frauen. Generell zeigt sich eine stärkere Belastung der Männer im Vergleich zu den Frauen. Der Altersgruppenvergleich (Abbildung 5.2.6-2) zeigt, daß die Prävalenz von 2 u.m. Risikofaktoren (ohne HDL) bei den Männern bis zum Alter von 60 Jahren deutlich über der der Frauen liegt.

Abbildung 5.2.6-2
Prävalenz 2 und mehr Risikofaktoren (ohne HDL) nach Alter, Nationaler Gesundheitssurvey 1990-91

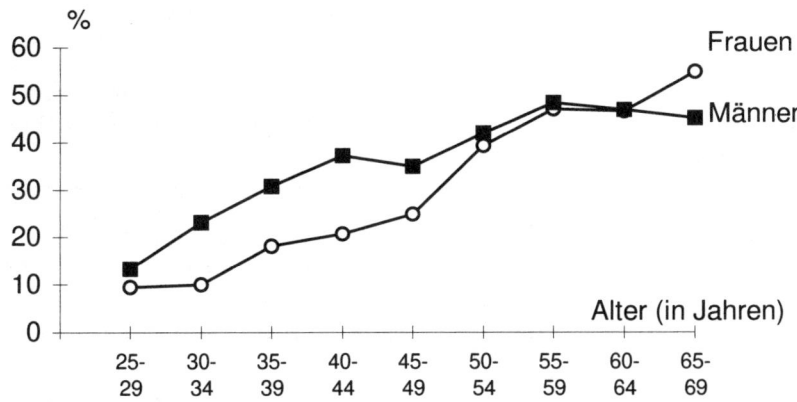

Tabelle 5.2.6-2 zeigt zusammenfassend die prozentuale Veränderung der Risikofaktoren von 1984-86 zu 1990-91 und die Konfidenzintervalle dazu. Für die Frauen ergibt sich durchgängig der Trend zur Verschlechterung bei allen Risiken (positives Vorzeichen), signifikant für den systolischen Blutdruck und das Körpergewicht. Bei den Männern sind die Veränderungstrends nicht so einseitig ausgeprägt wie bei den Frauen. Obwohl wir bei ihnen eine signifikante Verschlechterung beim Mittelwert des Körpergewichts und den Mittelwerten und Prävalenzen für das Gesamtcholesterin finden, zeigen andere Risikofaktoren, wie das Rauchen, Mittelwerte des diastolischen Blutdrucks und Prävalenz der unkontrollierten Hypertonie eine - wenn auch nicht signifikante - Senkung. Dies wirkt sich auf die MLF immerhin so aus, daß eine - nicht signifikante - Risikosenkung zu beobachten ist.

Der Trend zur Verschlechterung der gesundheitlichen Situation im Hinblick auf die Herz-Kreislauf-Risikofaktoren insbesondere bei den Frauen verweist auf einen hohen gesundheitspolitischen Handlungsbedarf. Die sich aus der Datenlage ergebenden Konsequenzen für die Prävention und Gesundheitsförderung bei Frauen sollen im Abschlußkapitel dieser Arbeit diskutiert werden.

Der altersgruppenspezifische Vergleich der Risikofaktoren bei den Männern und Frauen spiegelte einen weiteren wesentlichen Aspekt weiblicher Gesundheit wieder. Im vorausgegangenen Literaturkapitel konnte die Bedeutung der hormonellen Situation der Frauen für das Herz-Kreislauf-Risiko belegt werden.

Der Altersvergleich unserer Daten bestätigt dies. Bei allen medizinischen Risikofaktoren (Körpergewicht, Cholesterin, Blutdruck) vollzieht sich mit dem Alter eine Umkehrung der geschlechtsspezifischen Risikobelastung. Während in den jüngeren Jahren die Männer eine schlechtere Gesundheit haben als die Frauen, gilt dies nicht mehr ab dem mittleren Lebensalter. Im Alter von 50-55 Jahren haben die Frauen ein durchschnittlich höheres Körpergewicht als Männer und höhere Cholesterinwerte. Für den Blutdruck erfolgt diese Umkehrung ab dem Alter von ca. 65 Jahren. Einflüsse der hormonellen Veränderungen bei den Frauen ab und nach der Menopause müssen für diese drastischen Veränderungen der Risikofaktoren mit dem Alter geltend gemacht werden.

Tabelle 5.2.6-2
Prozentuale Veränderung der wichtigsten Herz-Kreislauf-Risikofaktoren für Frauen und Männer, 1984-86 zu 1990-91, 95%-Konfidenzintervalle. Nationale Gesundheitssurveys 1984-86, 1987-88, 1990-91

Risikofaktor	Frauen		Männer	
	Prozentuale Veränderung 1984-86 zu 1990-91	95%-Konfidenzintervall	Prozentuale Veränderung 1984-86 zu 1990-91	95%-Konfidenzintervall
Prävalenz des Rauchens	+ 5,1	- 6,5/16,8	- 6,1	-13,6/1,5
Systolischer Blutdruck (mmHg)	+ 1,8	+ 0,6/3,0	+ 0,5	- 0,5/1,4
Diastolischer Blutdruck (mmHg)	+ 0,7	- 0,4/1,8	- 0,7	-1,8/0,3
Prävalenz der unkontrollierten Hypertonie [1]	+ 13,3	- 4,2/30,8	-7,8	-19,8/4,3
BMI (kg/qm)	+ 1,75	+ 0,1/3,0	+ 1,1	+ 0,1/2,0
Prävalenz des starken Übergewichts (BMI >= 30)	+ 15,5	- 2,3/33,2	+ 12,8	- 2,6/28,2
Gesamtcholesterin (mg/dl)	+ 1,3	- 0,2/2,8	+ 1,5	+ 0,2/2,9
Prävalenz Gesamtcholesterin >= 250 mg/dl	+ 1,9	- 7,4/11,2	+ 9,9	+ 0,2/19,7
HDL-Cholesterin (mg/dl)	+ 4,7	+ 2,5/6,8	+ 3,3	+ 1,4/5,3
MLF[2]	+ 5,8	- 7,7/19,3	-1,5	- 9,3/6,3
2 Risikofaktoren u.m.[3]	+ 13,5	+ 3,0/24,0	+ 4,0	- 4,2/12,3
2 Risikofaktoren u.m. inkl. HDL[4]	+ 7,0	- 5,4/19,5	+ 1,5	- 8,6/11,6

[1] Systolischer Blutdruck >= 160 mmHg oder diastolischer Blutdruck >= 95 mmHg.
[2] MLF: Kardiovaskuläres Mortalitätsrisiko basierend auf den Koeffizienten aus dem NHANES Mortalitäts-Follow-up für die ICD-9 Gruppen 410-414 und 430-438, für Frauen und Männer im Alter von 40-69 Jahren. Eingeschlossene Risikofaktoren: systolischer Blutdruck, Gesamtcholesterin, BMI, Rauchen und Alter. Erwartete Mortalität auf 1000 Personenjahre.
[3] 2 u.m. Risikofaktoren: Rauchen, un- plus kontrollierte Hypertonie. Hypercholesterinämie (Gesamtcholesterin >= 250 mg/dl), BMI >= 30.
[4] Risikofaktoren u.m. inkl. HDL: HDL < 35mg/dl für Männer, <= 45 mg/dl für Frauen.

5.3 Ausgewählte reproduktive Risiken und Krankheiten

Im Zusammenhang mit der medizinischen Untersuchung und der Fragebogenerhebung der Nationalen Gesundheitssurveys wurden Angaben zu einigen ausgewählten reproduktiven Risiken und Determinanten erhoben. Im folgenden soll dargestellt werden:

- der Anteil Frauen, die mit oralen Kontrazeptiva verhüten,
- der Anteil Frauen, die mit oralen Kontrazeptiva verhüten und gleichzeitig andere Herz-Kreislauf-Risikofaktoren haben,
- der Anteil Frauen, die sich in der Menopause befinden, bzw. der Anteil, der eine Hormon-(Substitutions-)therapie erhält.
- der Anteil Frauen, denen die Gebärmutter, bzw. die Ovarien entfernt wurde.

Mit Ausnahme der Hormontherapie stammen die Daten alle aus dem Nationalen Gesundheitssurvey. Für die Hormontherapie stammen sie aus den Bremer Gesundheitssurveys, i.e. mit den gleichen Erhebungsinstrumenten, Meßmethoden und nach dem gleichen Operationshandbuch durchgeführt wurden.

Orale Kontrazeptiva
Der Gebrauch oraler Kontrazeptiva ist in der Altersgruppe der 25-29jährigen Frauen mit Abstand am höchsten (Tabelle 5.3-1). 40-50% aller Frauen in diesem Alter verhüten mit oralen Kontrazeptiva. Im Alter von 30-39 Jahren verhütet ca. ein Viertel aller Frauen mit oralen Kontrazeptiva, während die über 40jährigen kaum noch orale Kontrazeptiva nehmen. Bemerkenswert ist, daß der Gebrauch oraler Kontrazeptiva in der Altersgruppe der 25-29jährigen von 1984-86 zu 1987-88 um mehr als 10-Prozentpunkte, das heißt von 38,1% auf 49,3% angestiegen ist. Auch in der Altersgruppe der 30-34jährigen ist er von 27,6% auf 32,0% gestiegen. Bis zum 3. Survey im Jahre 1990-91 ist der Gebrauch oraler Kontrazeptiva dann sehr deutlich - fast bist zum Ausgangsniveau - gesunken. Die Daten des Bremer Gesundheitssurveys zeigen die gleichen Trends (ohne Tabelle).

Diese Verschiebungen in der Altersgruppe und im Zeitverlauf sind vermutlich durch unterschiedliche Trends zustandegekommen. Der Anstieg der Prävalenz in der ersten und zweiten Altersgruppe scheint einen Geburtskohorteneffekt widerzuspiegeln. Frauen, die im Jahre 1984-86 noch zu jung (20-24 Jahre) waren, um in die Stichprobe zu gelangen, hatten vermutlich zu dieser Zeit schon einen hohen Gebrauch oraler Kontrazeptiva. Diese Frauen „wachsen" beim 2. Survey in die Untersuchungspopulation hinein und verursachen so die hohe Prävalenz in der Altersgruppe der zu diesem Zeitpunkt 25-29jährigen Frauen. Beim 3. Survey scheint sich dann ein Trend anzudeuten, weniger mit oralen Kontrazeptiva zu verhüten. Hier haben wir wieder eine Generation von jungen Frauen, die zu einem geringeren Anteil als die 5-10 Jahre ältere Generation von Frauen verhütet.

Tabelle 5.3-1
Prävalenz der Einnahme oraler Kontrazeptiva (Selbstangaben) nach Alter (%).
Nationaler Gesundheitssurvey 1990-91

Alter (in Jahren)	1. Survey 1984-86	2. Survey 1987-88	3. Survey 1990-91
N (25-69)	2463	2744	2731
%	100	100	100
25-29	38,1	49,3	41,8
30-34	27,6	32,0	28,0
35-39	21,3	22,6	22,5
40-44	14,1	14,3	14,0
45-49	7,5	6,3	8,9

Weight 4

Studien konnten zeigen, (s. auch Kap. 4.3.2), daß das Risiko für Thrombosen und Thromboembolien für Frauen deutlich ansteigt, die mit oralen Kontrazeptiva verhüten und gleichzeitig rauchen. Insbesondere mit dem Alter steigt das Risiko und es wird deshalb von ärztlicher Seite empfohlen, ab ca. Mitte 30 andere Verhütungsmethoden anzuwenden. Tabelle 5.3-2 zeigt die Prävalenz der Frauen, die orale Kontrazeptiva nehmen und rauchen, bzw. die orale Kontrazeptiva nehmen und 2 und mehr Risikofaktoren haben.

Ca. ein Drittel aller Frauen im Alter unter 35 Jahren verhütet mit oralen Kontrazeptiva. 14,3% aller Frauen in dieser Altersgruppe sind gleichzeitig Raucherinnen. Als Hochrisikogruppen sind die Frauen einzustufen, die orale Kontrazeptiva nehmen, rauchen und über 35 Jahre alt sind (2,5% aller Frauen in dieser Altersgruppe), oder die orale Kontrazeptiva nehmen und zwei oder mehr Risikofaktoren haben 1,6% aller Frauen in der Gesamtstichprobe; 2,9% aller Frauen unter 35 Jahre und 1,7% der Frauen über 35 Jahre. Obwohl diese Zahlen klein zu sein scheinen, ist doch darauf hinzuweisen, daß dies Frauen sind, für die eine präventive Beratung und Unterstützung von außerordentlicher Wichtigkeit ist.

Tabelle 5.3-2
Anteil Frauen, die mit oralen Kontrazeptiva verhüten (Selbstangaben), und Herz-Kreislauf-Risikofaktoren. Nationaler Gesundheitssurvey 1990-91

Alter	Gesamtstich- probe		Gebrauch oraler Kontrazeptiva		Gebrauch oraler Kontra- zeptiva und Rauchen		Gebrauch ora- ler Kontrazep- tiva und 2 u.m. Risikofaktoren	
(Jahre)	N	%	N	%	N	%	N	%
< 35	661	100	234	35,4	95	4,3	19	2,9
>= 35	2070	100	144	7,0	52	2,5	35	1,7
25-69	2731	100	378	13,9	147	5,4	44	1,6

Weight 4

Östrogentherapie

In Kapitel 4 wurde die Rolle der Östrogene für die Verhütung von Herz-Kreislauf-Krankheiten und als möglicher Risikofaktor für Brustkrebs dargestellt. Es konnte gezeigt werden, daß die Östrogentherapie in der Menopause in den USA schon in den 70er Jahren sehr verbreitet war. Dort wurden ca. ein Drittel aller Frauen in dieser Lebensphase mit Hormonen behandelt.

In den Nationalen Gesundheitssurveys wurde die Östrogentherapie im Fragenkatalog der Medikamente nicht getrennt von der Einnahme anderer Hormone (z.B. Schilddrüsenhormone) erfragt, sondern durch den Arzt auf der Basis der mitgebrachten Medikamentenpackung festgehalten. Mit den Daten der Bremer Gesundheitssurveys aus dem Jahre 1984 (1. Survey) und 1988 (2. Survey) wurden im Rahmen einer Dissertation (Meyer 1994) detaillierte Analysen auf der Basis der über die Packungen erhobenen Verordnungen durchgeführt. Die Surveys wurden in Bremen in den Jahren 1984 und 1988 für den Bremer Norden und Westen (Bremen-W) durchgeführt. In 1988 konnte er darüber hinaus auch in den anderen Bremer Stadtteilen (Bremen-O) durchgeführt werden.

Tabelle 5.3-3 zeigt, daß die Östrogentherapie in Bremen-W vom ersten zum zweiten Survey nur bei den Jüngeren (unter 40 Jahren) und Älteren (über 60 Jahre) angestiegen ist. In der Altersgruppe, in der die meisten Frauen in die Menopause kommen (50-59 Jahre), ist der Anteil der medikamentös behandelten Frauen gleich geblieben. Erstaunlich ist, daß in dem Survey Bremen-O 1988 der Anteil der therapierten Frauen in allen Altersgruppen weit über dem in Bremen-W lag. Da im Bremer Osten der Sozialstatus der Bevölkerung höher ist, als in den anderen Bremer Stadtteilen, was sich auch an den repräsentativen Stichproben zeigt (siehe auch Tempel et al. 1991), könnten hier schichtspezifische Unterschiede zwischen den beiden Stichproben aus den verschiedenen Bremer Regionen eine Rolle spielen. Möglicherweise ist aber auch das Therapieverhalten der Ärzteschaft in den Bremer Stadtgebieten unterschiedlich.

Tabelle 5.3-3
Prävalenz der Östrogentherapie (Verordnungen) nach Alter (%)
Bremer Gesundheitssurveys 1984 und 1988

	Survey Bremen -W 1984	Survey Bremen -W 1988	Survey Bremen -O 1988
N (25-69)	925	638	585
%	100	100	100
40-49	3,5	6,7	9,3
50-59	10,3	9,5	25,5
60-69	3,4	6,7	11,8

aus: Meyer 1994

Menopause

Tabelle 5.3-4 zeigt den Anteil der Frauen, die keine regelmäßigen Monatsblutungen mehr haben, nach Altersgruppen. In die Berechnungen sind auch Frauen mit Gebärmutter- und Eierstocksentfernungen eingeschlossen. Bereits im Alter von 40-44 Jahren beginnt bei ca. 20% der Frauen die körperliche Umstellung zur Menopause; zwischen 45 und 50 Jahren haben 50% der Frauen keine regelmäßigen Monatsblutungen mehr und ab dem Alter von 55 Jahren ist bei nahezu allen Frauen die reproduktive Phase abgeschlossen.

Tabelle 5.3-4
Menopause: Anteil Frauen in der jeweiligen Altersgruppe, die keine regelmäßigen Monatsblutungen (mehr) haben[1] (%). Nationaler Gesundheitssurvey 1990-91

		Alter (in Jahren)			
25-39	40-44	45-49	50-54	55-59	>=60
Keine regelmäßigen Blutungen mehr					
10	21	50	80	95	100

Weight 4

[1] Bezugsgröße sind N=2667 Frauen, für die Angaben zu Monatsblutungen vorlagen. Frauen, deren Gebärmutter oder Eierstöcke entfernt worden waren, sind in der Tabelle mit enthalten.

Entfernung der Gebärmutter und der Ovarien

Im Rahmen der medizinischen Untersuchung wurde vom Arzt auch erhoben, ob bei den Frauen bereits die Gebärmutter und die Eierstöcke entfernt wurden und wie alt die Frauen zu dem Zeitpunkt waren. 17% der Frauen des 3. Nationalen Surveys (1990-91) hatten zum Zeitpunkt der Erhebung keine Gebärmutter mehr, und 9,9% war mindestens ein Eierstock entfernt worden (beidseitige Operation der Eierstöcke 4,8%) (Tabelle 5.3-5 und Tabelle 5.3-6).

Der bei weitem größte Anteil von Hysterektomien war in den reproduktiven Jahren der Frau (unter 40 Jahren 5,4%) und in der Phase der hormonellen Umstellung (40-49 Jahre 8,7%) erfolgt. Analoges gilt für die Entfernung der Ovarien. 4,7% aller Frauen im Survey waren die Ovarien im Alter unter 40 Jahren entfernt worden; 3,2% im Alter von 40-49 Jahren.

Tabelle 5.3-5
Anteil Frauen im Alter von 25-69 Jahren, denen die Gebärmutter entfernt worden ist. Alter bei Entfernung der Gebärmutter (%). Nationaler Gesundheitssurvey 1990-91

Gesamtstichprobe	N 2731	% 100
Entferung der Gebärmutter	465	17,0
Alter bei Entfernung (in Jahren)		
25-39	146	5,4
40-49	237	8,7
50-59	71	2,6
60-69	10	0,4

Weight 4

Tabelle 5.3-6
Anteil Frauen im Alter von 25-69 Jahren, denen die Ovarien entfernt worden
sind. Alter bei Entfernung der Ovarien (%). Nationaler Gesundheitssurvey
1990-91

Gesamtstichprobe	N 2731	% 100
Entferung der Ovarien		
- einseitig	139	5,1
- beidseitig	132	4,8
Alter bei Entferung [1] (in Jahren)		
25-39	128	4,7
40-49	88	3,2
50-59	43	1,6
60-69	7	0,3

Weight 4

[1] Nur 1. Operation (N = 266). Eine 2. Operation hatten N = 15 Frauen.

Zusammenfassung

Die Darstellung ausgewählter Risiken bzw. Krankheiten von Frauen im reproduktiven Bereich zeigt:

• einen rückläufigen Trend beim Gebrauch oraler Kontrazeptiva als Verhü-
tungsmittel in den jüngeren Altersgruppen

• einen nicht unbedeutenden Anteil von Frauen, deren Krankheitsrisiko erhöht
ist, weil sie rauchen und mit oralen Kontrazeptiva verhüten

• eine kleine Gruppe von Hochrisikofrauen, die über 35 Jahre sind, die orale
Kontrazeptiva nehmen und rauchen oder die orale Kontrazeptiva nehmen
und zwei oder mehr Herz-Kreislauf-Risikofaktoren haben

• einen Anstieg der Östrogentherapie in den Altersgruppen vor und nach der
Menopause

• regionale Unterschiede in der Verordnung von Östrogenen, die vermutlich
schichtspezifisch begründet sind

• einen nicht unbedeutenden Anteil von Frauen, der durch operative Eingriffe
an der Gebärmutter oder den Ovarien vorzeitig in die Menopause kam.

Die hier dargestellten Ergebnisse stellen lediglich einen ersten Einblick in die
frauenspezifischen Gesundheitsdaten, insbesondere zu reproduktiven Indikatoren der nationalen Gesundheitssurveys dar. Sie zeigen die Relevanz der Daten
für eine frauenspezifische Gesundheitsberichterstattung und die Norwendigkeit,
tiefergehende Analysen vorzunehmen. Gesundheitspolitisch sind solche Analysen von Bedeutung, weil sie im Schnittfeld medizinischer Behandlung und des
persönlichen Gesundheitsverhaltens aufzeigen, wo Aufklärungsbedarf gegenüber den Frauen als auch gegenüber der Ärzteschaft besteht und auf welche Ri-

sikogruppen besonders zu achten ist. Dabei sollten für zukünftige Auswertungen insbesondere auch sozialgruppenspezifische Unterschiede herausgearbeitet werden.

5.4 Soziale Ungleichheit und Gesundheit

5.4.1 Stand der Forschung

Der Zusammenhang von sozialer Benachteiligung und Gesundheit ist vielfach untersucht und belegt worden (Kaplan & Keil 1993; Marmot et al. 1987; Townsend & Davidson 1982). Soziale Unterschiede bestehen im Hinblick auf die Gesamtmortalität und die Mortalität und Morbidität für die meisten Krankheitsursachen, ihre Risiken und in der medizinischen Versorgung. Für die Bundesrepublik Deutschland zeigen die Autoren in dem von Mielck (1994) herausgegebenen Band zu „Krankheit und sozialer Ungleichheit", daß diese sozialschichtspezifischen Zusammenhänge sowohl für West- als auch für Ost-Deutschland gelten. Mielck & Helmert (1994) geben einen Überblick über empirische Arbeiten, die in der BRD in den letzten 20 Jahren erschienen sind. Sie kommen auf 65 Arbeiten zur Mortalität und Morbidität, 32 zur Inanspruchnahme medizinischer Versorgung und 26 zu individuellen (vorwiegend verhaltensbezogenen) Gesundheitsrisiken.

Die Studien zu Mortalität und sozialer Lage basieren vornehmlich auf den - in der Regel nur für spezifische Populationen repräsentativen - Daten der Rentenversicherungsträger oder auf ökologischen Analysen, die mittels der Daten der offiziellen Mortalitätsstatistik durchgeführt wurden. Untersuchungen zur Morbidität stammen vornehmlich aus Befragungssurveys (selbstberichtete Morbidität), die nur in seltenen Fällen durch medizinische Untersuchungen oder ärztliche Anamnesen abgesichert werden konnten. Ein Beispiel dafür sind die nationalen Gesundheitssurveys der Deutschen Herz-Kreislauf-Präventionsstudie (s.a. Bormann & Schröder 1994 und Helmert 1994, beide in Mielck ebd.), auf deren Basis Trendeinschätzungen der Krankheitsentwicklung nach sozialer Lage für die BRD gemacht wurden (Enquete-Kommission 1988 und 1990).

Für die Beschreibung der verhaltensabhängigen Gesundheitsrisiken nach sozialer Lage bieten diese Surveydaten allerdings eine ausgezeichnete Grundlage. Von den 26 Literaturquellen die Mielck & Helmert (ebd.) zu diesem Bereich angeben, basieren 7 auf diesen DHP-Gesundheitssurveys (einschließlich Survey-Ost), 3 auf Daten des Mikrozensus und 3 auf den Surveys der MONICA-Studie Augsburg.

Mielck und Helmert (ebd.) kommen in ihrer Bewertung der Studien für die drei Bereiche zu dem Ergebnis, daß die überwältigende Zahl eine höhere Mortalität und Morbidität und einen schlechteren Risikostatus für Personen aus den unteren sozialen Schichten berichten. Ergebnisse zur medizinischen Versorgung seien differenzierter zu bewerten. Sie belegen eine niedrigere Inanspruchnahmerate für Vorsorgeuntersuchungen durch Personen aus unteren sozialen Schichten bei der Schwangerenvorsorge und den Früherkennungsuntersuchungen bei Kindern, aber keine sozialen Unterschiede bei der Krebsvorsorge. Personen aus unteren Sozialschichten haben auch einen höheren medikamentösen Behandlungsgrad, was die Autoren in zweierlei Hinsicht diskutieren: einmal als Ausdruck der schlechteren gesundheitlichen Situation in dieser Sozialgruppe, die eine stärkere Behandlung notwendig mache; das Ergebnis könne eventuell auch Ausdruck einer „Übermedikalisierung" der unteren Sozialschichten sein. Eine geschlechtsspezifische Bewertung der Studienergebnisse nehmen die Autoren nicht vor; auch findet sich leider kein Artikel in dem Band, der sich speziell mit dieser Thematik befaßt.

Für die USA wurden in den vergangenen Jahren verschiedenste Studien und Literaturüberblicke zum Zusammenhang von sozialer Lage und Gesundheit erstellt. Feinstein (1993) belegt in seiner Literaturbewertung eindrucksvoll die Studienergebnisse zu sozialen Unterschieden in der Mortalität, Morbidität und Risiken in den USA, dem United Kingdom und Skandinavien. Er kommt zu der Aussage, daß in den hoch entwickelten Industrienationen die in den vergangenen Jahrzehnten zu beobachtende Verringerung der Mortalität zugunsten der oberen und zuungunsten der unteren Sozialschichten stattgefunden hat.

In den USA und dem UK gilt der soziale Gradient in der Mortalität sowohl für Männer als auch für Frauen (ebd.; s.a. z.B. Fox et al. 1990; Rogot et al. 1992). Analysen zur Entwicklung der Mortalitätstrends in den USA (Feldmann et al. 1989) zeigen allerdings, basierend auf den Daten der 1. National Health and Nutrition Examination Survey (NHANES I) Epidemiologic Followup Study geschlechtsspezifisch unterschiedliche Trends. So waren in den 60er Jahren die sozialen Unterschiede in der Mortalität bei den Männern nur gering ausgeprägt, von der Senkung der Mortalität in den 70er und 80er Jahren haben jedoch die oberen Sozialschichten profitiert, so daß sich Mitte der 80er Jahre für die Männer ein deutlicher sozialer Gradient zeigte.

Für die Frauen in den USA bestanden demgegenüber schon in den 60er Jahren deutliche soziale Unterschiede. So betrug z.B. im Jahre 1960 bei den 65-74jährigen Frauen die Mortalitätsrate der untersten Bildungsschicht 162% der Rate der obersten Bildungsschicht (33,5 vs 20,7 pro 1.000 E.); bei den 75-84jährigen waren es 152% (76,0 vs 50,1 pro 1.000 E.). In den darauf folgenden 25 Jahren verschärfte sich dieser Trend für die 65-74jährigen Frauen auf 182% der Mortalitätsrate der untersten Bildungsschicht im Vergleich zur obersten Schicht (26,6 vs 14,6 pro 1.000 E.) und reduzierte sich bei den 75-84jährigen auf 119% (49,7 vs 41,7 pro 1.000 E.). Für die alten Frauen (75-84 Jahre) der oberen Mittelschicht ergab sich die stärkste Mortalitätsreduktion in diesem Zeitraum, nämlich um -44% von 1960 bis 1971-84, in der untersten Bildungschicht waren es demgegenüber -34% und in der obersten Bildungsschicht nur -17%.

Die Betrachtung der Veränderungsraten der Mortalität an Herzkrankheiten in den USA zeigt, daß die sozialen Unterschiede bei den Männern immens zugenommen haben, während bei den Frauen die Mortalität für diese Erkrankungen in allen Bildungsschichten gleichermaßen gesunken ist. Dabei ist zu berücksichtigen, daß bei den US-amerikanischen Frauen schon zu Beginn der 60er Jahre der soziale Gradient für die Mortalität an Herzkrankheiten deutlich ausgeprägt war (s.a. Rogot et al. 1992). Feldmann et al. (ebd.) zeigten für die Frauen der untersten Bildungsschichten ein 1,5 bis 2,6fach höheres Risiko (mittlere Mortalitätsrate 1971-84) gegenüber den Frauen aus der obersten Sozialschicht.

Zusammenfassend für die Gesamtmortalität und die Mortalität an Herzkrankheiten zeigt sich, daß in den USA die soziale Schere bei den Männern im Zeitraum von 1960 bis Mitte der 80er Jahre stark auseinander gegangen ist, während der bereits bestehende starke Sozialgradient bei den Frauen in diesem Zeitraum stabil geblieben ist.

Wing et al. (1992) nehmen ökologische Trendanalysen für ischämische Herzkrankheiten auf der Basis der Daten der Mortalitätsstatistik für die USA und Bevölkerungsdaten aus dem Census vor. Sie zeigen für die Frauen, daß von Beginn der 60er bis Ende der 70er Jahre die Mortalität an ischämischen Herzkrankheiten zunächst in den großstädtischen Regionen des Nordens und mit Verzögerung erst in den ländlichen und kleinstädtischen Gebieten des Südens zurückgegangen ist. Sie kommen zu dem Schluß, daß die Entwicklung der Herz-Kreislauf-Mortalität in den USA in einem deutlichen Zusammenhang mit einer regional disparitären Entwicklung der sozioökonomischen Situation stehe.

Den umfassendsten Überblick über Forschungsergebnisse zu sozioökonomischen Faktoren und kardiovaskulären Krankheiten gaben kürzlich Kaplan & Keil (1993). Auch sie zeigen, z.T. auf der Basis der hier bereits dargestellten Literatur, einen sozialen Gradienten bei der Gesamt- und der kardiovaskulären Mortalität. Sie referieren darüber hinaus Unterschiede in der Inzidenz für kardiovaskuläre Krankheiten nach Stellung im Beruf. Ein erhöhtes Risiko hatten z.B. männliche Handarbeiter in England (Pocock et al. 1987, zitiert nach Kaplan & Keil ebd.). Dieser Zusammenhang blieb auch nach Kontrolle für die klassischen Herz-Kreislauf-Risikofaktoren bestehen. Die Framingham-Studie belegte ein niedrigeres Risiko für Hausfrauen, aber ein erhöhtes Risiko für einfache Angestellte, die mit einem Arbeiter verheiratet waren (Haynes & Feinleib 1980). Eaker, Pinsky & Castelli (1992) zeigten für das 20-Jahre-Follow-up der Framingham-Studie, daß bei den berufstätigen Frauen die Herzinfarkt-Inzidenz für weibliche Angestellte niedriger war als für weibliche Arbeiterinnen.

Kaplan & Keil (ebd.) diskutieren psychosoziale Faktoren als vermittelnde Variablen zwischen Indikatoren der sozialen Lage und ischämischen Herzkrankheiten. Dazu gehören soziale Isolation und soziale Unterstützung (s.a. Kapitel 6.2 in dieser Arbeit), Bewältigungshandeln, berufliche Belastung und Ärger oder Feindseligkeit als Prädiktoren. Sie kommen vor dem Hintergrund der internationalen Literatur z.B. zu dem Ergebnis, daß berufliche Belastung eindeutig ein eigenständiger Risikofaktor ist. Die wichtige Rolle der beruflichen Belastungen für den Herzinfarkt bestätigten auch bundesdeutsche Studien (s. z.B. Maschewsky & Schneider 1982; Siegrist 1989).

Umfangreich ist die Literatur zu sozialer Lage und Herz-Kreislauf-Risikofaktoren. Kaplan & Keil führen für diesen Bereich allein 60 Literaturstellen in ihrem Überblick an. Die Studien belegen ein erhöhtes Risiko für Personen aus unteren sozialen Schichten für die Faktoren: Rauchen, Diabetes, Übergewicht und Bewegungsmangel. Das protektive HDL-Cholesterin ist ebenfalls in den oberen Sozialschichten höher als in den unteren, während die Ergebnisse zum Gesamtcholesterin inkonsistent sind. Dabei ist zu berücksichtigen, daß die vorwiegende Zahl der Studien den Zusammenhang von sozialer Schicht und HDL-Cholesterin nicht aber Gesamtcholesterin untersucht. Studien zum Blutdruck zeigen zumeist einen Zusammenhang zwischen niedriger sozialer Lage und Bluthochdruck, wenn auch dieser Zusammenhang nicht mit der gleichen Verbindlichkeit belegt werden konnte wie bei den anderen genannten Risikofaktoren. Die Autoren diskutieren, ob hier eine sozialschichtspezifisch unterschiedliche medikamentöse Behandlung und Kontrolle der Hypertonie eine Rolle spielen könnte. Dabei bleibt zu berücksichtigen, daß bei diesen Zusammenhängen je nach Land und Versicherungssystem schichtspezifische Unterschiede bestehen können.

Zusammenfassend urteilen die Autoren, daß die Literatur eine höhere Belastung der unteren Sozialschichten durch Herz-Kreislauf-Risikofaktoren belege. Allerdings zeige sich in kausalanalytischen (prospektiven) Studien auch, daß die soziale Lage unabhängiger Risikofaktor sei, d.h., daß ein erhöhtes Erkrankungsrisiko für Personen aus unteren Sozialschichten erhalten bleibe, wenn nach Alter und Risikofaktoren kontrolliert werde (z.B. Makuc et al. 1990; Marmot et al. 1984; Rosengren et al. 1988; Salonen 1982). Sie konstatieren allerdings einen weiteren Forschungsbedarf im Hinblick auf die Rolle der Herz-Kreislauf-Risikofaktoren in verschiedenen Lebensphasen, um den Einfluß sozialer gegenüber biologischen Faktoren abschätzen zu können. Ebenso müsse mehr Gewicht auf die Untersuchung der Faktoren gelegt werden, die den sozialen Status bestimmen (Einkommen, Beruf), auf die psychosozialen Vermittlungsfaktoren und ihre Wirkung in den verschiedenen Sozialgruppen und außerdem auf die Rolle von chronischem Streß im Beruf und Alltagsleben.

5.4.2 Risikofaktoren und soziale Lage in der BRD

Basierend auf den nationalen Surveydaten wurden bereits verschiedenste Analysen zum Zusammenhang von sozialer Schicht und Risikofaktoren durchgeführt (siehe z.B. Helmert et al. 1989; Helmert et al. 1990; Helmert et al. 1992). Für diese Auswertungen wurde ein Schichtindex verwendet, der sich aus den Variablen Schulbildung, Einkommen und beruflichem Status zusammensetzte.

Es wurden fünf Schichten gebildet, wobei jede Schicht ca. 20% der Gesamtverteilung einschloß. [1]

Die Variable Haushaltsnettoeinkommen umfaßt 10 Gruppen, beginnend mit der Klasse „weniger als 500 DM" bis zur Klasse „5001 DM und mehr" (Klassengröße jeweils 500 DM). Die niedrigste Einkommensklasse ging mit dem Wert 1 in den zusammengesetzten Index ein und jede Klasse erhielt einen Punkt mehr bis zu der höchsten, die 10 Punkte bekam. Je nach Größe des Haushalts wurde eine gewisse Summe (Zusammenleben mit Partner 800 DM und ein Abschlag für Kinder) von dem Haushaltsnettoeinkommen abgezogen. Da das Nominaleinkommen sich vom ersten zum dritten Survey (1984 zu 1991) geändert hat, wurde es für die Surveys nach 1984 durch einen jährlichen Inflationsausgleich von 4% reduziert und somit eine Vergleichbarkeit der Realeinkommen zu den verschiedenen Erhebungszeiträumen hergestellt.

Die Variable Schulabschluß enthielt die folgenden Items, die jeweils mit dem angegebenen Punktwert in den Index eingingen:

Kein Schulabschluß (2 Punkte)

Volksschule (3 Punkte)

Mittlere Reife, Realschule (5 Punkte)

Fachhochschulreife (6 Punkte)

Abitur (7 Punkte)

Hochschulabschluß (8 Punkte)

Die Variable „beruflicher Status" bezog sich auf die Person im Haushalt mit dem höchsten beruflichen Status. Es wurde entweder die jetzige Tätigkeit oder - bei Nichtberufstätigen - die letzte berufliche Tätigkeit der Person mit dem höchsten Status zugrunde gelegt. Die Probanden wurden auf einer 9-Punkte-Skala beginnend mit der Kategorie „Ungelernter Arbeiter" (1 Punkt) bis hoch zur Kategorie „Selbständige mit 10 und mehr Mitarbeitern" (9 Punkte) zugeordnet.

Tabelle 5.4.2-1 gibt für die Daten des Nationalen Gesundheitssurveys 1990-91 die Verteilung der Frauen auf die sozialen Schichten wieder. Es wird erkennbar, daß bei den Frauen die oberste Sozialschicht am geringsten (15,3%), die mittlere am stärksten besetzt ist. Für die Männer war das nicht der Fall; bei ihnen waren alle Sozialgruppen gleichmäßig besetzt.

Die Sozialschichten unterschieden sich im Hinblick auf die Alterszusammensetzung. In der untersten Sozialschicht waren mehr ältere Personen zu finden, ein Effekt, der u.a. durch das in den letzten 50 Jahren veränderte Bildungsniveau zustandegekommen war. Es wurde deshalb zwischen den Schichten eine Altersstandardisierung, basierend auf der Gesamtaltersverteilung der Frauen in

---

[1] Für die Schichten werden im folgenden Abkürzungen benutzt: OS = Oberschicht, OMS = obere Mittelschicht, MS = Mittelschicht, UMS = untere Mittelschicht, US = Unterschicht

Weight 4 (s.a. Kapitel 5.1) nach 5 Jahresaltersgruppen, vorgenommen. Alle Auswertungen erfolgten wieder unter Anwendung von Weight 4.

Tabelle 5.4.2-1
Verteilung der Frauen im 3. Nationalen Gesundheitssurvey (1990-91) auf die sozialen Schichten (%)

	Ober-schicht	Obere Mittel-schicht	Mittel-schicht	Untere Mittel-schicht	Unter-schicht
N	%	%	%	%	%
2688	15,3	22,5	23,9	17,4	21,0

Tabelle 5.4.2-2
Risikofaktoren nach sozialer Schicht, Frauen (Altersstandardisiert[*]) zwischen den sozialen Schichten). Nationale Gesundheitssurveys 1990-91

	Ober-schicht	Obere Mittel-schicht	Mittel-schicht	Untere Mittel-schicht	Unter-schicht
N	411	605	641	467	564
Raucherin	24,1	26,0	27,4	31,9	35,0
Ehemalige Raucherin	26,3	20,2	17,8	15,9	14,4
Systolischer Blutdruck (mmHg)	126,3	129,0	130,6	133,5	133,7
Diastolischer Blutdruck (mmHg)	78,6	79,8	80,5	80,7	82,1
Unkontrollierte) Hypertonie[1]	9,2	12,3	16,3	18,6	19,1
Un- plus kontrollierte Hypertonie[2]	12,3	18,2	21,9	24,8	26,4
darin:					
Anteil der medikamentös behandelten Hypertonie	44,3	49,1	52,6	57,3	56,5
Anteil der medikamentös kontrollierten Hypertonie	25,2	32,3	26,1	25,1	27,6
Bekanntheit der eigenen Hypertonie	39,0	51,4	48,8	52,9	53,4

Weight 4

[*]Altersstandardisierung entsprechend der Altersverteilung nach Weight 4.
[1]Systolischer Blutdruck >= 160 mmHg oder diastolischer Blutdruck >= 95 mmHg.
[2](Systolischer Blutdruck >= 160 mmHg oder diastolischer Blutdruck >= 95 mmHg) plus (systolischer Blutdruck < 160 mmHg und diastolischer Blutdruck < 95 mmHg, aber medikamentöse Kontrolle der Hypertonie).

Tabelle 5.4.2-2 ff
Risikofaktoren nach sozialer Schicht, Frauen (Altersstandardisiert*) zwischen den sozialen Schichten). Nationale Gesundheitssurveys 1990-91

	Ober-schicht	Obere Mittel-schicht	Mittel-schicht	Untere Mittel-schicht	Unter-schicht
N	411	605	641	467	564
BMI (kg/qm)	24,2	25,6	26,0	27,2	27,7
BMI >= 25	31,1	49,6	52,2	61,7	62,7
BMI >= 30	8,8	15,6	15,8	27,0	29,1
Gesamtchole-sterin (mg/dl)	231,8	241,1	239,1	240,0	238,0
HDL-Chole-sterin (mg/dl)	70,9	69,0	66,7	66,8	64,1
Gesamt - HDL (mg/dl)	160,4	172,1	171,7	172,1	173,9
Gesamtchole-sterin >= 250	32,0	39,8	37,0	37,3	37,5
Gesamtchole-sterin >= 300	6,7	11,5	10,9	11,6	11,2
Gesamtchole-sterin >= 250 oder < 250 aber Medikamente	33,1	40,9	37,3	37,9	37,9
darin: Medikamentöse Behandlung	5,8	6,7	5,5	9,9	7,8
Bekanntheit der eigenen Hyper-cholesterinämie	23,4	30,4	16,8	21,5	24,8
Kein Sport	33,8	37,9	46,5	57,9	66,9
MLF[3]	26,0	29,4	32,3	37,0	36,0
2 u.m. Risikofak-toren[4]	17,4	25,5	27,4	33,0	38,3
2 u.m. Risikofak-toren inkl. HDL[5]	20,4	27,5	29,6	36,9	42,6

Weight 4
*) Altersstandardisierung entsprechend der Altersverteilung nach Weight 4.
[3] MLF: Kardiovaskuläres Mortalitätsrisiko basierend auf den Koeefizienten aus dem NHANES-Mortalitäts-Follow-up für die ICD-9 Gruppen 410-414 und 430-438, für Frauen und Männer im Alter von 40-69 Jahren. Eingeschlossene Risikofaktoren: systolischer Blutdruck, Gesamtcholesterin, BMI, Rauchen und Alter. Erwartete Mortalität auf 1000 Personenjahre.
[4] 2 u.m. Risikofaktoren: rauchen, un- plus kontrollierte Hypertonie, Hypercholesterinämie (Gesamtcholesterin >= 250 mg/dl), BMI >= 30.
[5] 2 u.m. Risikofaktoren inkl. HDL: HDL < = 35 mg/ für Männer, <= 45 mg/dl für Frauen.

Die Beschreibung der Sozialschichten nach Schulbildung, beruflichem Status und Einkommen nach der Altersstandardisierung zeigt, daß in den beiden untersten Schichten 83,4% (UMS) bzw. 89,9% (US) aller Frauen einen Volksschulabschluß haben (OS 15,4%). Zwischen 27% und 41% der Frauen aus der OS bis MS haben einen Realschulabschluß; 38% der Frauen aus der OS haben Abitur (4% in der MS, 0% in der US). Das Einkommen verschiebt sich definitionsgemäß ebenfalls kontinuierlich zwischen den Schichten. Den höchsten Anteil berufstätiger Frauen finden wir in der OS (62%) (OMS 55%, MS 56%, UMS 50%), den niedrigsten in der US (43%). 12-15% der Frauen in den verschiedenen Schichten sind bereits verrentet. Am meisten Hausfrauen finden sich in der US (39,8%), am wenigsten in der OS (23,3%).

Die Verteilung der Risikofaktoren nach sozialer Schicht (Tabelle 5.4.2-2) zeigt für die Frauen folgende Ergebnisse:

- Die Prävalenz des Rauchens nimmt mit Abnahme der sozialen Schicht kontinuierlich zu. Der Anteil der ehemaligen Raucherinnen nimmt dagegen mit der sozialen Schicht ab. Es zeigt sich damit eine starke Belastung der Frauen aus den unteren Sozialschichten durch das Rauchen.

- Eine ungünstigere Situation der Frauen aus den unteren Schichten ergibt sich auch beim Blutdruck. Sowohl der systolische Blutdruck als auch der diastolische Blutdruck ist in den unteren Schichten höher als in den oberen. Es läßt sich auch eine kontinuierliche Zunahme der unkontrollierten Hypertonie (Definition siehe Kapitel 5.2 und Fußn. der Tabelle 5.4.2-2) und der unkontrollierten plus kontrollierten Hypertonie (Definition ebd.) mit der Abnahme der sozialen Schicht beobachten.

- Es ergibt sich eine Zunahme des Behandlungs- und Kontrollgrades der Hypertonie und der Bekanntheit der eigenen Hypertonie von der Oberschicht zur Unterschicht; diese Zunahme ist jedoch zwischen den Schichten diskontinuierlich (Abbildung 5.4.2-1). Der höchste Behandlungs- und Bekanntheitsgrad ist in den beiden unteren Schicht zu beobachten, hier ist aber die medikamentöse Kontrolle der Hypertonie vergleichsweise gering.

- Bei den ernährungsabhängigen Risikofaktoren ergibt sich für das Körpergewicht ein Schichtgradient. Das Durchschnittsgewicht (BMI), das Übergewicht (BMI>= 25) und das schwere Übergewicht (BMI>= 30) nehmen mit Abnahme der sozialen Schicht kontinuierlich zu.

- Anders sieht die Beziehung bei den Cholesterinwerten aus. Es zeigt sich nämlich eine diskontinuierliche Verteilung des Gesamtcholesterins nach sozialer Schicht: Die Frauen der Oberschicht haben mit Abstand die besten Werte während die Werte der Frauen aus den anderen Schichten deutlich darüber, aber auf einem vergleichbaren Niveau liegen. Wir finden also bezogen auf das Gesamtcholesterin kaum soziale Unterschiede.

- Auch die Prävalenzen der Hypercholesterinämie für Gesamtcholesterin >= 250 mg/dl und >= 300 mg/dl und der gesamten Hypercholesterinämie (Gesamtcholesterin >= 250 mg/dl oder Werte darunter, aber Medikamente zur Senkung des Blutfettspiegels) verhalten sich in bezug auf die Sozialschichten wie das Gesamtcholesterin. D.h., wir finden mit Abstand niedrigere Werte in der Oberschicht und hohe Werte in den vier anderen Schichten, wobei sich diese Schichten nicht stark voneinander unterscheiden.

- Beim HDL-Cholesterin finden wir jedoch wieder ein klaren sozialen Gradienten, der nahezu kontinuierlich von der Oberschicht (70,9 mg/dl) zur Unterschicht (64,1 mg/dl) sinkt. Die Differenz des Gesamtcholesterins minus HDL-Cholesterin als Indikator für das Herz-Kreislaufrisiko der Frauen steigt ebenfalls wieder kontinuierlich mit Abnahme der sozialen Schicht an, wobei die Frauen der obersten Schicht wieder ein extrem niedriges Risiko haben.

- Beim Behandlungs- und Bekanntheitsgrad der Hypercholesterinämie finden wir in bezug auf die sozialen Schichten einen diskontinuierlichen Trend (Abbildung 5.4.2-2). Der Behandlungsgrad ist in der unteren Mittelschicht und Unterschicht am höchsten und in der Mittelschicht und Oberschicht am niedrigsten. Der Bekanntheitsgrad ist ebenfalls in der Mittelschicht am niedrigsten, aber in den oberen Schichten und erstaunlicherweise auch in den unteren Schichten recht hoch. Der Anteil kontrollierter Hypercholesterinämikerinnen, d.h. der Frauen mit Werten unter 250 mg/dl, aber mit medikamentöser Behandlung, ist wegen des geringen Anteils (1-2%) und der damit verbundenen geringen Fallzahlen (1-3 Personen pro Schicht) in Tabelle 5.4.2-2 nicht ausgewiesen.

- Der Anteil Frauen, der keinen Sport treibt, ist in der Oberschicht am niedrigsten (33,8%) und steigt mit der sozialen Schicht auf mehr als das Doppelte an (US 66,9%).

- Die multiple logistische Regression (MLF) als Indikator für die Risikofaktorenbelastung zeigt, daß das Mortalitätsrisiko für Frauen aus der Oberschicht 26,0 pro 1000 ist, für die untere Mittelschicht 37,0 und für die Unterschicht 36,0 pro 1000. Die obere Mittelschicht und Mittelschicht (29,4 bzw. 32,3 pro 1000 Frauen) nehmen bei der MLF eine mittlere Position ein. Die hohe Beeinträchtigung der Frauen aus den unteren Schichten zeigt sich besonders bei der Variable „2 Risikofaktoren u.m.". Nur 20,4% der Frauen aus der Oberschicht, aber 42,6% der Frauen aus der Unterschicht haben 2 u.m. Risikofaktoren (inkl. HDL).

Abbildung 5.4.2-1

Behandlung, Bekanntheit und Kontrolle der eigenen Hypertonie (nur Hyperto-nikerinnen) nach sozialer Schicht, Frauen (in%). Nationaler Gesundheitssurvey 1990-91

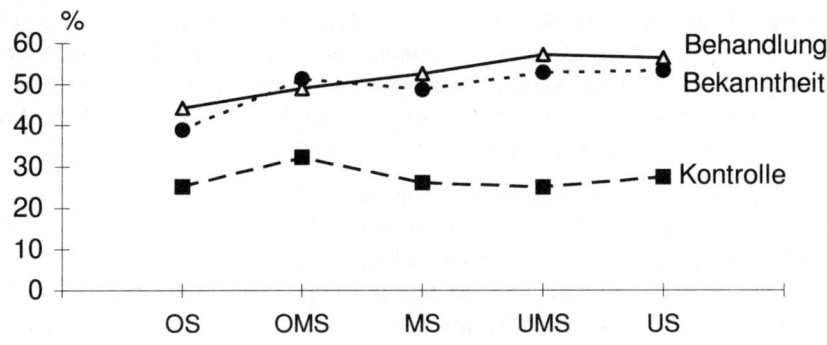

Abbildung 5.4.2-2

Behandlung, Bekanntheit und Kontrolle der eigenen Hypertonie (nur Personen mit einer Hypercholesterinämie) nach sozialer Schicht, Frauen (in%). Nationaler Gesundheitssurvey 1990-91

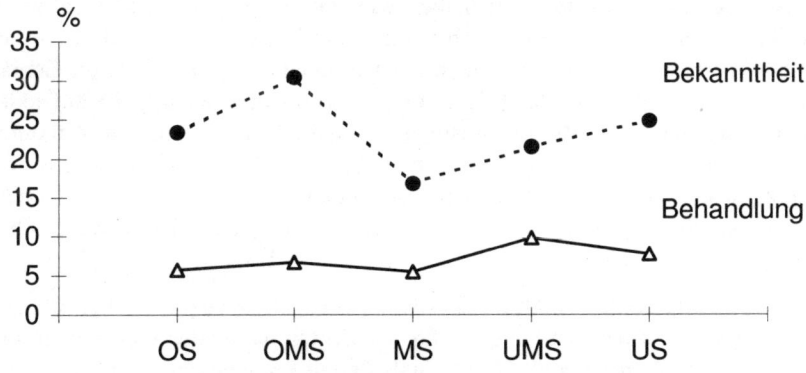

Die Ergebnisse der Deskription der Verteilung der Risikofaktoren nach sozialer Schicht zeigten für alle Risikofaktoren - mit Ausnahme des Gesamtcholesterins - einen starken sozialen Gradienten. Helmert et al. (1994) belegten, daß diese Zusammenhänge zwischen Risikofaktoren und sozialer Schicht signifikant wa-ren. Die Situation ist in der Oberschicht am günstigsten und nimmt mit der so-zialen Schicht deutlich ab. Diese Effekte ergaben sich unabhängig vom Alter. Es ist zu berücksichtigen, daß zwischen den Risikofaktoren Interdependenzen bestehen, wie z.B. zwischen Hypertonie, Rauchen und Übergewicht und zwi-schen Rauchen und HDL-Cholesterin. Ein hoher Anteil Raucherinnen und übergewichtiger Frauen in der unteren sozialen Schicht führt z.B. dazu, daß wir hier auch einen hohen Anteil Hypertonikerinnen und Frauen mit niedrigem HDL-Spiegel finden. Andererseits zeigt die einfache deskriptive Beschreibung der Risikofaktoren in den Sozialschichten auch die multiple gesundheitliche Belastung und Beeinträchtigung von Frauen aus unteren sozialen Schichten. Berücksichtigt man, daß für die Frauen weniger das Gesamtcholesterin, aber mehr das HDL und die Variable (Gesamtcholesterin minus HDL) einen prognostischen Wert für das kardiovaskuläre Risiko haben, so läßt sich festhalten, daß Frauen aus den unteren sozialen Schichten im Hinblick auf alle Risikofaktoren schlechter dastehen als besser gestellte Frauen.

Erwähnenswert sind die Ergebnisse zum Behandlungs- und Bekanntheitsgrad der eigenen Hypertonie bzw. Hypercholesterinämie. Es zeigt sich, daß der Behandlungsgrad in den unteren Sozialschichten höher ist als in den oberen Schichten. Für die Hypertonie gilt dieser Zusammenhang auch für den Bekanntheitsgrad, während sich die sozialen Schichten im Blick auf die medikamentöse Kontrolle der Hypertonie nicht wesentlich voneinander unterscheiden. Bei der Interpretation dieses Befundes sind wir auf Vermutungen angewiesen. Es ist anzunehmen, daß in den unteren Schichten mehr Frauen mit stark überhöhten Blutdruckwerten vorkommen, die dringend einer Behandlung bedürfen, deren richtige medikamentöse Einstellung aber schwieriger ist als bei Personen mit mäßig erhöhten Blutdruckwerten. Obwohl wir nicht wissen, aufgrund welches Blutdruckbefundes der Arzt eine medikamentöse Behandlung angeordnet hat, ist eine solche Annahme plausibel, weil die Mittelwerte des systolischen und diastolischen Blutdrucks in den unteren Schichten höher lagen als in den oberen. Weiterhin mag eine schlechtere Compliance in den unteren Sozialschichten eine größere Rolle spielen als in den oberen. Wichtig ist auf jeden Fall festzuhalten, daß die ungünstigere Situation der Frauen aus unteren Schichten bei den medizinisch relevanten Risikofaktoren Bluthochdruck und Hypercholesterinämie nicht durch einen sozialen Gradienten in der medikamentösen Behandlung und Kontrolle dieser Krankheiten, also der medizinischen Versorgung, zu erklären ist.

In den hier dargestellten Analysen wurde der Zusammenhang zwischen sozialer Schicht und Risikofaktoren lediglich für den dritten nationalen Gesundheitssurvey dargestellt. Helmert et al. (1994) analysierten Entwicklungstrends der Risikofaktoren vom ersten Survey (1984-86) zum dritten Survey (1990-91) nach sozialer Schicht. Mittels einer multiplen linearen und einer multiplen logistischen Regressionsanalyse wurden Interaktionseffekte zwischen sozialer Schicht und zeitlicher Entwicklung für die Risikofaktoren Rauchen, Bluthochdruck (unkontrollierte plus kontrollierte Hypertonie, Mittelwert des systolischen Blutdrucks), Hypercholesterinämie (Gesamtcholesterin >= 250 mg/dl), Übergewicht (BMI>= 30), für die MLF und die Variable „2 Risikofaktoren und mehr" (exklusive HDL) berechnet. Bei den Frauen ergab sich vom ersten zum dritten Survey eine signifikante Verschlechterung des Risikos bei der untersten Sozialschicht im Vergleich zu der obersten für die Variablen: Rauchen, den systolischen Blutdruck, den BMI-Wert, die MLF und die Variable 2 Risikofaktoren und mehr.

Diese Ergebnisse zeigen, daß die Verschlechterung der Trends bei den Risikofaktoren bei den Frauen in der Bundesrepublik Deutschland, wie sie in Kapitel 5.2 gezeigt wurden, wesentlich zu Lasten der unteren Sozialschichten geht. Dort war gezeigt worden, daß bei den Frauen signifikante Verschlechterungen bei den Risikofaktoren systolischer Blutdruck, dem BMI-Wert und bei der Variable 2 u.m. Risikofaktoren (exklusive HDL) stattgefunden hatten. Diese Faktoren sind weitgehendst deckungsgleich mit den von Helmert (ebd.) belegten Schichtgradienten zwischen der obersten und untersten Sozialschicht.

Betrachtet man allerdings die Trends unter Einbezug aller sozialen Schichten, differenziert sich das Bild. Greiser (1994) verglich die Trends für jede Sozialschicht und jeden Risikofaktor getrennt (ebenfalls nach Altersstandardisierung auf Weight 4, s.a. dazu auch Kapitel 5.1). Dabei ergab sich für das Rauchen ein analoger Trend wie bei Helmert (ebd.): in der Oberschicht ergab sich eine deutliche (-12%) (n.s.) Abnahme, in der unteren Mittelschicht eine deutliche (n.s.) Zunahme (+30%) des Rauchens. Signifikante Veränderungen ergaben sich beim Übergewicht (BMI >=25), das in der unteren Mittelschicht signifikant zunahm (+17%), bei der Hypercholesterinämie (Gesamtcholesterin >=300mg/dl), das in der Oberschicht signifikant abnahm (-42%) und bei der Bekanntheit der eigenen Hypertonie, die bedauerlicher Weise in der Oberschicht signifikant abnahm (-31%).

Generell zeigt sich ein Trend zur Verschlechterung der Situation in der Unterschicht und v.a. in der unteren Mittelschicht, aber eine Verbesserung der Situation in der Oberschicht. Das gilt über die genannten signifikanten Änderungen hinaus als Trend für die Risikofaktoren: unkontrollierte Hypertonie und Behandlungsgrad der Hypertonie; beim Übergewicht zeigt sich besonders eine Zunahme in den mittleren Sozialschichten (obere und unteren Mittelschicht). Die MLF faßt den Trend zusammen und belegt eine Abnahme von -26% für die Oberschicht und eine Zunahme für die Mittelschicht (+13%) und untere Mittelschicht (+13%) (alle Werte n.s.).

Die Daten zur sozialen Lage und Risikofaktoren belegen insgesamt eine deutlich schlechtere gesundheitliche Situation der Frauen in den unteren sozialen Schichten. Diese Ergebnisse sind übereinstimmend mit den in der internationalen Literatur für hochindustrialisierte Länder wie den USA, England und Skandinavien dokumentierten Zusammenhängen. Bemerkenswert ist, daß bei den schichtspezifischen Gradienten einzig das Gesamtcholesterin aus der Reihe fällt; auch dies ist mit der internationalen Literatur konsistent.

In der Bundesrepublik Deutschland galt der Zusammenhang zwischen schlechter sozialer Lage und Risikofaktorenbelastung schon für den ersten Survey Mitte der 80er Jahre; bis zu Beginn der 90er Jahre hat sich dieser Gradient noch verschärft. Für die Frauen aus der obersten Schicht hat sich die Situation deutlich verbessert, während sie sich für die Frauen aus den unteren Schichten verschlechtert hat. Bemerkenswert ist dabei, daß von der Verschlechterung v.a. auch Frauen aus der unteren Mittelschicht betroffen sind. Die Ergebnisse verweisen darauf, gesundheitspolitische Konsequenzen mit Blick auf diese sozialschichtspezifische Benachteiligung von Frauen zu ziehen. Diese Konsequenzen sind im Abschlußkapitel dieser Arbeit zu diskutieren.

5.4.3 Gesundheit und soziale Lage in Bremen

5.4.3.1 Mortalität

Die Bremer Gesundheitsberichterstattung (Bremer Institut für Präventionsforschung und Sozialmedizin 1992) widmete einen gesonderten Teil ihrer Analysen sozialen Unterschieden in der Mortalität und Risikofaktorenbelastung in Bremen. Diese Ergebnisse sollen hier mit Blick auf die Frauen dargestellt werden.

Für die Bremer Gesundheitsberichterstattung wurden die Daten des Statistischen Landesamtes zur Mortalität und Bevölkerungsstruktur in Bremen auf Ortsteilebene zugrunde gelegt. Mittels eines clusteranalytischen Verfahrens waren die Daten zur Bevölkerungsstruktur in den Bremer Ortsteilen so ausgewertet worden, daß sich daraus fünf Stadtgebietstypen ergaben. Ortsteile mit einer Mindesteinwohnerzahl von 1000 wurden mittels des statistischen Verfahrens in fünf homogene Gruppen klassifiziert. Die Gruppenbildung erfolgte auf der Basis der Merkmale „Akademiker- und Selbstständigenanteil" als Indikatoren für gute soziale Lage und „Arbeiteranteil" als Kriterium für schlechte soziale Lage.

Gebietstyp 1 zeichnete sich durch einen geringen Arbeiteranteil (9,9%) und einen sehr hohen Selbstständigenanteil (17,2%), Angestelltenanteil (57%) und Akademikeranteil (26,3%) aus (Tabelle 5.4.3.1-1). Im Gegensatz dazu waren im sozial und ökonomisch am schlechtesten gestellten Stadtgebietstyp (Gebiet 5) nur jeweils 4% Akademiker und Selbstständige zu finden, aber 50% Arbeiter. Die Stadtgebietstypen 2 bis 4 lagen zwischen diesen beiden Extremen und repräsentierten einen Angestellten-, Akademiker-, Beamten- und Selbstständigen-Stadtteil (Gebiet 2), ein typisches Arbeiter- und untere Angestellten-Stadtgebiet (Gebiet 4) und einen Angestellten-Stadtgebietstyp (Gebiet 3).

Tabelle 5.4.3.1-1
Sozialökologische Stadtgebietstypen in Bremen nach sozialen Merkmalen (%)

| | Stadtgebietstyp | | | | |
	1	2	3	4	5
Soziale Merkmale					
Erwerbslosenquote	7,0	8,4	7,0	8,0	9,2
Sozialhilfe	2,4	6,0	6,2	7,9	11,8
Ausländeranteil	3,2	4,9	4,7	6,6	9,7
Arbeiteranteil	9,9	21,3	32,2	41,7	50,2
Beamtenanteil	14,4	12,9	10,4	8,0	7,0
Selbstständigenanteil	17,2	17,2	10,2	5,2	4,1
Angestelltenanteil	57,0	54,5	50,4	44,4	38,1
Akadamikeranteil	26,3	15,8	9,2	5,9	4,2

Quelle: Bremer Gesundheitsberichterstattung 1992

Abbildung 5.4.3.1-1
Entwicklung der Mortalität in Bremen 1971 bis 1989
Sozialökologische Stadtgebietstypen im Vergleich (Oberschichtsgebiet zu Unterschichtsgebiet)
Quelle: Bremer Gesundheitsberichterstattung 1992
(Bremer Institut für Präventionsforschung und Sozialmedizin, 1992)

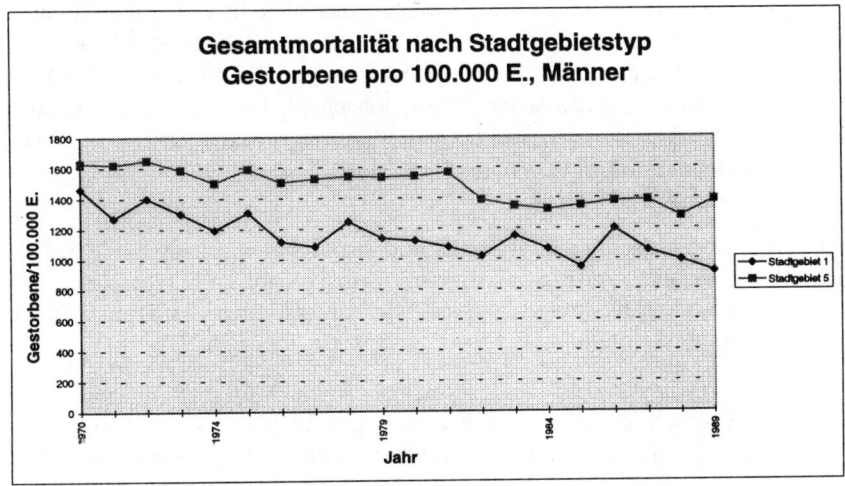

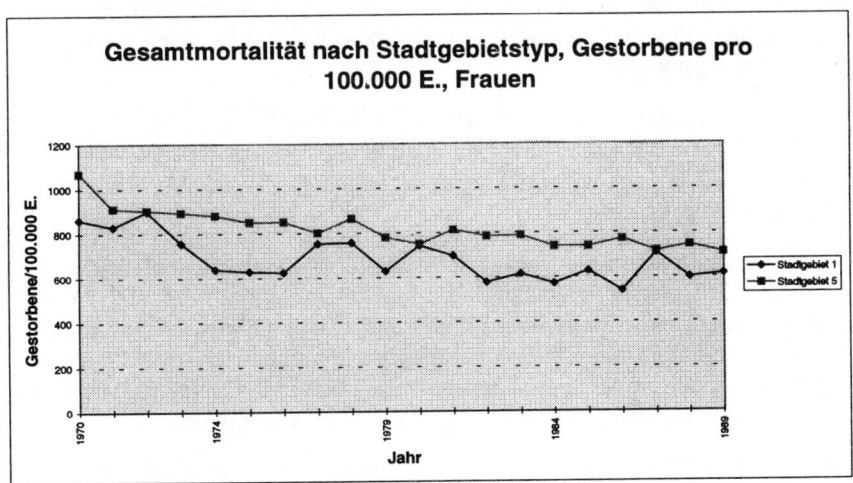

Die Ergebnisse zeigen sowohl für die Frauen als auch für Männer einen deutlichen Unterschied in der Mortalität zwischen den besser und schlechter gestellten Stadtgebietstypen (Abbildung 5.4.3.1-1). Im Zeitraum von 1970-1989 sank in allen Gebietstypen für beide Geschlechter die Mortalität, wobei bei den Männern die Mortalität in den sozial schlechter gestellten Regionen langsamer sank als in den besser gestellten. Bei den Frauen steht der Stadtgebietstyp 4 am günstigsten im Trend da (-32.7% Senkung der Mortalität), während der Trend in den anderen Stadtgebieten in vergleichbarem Umfang, nämlich jeweils um ca. 25% (-23,8% bis -25,4%) sank. Zu Beginn der 70er Jahre lag die Gesamtmortalität der Frauen in dem am schlechtesten gestellten Stadtgebietstyp (Gebiet 1) 18% über der der Frauen im am besten gestellten Gebiet (Gebiet 5); bei den Männern waren das sogar 20% Unterschied. Im Laufe der 70er und 80er Jahre hat sich diese Differenz bei den Männern deutlich verstärkt und lag Ende der 80er Jahre bei 35%, währenddessen die Schere bei den Frauen nicht weiter auseinander gegangen ist.

Veränderungsraten nach Todesursachen und sozialökologischem Stadtgebietstyp wurden berechnet (Tabelle 5.4.3.1-2 bis Tabelle 5.4.3.1-6). Wegen der z.T. geringen absoluten Zahlen wurde die Rate für den gesamten Zeitraum 1979-79 mit dem gesamten Zeitraum 1980-89 verglichen. Es zeigt sich:

- Für fast alle dargestellten Todesursachen ist die Mortalität in den sozial schlechter gestellten Gebieten höher. Dies gilt für Männer ausgeprägter als für Frauen, bei denen oft nur die am besten gestellte Region eine geringere Mortalität ausweist.

- Es ist ein Rückgang der Krebsmortalität für alle Krebse zusammen (Tabelle 5.4.3.1-2) bei Männern und Frauen und für alle sozialen Gebietstypen zu beobachten. Dies gilt aber nicht für die Männer in den beiden am schlechtesten gestellten Regionen.

- Bei den Männern ist ein Rückgang des Lungenkrebses (Tabelle 5.4.3.1-3) zu beobachten, der jedoch nicht für die unterste Sozialgruppe gilt. Die Schere zwischen hohem und niedrigem Sozialgebiet ist dadurch noch stärker auseinander gegangen.

- Es ist eine Zunahme der Lungenkrebsmortalität (ebd.) für Frauen in allen sozialen Gruppen zu verzeichnen. Dies ist am ausgeprägtesten in der mittleren Gruppe. Dieser Trend hat bei den Frauen dazu geführt, daß die Lungenkrebsmortalität in allen sozialökologischen Stadtgebietstypen vergleichbar groß ist, außer in der am besten gestellten Region (Gebiet 1), in der die Frauen eine deutlich geringere Lungenkrebs-Mortalität haben.

- In den 70er Jahren war bezogen auf den Brustkrebs (Tabelle 5.4.3.1-4) ein eindeutiger Zusammenhang zwischen sozialer Lage und Mortalität erkennbar. Dieser Trend hat sich jedoch in den 80er Jahren verschoben. Bei Frauen im am besten gestellten Stadtgebiet ist die Brustkrebs-Mortalität stark gesunken (-22.7%), sodaß hier jetzt - gemeinsam mit Gebiet Gebiet 4 - die niedrigste Mortalität besteht. Die höchste Mortalität besteht in den Stadtgebieten 2 und 5.

- Die Mortalität an ischämischen Herzkrankheiten (Tabelle 5.4.3.1-5) ist bei den Männern in allen Gebieten zurückgegangen, am wenigsten jedoch in dem am schlechtesten gestellten Gebiet. Bei den Frauen ist dagegen eine Zunahme in allen Gebieten (außer Gebiet 4) zu verzeichnen.

- Die Mortalität an zerebrovaskulären Krankheiten (Tabelle 5.4.3.1-6) nimmt für Männer und Frauen in allen Gebieten stark ab.

Die sozialökologische Betrachtung der gesundheitlichen Lage von Männern und Frauen in Bremen belegt eindrucksvoll den sozialen Gradienten für fast alle Todesursachen und für beide Geschlechter. Dieser Gradient ist für die Frauen jedoch weniger stark ausgeprägt als für die Männer. Damit stehen die Ergebnisse für die Bundesrepublik Deutschland in gewisser Weise im Widerspruch zu den Entwicklungen in den USA. In Abschnitt 5.4.1 war gezeigt worden, daß in den USA der soziale Gradient der Gesamtmortalität und der Mortalität bei den ischämischen Herzkrankheiten bei den Frauen stärker ausgeprägt war als bei den Männern.

Die Auflösung des Zusammenhangs von Brustkrebs und hohem Sozialstatus ist beachtenswert und aus der Literatur bislang in dieser Weise nicht dokumentiert. Es bleibt offen, ob es sich hier um zufällige Schwankungen oder einen echten Trend handelt.

Tabelle 5.4.3.1-2
Veränderung der Mortalitätsraten für alle Krebserkrankungen zusammen (ICD-9: 140-208). Nach sozialökologischem Stadtgebietstyp, Bremen 1970-79 zu 1980-89. (Gestorbene pro 100.000 Einwohner) (Standardisiert auf die Bevölkerung der BRD 1970)

Stadtge-bietstyp[1]	Frauen			Männer		
	Mortalitätsrate (pro 100.000)	Mortalitätsrate (pro 100.000)	Prozentuale Veränderung	Mortalitätsrate (pro 100.000)	Mortalitätsrate (pro 100.000)	Prozentuale Veränderung
	1970-1979	1980-1989		1970-1979	1980-1989	
1	196,2	182,9	- 6,8	310,4	260,1	- 16,9
2	204,0	194,2	- 4,8	334,3	318,7	- 4,6
3	195,3	190,5	- 2,4	334,8	321,6	- 4,0
4	199,9	187,9	- 6,0	334,8	338,8	+ 1,2
5	206,3	190,5	- 7,7	341,3	357,7	+ 4,8

[1] Stadtgebietstyp 1: beste soziale Lage; Stadtgebietstyp 5: schlechteste soziale Lage

Quelle: Bremer Gesundheitsberichterstattung 1992

Die Entwicklungstrends der Mortalität nach sozialer Lage zeigen für die Frauen keine Vergrößerung der Schere zwischen den sehr gut und sehr schlecht gestellten Stadtgebietstypen. Dieses Ergebnis ist mit der in der Literatur für die USA belegten Trends der Gesamtmortalität und Mortalität an ischämischen Herzkrankheiten identisch.

Von der Reduktion der Mortalität beim Krebs profitieren am wenigsten die Frauen aus den mittleren Stadtgebietstypen; beim Lungen- und Brustkrebs sind bei ihnen sogar die stärksten Zunahmen zu beobachten. Die Mortalität an ischämischen Herzkrankheiten nimmt besonders bei den Frauen in den am besten gestellten Gebieten zu. Lediglich bei den zerebrovaskulären Krankheiten kommt die Mortalitätsreduktion Frauen aus allen Regionen in vergleichbarer Weise zugute.

Tabelle 5.4.3.1-3
Veränderung der Mortalitätsraten für Lungenkrebs (ICD-9: 162) nach sozialökologischem Stadtgebietstyp, Bremen 1970-79 zu 1980-89 (Gestorbene pro 100.000 Einwohner) (Standardisiert auf die Bevölkerung der BRD 1970)

Stadtge-bietstyp[1]	Frauen			Männer		
	Morta-litätsrate (pro 100.000)	Morta-litätsrate (pro 100.000)	Prozen-tuale Verän-derung	Morta-litätsrate (pro 100.000)	Morta-litätsrate (pro 100.000)	Prozen-tuale Verän-derung
	1970-1979	1980-1989		1970-1979	1980-1989	
1	8,3	9,1	+ 9,1	62,6	59,9	- 4,2
2	10,3	13,1	+ 26,6	85,6	80,6	- 5,9
3	8,3	15,6	+ 88,3	90,8	88,6	- 2,5
4	10,9	14,0	+ 29,4	100,8	100,4	- 0,4
5	13,4	14,1	+ 5,2	98,4	103,6	+ 5,3

[1] Stadtgebietstyp 1: beste soziale Lage; Stadtgebietstyp 5: schlechteste soziale Lage
Quelle: Bremer Gesundheitsberichterstattung 1992

Tabelle 5.4.3.1-4
Veränderung der Mortalitätsraten für Brustkrebs (ICD-9: 174) nach sozialökologischem Stadtgebietstyp, Bremen 1970-79 zu 1980-89 (Gestorbene pro 100.000 Einwohner) (Standardisiert auf die Bevölkerung der BRD 1970)

Stadtge-bietstyp[1]	Frauen		
	Mortalitätsrate (pro 100.000)	Mortalitätsrate (pro 100.000)	Prozentuale Veränderung
	1970-1979	1980-1989	
1	42,0	32,5	- 22,7
2	34,5	40,5	+ 17,5
3	29,2	34,0	+ 16,3
4	30,3	32,4	+ 6,9
5	31,9	36,2	+ 13,4

[1] Stadtgebietstyp 1: beste soziale Lage; Stadtgebietstyp 5: schlechteste soziale Lage
Quelle: Bremer Gesundheitsberichterstattung 1992

Tabelle 5.4.3.1-5
Veränderung der Mortalitätsraten für ischämische Herzkrankheiten (ICD-9: 410-414) nach sozialökologischem Stadtgebietstyp, Bremen 1970-79 zu 1980-89 (Gestorbene pro 100.000 Einwohner) (Standardisiert auf die Bevölkerung der BRD 1970)

Stadtge-bietstyp[1]	Frauen			Männer		
	Morta-litätsrate (pro 100.000)	Morta-litätsrate (pro 100.000)	Prozen-tuale Verän-derung	Morta-litätsrate (pro 100.000)	Morta-litätsrate (pro 100.000)	Prozen-tuale Verän-derung
	1970-1979	1980-1989		1970-1979	1980-1989	
1	55,2	66,5	+ 20,5	212,9	208,0	- 2,3
2	81,4	93,6	+ 14,9	259,9	248,3	- 4,5
3	84,6	89,0	+ 5,1	251,8	231,1	- 8,2
4	87,5	83,2	- 4,9	262,1	245,4	- 6,4
5	89,0	99,2	+ 11,5	256,2	253,6	- 1,0

[1] Stadtgebietstyp 1: beste soziale Lage; Stadtgebietstyp 5: schlechteste soziale Lage

Quelle: Bremer Gesundheitsberichterstattung 1992

Tabelle 5.4.3.1-6
Veränderung der Mortalitätsraten für zerebrovaskuläre Krankheiten (ICD-9: 430-438) nach sozialökologischem Stadtgebietstyp, Bremen 1970-79 zu 1980-89 (Gestorbene pro 100.000 Einwohner) (Standardisiert auf die Bevölkerung der BRD 1970)

Stadtge-bietstyp[1]	Frauen			Männer		
	Morta-litätsrate (pro 100.000)	Morta-litätsrate (pro 100.000)	Prozen-tuale Verän-derung	Morta-litätsrate (pro 100.000)	Morta-litätsrate (pro 100.000)	Prozen-tuale Verän-derung
	1970-1979	1980-1989		1970-1979	1980-1989	
1	100,8	68,7	- 31,9	118,1	102,2	- 13,5
2	129,5	88,8	- 31,5	157,5	115,7	- 26,6
3	126,4	86,9	- 31,2	144,2	121,8	- 15,6
4	105,8	76,6	- 27,6	147,6	105,6	- 28,5
5	113,2	82,5	- 27,1	165,1	114,2	- 30,8

[1] Stadtgebietstyp 1: beste soziale Lage; Stadtgebietstyp 5: schlechteste soziale Lage

Quelle: Bremer Gesundheitsberichterstattung 1992

5.4.3.2 Risikofaktoren und Gesundheitsverhalten

Die Daten des 2. Bremer Gesundheitssurveys aus dem Jahre 1988 wurden entsprechend der Bildung der Stadtgebietstypen ausgewertet. Das waren insgesamt n = 2360 Personen, die je nach ihrem Wohnort einem der Stadtgebietstypen zugeordnet wurden. Tabellen 5.4.3.2-1 und 5.4.3.2-2 zeigen die Verteilung der

Surveyteilnehmer auf die fünf Gebiete. Dabei ergibt sich für das am besten gestellte Stadtgebietstyp 1 nur eine sehr geringe Fallzahl, nämlich 64 Frauen und 54 Männer.

Tabelle 5.4.3.2-1
Herz-Kreislauf-Risikofaktoren nach sozialökologischen Stadtgebietstypen Frauen (%). Bremer Gesundheitssurveys 1988

| | Stadtgebietstyp[1] | | | | |
	1	2	3	4	5
N	64	197	278	315	357
Rauchen					
- jetzt	16,4	33,9	33,1	29,7	35,5
- früher	31,7	20,7	17,9	23,9	15,2
Übergewicht - BMI >= 30	5,5	7,0	11,8	16,1	17,7
Bluthochdruck					
- unkontrollierte[2] Hypertonie	10,9	9,5	10,3	11,1	15,4
- un- plus kontrollierte[3] Hypertonie	15,7	13,1	18,2	20,8	24,7
Gesamtcholesterin >= 250 mg/dl	32,3	53,8	41,4	42,2	39,2

[1] Stadtgebietstyp 1: beste soziale Lage; Stadtgebietstyp 5: schlechteste soziale Lage.
[2] Systolischer Blutdruck >= 160 mmHg oder diastolischer Blutdruck >= 95 mmHg.
[3] (Systolischer Blutdruck >= 160 mmHg oder diastolischer Blutdruck >= 95 mmHg) plus (systolischer Blutdruck < 160 mmHgund diastolischer Blutdruck > 95 mmHg aber medikamentöse Behandlung der Hypertonie).

Quelle: Bremer Gesundheitsberichterstattung 1992

Die Ergebnisse für die Frauen verweisen auf einen eindeutigen Trend in die Richtung, daß die Frauen in besser gestellten Wohngebieten ein günstigeres Risikofaktorenprofil und ein besseres Gesundheitsverhalten haben, als die Frauen in den schlechter gestellten Gebieten. Sie rauchen weniger und der Anteil ehemaliger Raucherinnen ist hier am höchsten. Im Stadtgebietstyp 5 sind demgegenüber die meisten Raucherinnen und der geringste Anteil ehemaliger Raucherinnen zu finden.

Ein sehr starker sozialer Gradient ist ebenfalls bei dem Übergewicht zu finden. Während sich die Frauen in den Stadtgebietstypen 1-4 nicht wesentlich in der Prävalenz der unkontrollierten Hypertonie unterscheiden, ist diese im Stadtgebietstyp 5 deutlich höher. Auch steigt die Prävalenz der unkontrollierten plus der durch Blutdruckmedikamente kontrollierten Hypertoniker zusammengenommen (gesamte oder wahre Hypertonie) deutlich in den beiden am ungünstigsten gestellten Stadtgebietstypen im Vergleich zu den drei anderen an. Stadtgebietstyp 1 und 5 unterscheiden sich dabei erheblich in der Prävalenz (15,7% zu 24,7%). Lediglich für die Hypercholesterinämie ist kein durchgängiger Sozialtrend zu beachten. Die Prävalenz (Gesamtcholesterin >= 250 mg/dl) ist sogar in Gebiet 1 und 5 am geringsten.

Bei den Männern ist der soziale Gradient bei den Risikofaktoren eher so, daß die Männer in den mittleren Stadtgebietstypen die günstigste gesundheitliche Situation haben (Tabelle 5.4.3.2-2). Hier wird weniger geraucht als im besten und im schlechtesten Stadtgebietstyp und die Hypertonieprävalenz ist im Gebiet 3 am geringsten. In diesem Gebiet sind jedoch viele übergewichtige Männer und Personen mit einem hohen Gesamtcholesterinwert zu finden. Erklärungen hierfür lassen sich auf der Basis dieser ökologischen Analysen nicht geben.

Tabelle 5.4.3.2-2
Herz-Kreislauf-Risikofaktoren nach sozialökologischen Stadtgebietstypen, Männer (%). Bremer Gesundheitssurveys 1988

	Stadtgebietstyp[1]				
	1	2	3	4	5
N	54	164	235	323	361
Rauchen					
- jetzt	45,0	39,7	40,4	49,5	51,1
- früher	37,5	30,5	35,7	32,1	34,8
Übergewicht - BMI >= 30	8,7	8,2	14,4	12,1	14,9
Bluthochdruck					
- unkontrollierte[2] Hypertonie	14,5	15,3	10,0	17,4	16,0
- un- plus kontrollierte[3] Hypertonie	20,7	21,5	16,2	27,1	23,2
Gesamtcholesterin >= 250 dg/ml	31,7	37,4	34,3	30,8	35,9

[1] Stadtgebietstyp 1: beste soziale Lage; Stadtgebietstyp 5: schlechteste soziale Lage.
[2] systolischer Blutdruck >= 160 mmHg oder diastolischer Blutdruck >= 95 mmHg.
[3] (systolischer Blutdruck >= 160 mmHg oder diastolischer Blutdruck >= 95 mmHg) plus (systolischer Blutdruck < 160 mmHg und diastolischer Blutdruck > 95 mmHg aber medikamentöse Behandlung der Hypertonie).

Quelle: Bremer Gesundheitsberichterstattung 1992

Eine Auswertung subjektiver Gesundheitsindikatoren und Indikatoren des Ernährungsverhaltens für die Frauen (Bremer Institut für Präventionsforschung und Sozialmedizin 1992) zeigt ebenfalls einen durchgängigen Trend in die Richtung, daß Frauen aus den besser gestellten Stadtgebieten sich gesünder fühlen und weniger durch einen schlechten Gesundheitszustand im Alltag beeinträchtigt sind. Sie äußern auch weniger körperliche und psychische Beschwerden. Frauen aus den schlechter gestellten Stadtgebietstypen geben häufiger an, unter einer oder mehreren Krankheiten zu leiden. Allerdings achten Frauen in besserer sozialer Lage auch häufiger auf ihre Gesundheit und sind eher der Überzeugung, selbst etwas für den Erhalt ihrer Gesundheit tun zu können.

Im Ernährungsverhalten zeigen die Frauen aus den besser gestellten Stadtgebietstypen insoweit einen Trend zur gesünderen Ernährung, als sie weniger Fleisch und Wurst und häufiger frisches Gemüse essen. Allerdings bevorzugen sie auch gute Butter und fetten Käse, und Schnaps, Bier und Wein wird in den besser gestellten Gebieten deutlich häufiger getrunken. Insgesamt deuten die Daten zum Ernährungsverhalten auf eine unterschiedliche Ernährung in verschiedenen sozialen Gruppen hin, die jedoch mit einer Sozialschichtzuordnung über Stadtgebietstypen nicht differenziert genug erfaßt werden kann und deshalb hier nur im Trend, nicht aber im Detail dargestellt wurde.

Abschließend soll noch kurz auf den Zusammenhang zwischen den zuvor dargestellten sozialen Gradienten bei der Mortalität zu den Gradienten bei den Risikofaktoren eingegangen werden. Der deutliche soziale Trend bei den Herz-Kreislauf-Risikofaktoren findet sich im sozialen Gradienten der Mortalität an ischämischen Herz-Krankheiten und zerebrovaskulären Krankheiten wieder. Ob die geringe Mortalität am Lungenkrebs im Stadtgebietstyp 1 Ausdruck einer niedrigeren Raucherprävalenz bei den Frauen in diesen Regionen ist, muß offen bleiben, weil Trenddaten der Risikofaktoren aus den 70er Jahren oder davor nicht zur Verfügung stehen. Die Daten zur aktuellen Prävalenz des Rauchens sind aufgrund der langen Latenzzeiten für den Lungenkrebs wenig aussagefähig. Der hier gewählte ökologische Untersuchungsansatz läßt leider eine genauere Prüfung der Zusammenhänge nicht zu.

Gleiches gilt für die Interpretation der Brustkrebsraten und der Entwicklung der Brustkrebsmortalität. Aufgrund des Fehlens von retrospektiven risikofaktorenbezogenen Daten wissen wir z.B. nichts darüber, ob der Fettkonsum in Gebiet 1 gesunken, aber in den anderen Regionen gestiegen ist. Es ist auch anzumerken, daß die Messung des Ernährungsverhaltens im zugrundeliegenden Fragebogen nur grob erfolgte, so daß eine Basisabschätzung für einzelne Nahrungsmittel/Nahrungsmittelgruppen kaum möglich ist. Ebenso könnte der Gebrauch oraler Kontrazeptiva und die Substitution von Hormonen in der Menopause einem sozialen Entwicklungsgradienten unterworfen gewesen sein, in dem Sinne, daß inzwischen auch sehr viele Frauen aus den mittleren sozialen Schichten eine Östrogensubstitution in der Menopause erhalten und dadurch einem erhöhten Brustkrebsrisiko ausgesetzt sind.

Die sozialökologische Analyse von Mortalitäts- und Surveydaten zeigt, daß neben dem hohen Klärungsbedarf im Hinblick auf die Ätiologie wichtiger Krankheiten auch noch wenig Wissen darüber besteht, wie Trends und soziale Ungleichheiten in der Mortalität bei Frauen untereinander und im Vergleich zu den Männern zu erklären sind und welche Entwicklungstrends bei den gesundheitlichen Risiken wir für die Entwicklung der Mortalität und Morbidität zu berücksichtigen haben. Solches Wissen ist jedoch entscheidend, wenn in der Zukunft effektive Präventionsprogramme entwickelt werden sollen, die geeignet sind, Frauen aus unteren sozialen Schichten zu erreichen und bei ihnen eine Verbesserung der gesundheitlichen Situation zu bewirken.

6. Risiken für Brustkrebs und Herzinfarkt Analyse von Querschnittsdaten

6.1 Risikofaktoren für den Brustkrebs

6.1.1 Fragestellung, Daten und Methoden

Auf der Basis der Daten aller drei nationaler Gesundheitssurveys und der regionalen Gesundheitssurveys der Deutschen Herz-Kreislauf-Präventionsstudie (DHP) wurde geprüft, ob sich die im Kapitel 4.2 dargestellten Risiken für den Brustkrebs auch anhand der hier zur Verfügung stehenden Querschnittsdaten bestätigen lassen. In diese Analyse gingen alle Frauen im Alter von 40-69 Jahren ein. Die Daten der drei Nationalen Surveys wurden ergänzt durch die Daten der drei Regionalen Surveys in den fünf Interventionsregionen der DHP. Außerdem wurden auch die Daten des 1984-86 zusätzlich zum Nationalen Untersuchungssurvey durchgeführten Nationalen Befragungssurveys (3462 Frauen), in dem allerdings keine medizinischen Meßdaten erfaßt wurden, mit in die Analyse einbezogen. Dies ergab insgesamt 18.465 Frauen in der genannten Altersgruppe.

276 Frauen dieser Altersgruppe gaben an, jemals an Brustkrebs erkrankt zu sein. Das ergab eine Erkrankungsrate von 15 pro 1000 Frauen. Bei den unter 40jährigen hatten nur 4 Frauen angegeben, an Brustkrebs erkrankt zu sein (Rate 0,78 pro 1000 Frauen). Da zu erwarten ist, daß bei diesen Frauen weitgehend genetische Faktoren eine Rolle spielen, diese in den Surveys aber nicht erhoben wurden, wurden die Frauen unter 40 Jahren aus den Analysen ausgeschlossen.

Eine gravierende methodische Einschränkung für diese Analyse der Daten ist, daß es sich dabei ausschließlich um Selbstangaben zu Krankheiten handelt. Es ist davon auszugehen, daß die Selbstangaben zu Brustkrebs recht valide sind, da es sich hierbei um eine einschneidende und spektakuläre Krankheit handelt, bei der die Frauen durch den Arzt über ihre Krankheit informiert werden und bewußt über die sich daran anschließende Therapie mitentscheiden. Obwohl es sich hier um eine retrospektive Befragung handelt, kann wohl ausgeschlossen werden, daß ein erheblicher Teil von Frauen das Krankheitsereignis vergessen hat. Ein „underreporting" ist möglich, jedoch sprechen zunächst keine Indizien dafür, daß dieses bei verschiedenen Gruppen von Frauen mit einer spezifisch unterschiedlichen Brustkrebstypologie (z.B.

Frauen mit und ohne Kinder, Frauen aus unteren oder oberen sozialen Schichten) verschieden ist.

Erheblicher sind die methodischen Einschränkungen aufgrund des Querschnitt-scharakters der Erhebung. Krankheitsrisiken werden damit nach dem Krankheitsereignis erfaßt. So kann es zum Beispiel sein, daß sich einige Risiken erst nach der Krankheit verändert haben (z.B. Absinken des Einkommens und des Sozialstatus, weil eine erkrankte Person aus dem Berufsleben ausscheiden mußte). Die retrospektive Erfassung von Krankheiten bewirkt weiterhin, daß nur die Überlebenden in die Untersuchung eingehen. Da vermutet werden muß, daß die verstorbenen Frauen ein ausgeprägteres Risikoprofil hatten, führen Querschnittserhebungen mit Überlebenden zu einer systematischen Verzerrung und Unterschätzung der Risiken.

Trotz dieser Einschränkungen wurde der Versuch unternommen, die 276 Brust-krebsfälle im Hinblick auf die von Kelsey (1993) zusammengestellten Risiken (Kapitel 4.2) zu prüfen. Dazu wurde zunächst verglichen, welche der Risiken für Brustkrebs in den DHP-Surveys erfaßt wurden. Tabelle 6.1.1-1 zeigt die von Kelsey (ebd.) aufgeführten Brustkrebsrisiken und die Erfassung dieser Variablen in den DHP-Gesundheitssurveys. Wichtige Risiken, wie z.B. familiäre Disposition und untypische Epithelzellen oder Knoten in der Brust wurden nicht erhoben. Andere Risikofaktoren mußten aus der Analyse ausgeschlossen werden, weil sie zu unpräzise erfaßt wurden (z.B. beidseitige Entfernung der Ovarien vor dem 40sten Lebensjahr).

Zu berücksichtigen ist, daß das Alter zum Zeitpunkt der Erhebung und der Risikostatus bei Erkrankung nicht bekannt sind. Es kann jedoch angenommen werden, daß für Risiken wie Familienstand, Religionszugehörigkeit, Kinderlosigkeit und Alter bei Geburt des 1. Kindes keine Veränderungen in dem Zeitraum von der Erkrankung bis zum Zeitpunkt der Erhebung eingetreten sind, da es sich hier um ältere Frauen handelt, deren reproduktive Phase abgeschlossen ist. Wir gehen auch davon aus, daß sich im Hinblick auf die Wohnortgröße und die Sozialschicht keine gravierenden Änderungen ergeben haben.

Für die Risiken, die in den Surveys erfaßt wurden, wurden zunächst für jeden Risikofaktor getrennt Odds-Ratios und 95%-Konfidenzintervalle berechnet. Dabei wurde jeweils eine Kategorie pro Variable auf 1 gesetzt und die Odds-Ratios der anderen Kategorien im Verhältnis zu dieser Referenzkategorie berechnet. Signifikant war ein Ergebnis dann, wenn das Konfidenzintervall 1 nicht miteinschloß. Im zweiten Schritt wurde eine multiple logistische Regression gerechnet, bei der alle Risikofaktoren gemeinsam als unabhängige Variablen miteinbezogen wurde. Diese Auswertungen wurden einmal für Frauen mit und einmal für Frauen ohne Kinder durchgeführt. Alle statistischen Analysen wurden unter Verwendung von Weight 4 (s.a. Kapitel 5.1) durchgeführt.

Tabelle 6.1.1-1
Gesicherte Risikofaktoren für Brustkrebs bei Frauen (nach Kelsey 1993x) und Erhebung dieser Variablen in den Gesundheitssurveys bei Frauen im Alter von 40-69 Jahren. Nationaler Befragungssurvey 1984, Regionale und Nationale Gesundheitssurveys 1984-86, 1987-88, 1990-92

Risikofaktor	Verfügbarkeit der Daten in den Surveys
Relatives Risiko > 4,0	
Alter	Alter zum Zeitpunkt der Befragung
Herkunft	keine Variation, nur deutsche Frauen
Mutter und Schwester (insbes. im jungen Alter) an Brustkrebs erkrankt	nicht erhoben
Atypische Epithelzellen im Brustwarzenaspirat	nicht erhoben
Relatives Risiko = 2,1 - 4,0	
Knotenartige Verdickungen im Mammogramm festgestellt	nicht erhoben
Vorerkrankung an Brustkrebs in einer Brust	nicht erhoben
Mutter oder Schwester an Brustkrebs erkrankt	nicht erhoben
Gutartiges Zellwachstum in der Brust, das durch eine Biopsie bestätigt wurde	nicht erhoben
Hyperplastische Epithelzellen ohne atypisches Brustwarzenaspirat	nicht erhoben
Bestrahlung der Brust in mittleren oder hoheren Dosen	nicht erhoben
Relatives Risiko = 1,1 - 2,0	
Sozioökonomischer Status	5stufiger Schichtindex
Familienstand	jemals/niemals verheiratet
Wohnregion (Stadt/Land)	5 Gemeindegrößenklassen
Wohnregion (Nord/Süd)	keine Variation
Ethnische Zugehörigkeit	keine Variation
Religion	katholisch/evangelisch/ andere
Entfernung der Eierstöcke vor dem Alter von 40 Jahren	nur unpräzise erhoben
Keine Kinder, Brustkrebs im Alter >= 40 Jahre	Zahl der Kinder
Alter bei der 1. ausgetragenen Schwangerschaft >= 30 Jahre	Alter bei Geburt des 1. Kindes
Alter bei Beginn der Menarche	nicht erhoben
Alter bei Beginn der Menopause	nur unpräzise erhoben
Vorerkrankung an Krebs des Endometriums, der Ovarien	nicht erhoben
Übergewicht bei Diagnosealter	nicht erhoben

6.1.2 Ergebnisse

Tabelle 6.1.2-1 zeigt die absolute Zahl der Brustkrebsfälle und die Rate auf 1000 Frauen. Die Zahl der Fälle steigt erwartungsgemäß mit dem Alter an. Es ist zu berücksichtigen, daß es sich bei den Altersangaben um das Alter zur Zeit der Befragung handelt, da Angaben zum Alter bei der Erkrankung nicht zur

Verfügung standen. Die Tabelle gibt also den Anteil Frauen wieder, die zum Zeitpunkt der Befragung angaben, jemals an Brustkrebs erkrankt zu sein.

Tabelle 6.1.2-1
Zahl der Brustkrebsfälle (Selbstangaben) zum Zeitpunkt der Befragung nach Alter. Frauen im Alter von 40-69 Jahren. Nationaler Befragungssurvey 1984. Regionale und Nationale Gesundheitssurveys 1984-86, 1987-88, 1990-92

Alter (in Jahren)	Zahl der Probandinnen N	Brustkrebsfälle N (absolut)	pro 1.000
40-44	3.213	18	6
45-49	3.693	32	9
50-54	3.203	53	17
55-59	2.900	55	19
60-64	3.066	54	18
65-69	2.390	64	27
insgesamt	18.465	276	15

Das Risiko, an Brustkrebs zu erkranken, wurde nach sozialer Schicht betrachtet. Dabei wurde ein bereits für verschiedene Datenanalysen verwandter 5stufiger Schichtindex verwendet (z.B. Helmert et al. 1990 und Kapitel 6.2. in dieser Arbeit). Für keine Schicht (Tabelle 6.1.2-2) ergibt sich ein signifikant erhöhtes oder erniedrigtes relatives Risiko gegenüber der als 1 gesetzten Oberschicht. Bemerkenswert ist lediglich, daß das Risiko für die obere Mittelschicht etwas erhöht ist (n.s.) und für die untere Mittelschicht deutlich (aber n.s.) erniedrigt ist.

Für die Variablen „jemals versus niemals verheiratet", Religionszugehörigkeit, Kinderlosigkeit und Alter bei Geburt des ersten Kindes ergaben sich zwar keine signifikanten Zusammenhänge, jedoch ist erstaunlicher Weise das Risiko für Frauen ohne Kinder niedriger als für Frauen mit Kindern. Eine signifikante Variable ist der Wohnort. Frauen, die in Städten mit mehr als 500.000 Einwohnern wohnen, haben ein signifikant erhöhtes Risiko. Der Trend der Odds-Ratios zeigt auch eine (n.s.) Zunahme des Risikos mit der Gemeindegrößenklasse.

Die multivariate Auswertung der Risiken für Frauen mit und ohne Kinder (Prüfung des Einflusses der jeweiligen Variablen bei Kontrolle aller anderen Variablen) bestätigt die jeweils 2-dimensionalen Analysen (Tabelle 6.1.2-3). Für die größte Gemeindegrößenklasse konnte für beide Gruppen von Frauen wieder ein signifikant erhöhtes Risiko festgestellt werden. Im Trend zeigt sich ebenfalls ein erhöhtes Risiko in der oberen Mittelschicht und ein erniedrigtes Risiko in der unteren Mittelschicht (sign. bei den Frauen mit Kindern). Zu beobachten ist ein niedrigeres Risiko für nicht katholische und nicht evangelische Religionszugehörigkeit, ein niedrigeres Risiko für Frauen ohne Kinder und für Frauen, die bei der Geburt des ersten Kindes über 20 Jahre alt waren.

Tabelle 6.1.2-2
Brustkrebs nach etablierten Risikofaktoren (Odds-Ratio und 95%-Konfidenzintervall) (kontrolliert für Alter) Frauen im Alter von 40-69 Jahren. Nationaler Befragungssurvey 1984, Regionale und Nationale Gesundheitssurveys 1984-86, 1987-88, 1990-92

Risikofaktor	Odds-Ratio	95-% Konfidenzintervall
Sozialschicht		
N=18.371		
Oberschicht	1,00	
obere Mittelschicht	1,19	0,79-1,77
Mittelschicht	0,91	0,60-1,37
untere Mittelschicht	0,67	0,43-1,04
Unterschicht	0,90	0,60-1,34
Familienstand		
N=18.465		
jemals verheiratet	1,00	
niemals verheiratet	0,95	0,59-1,52
Größe des Wohnorts		
N=18.465		
< 5.000	1,00	
5.000-50.000	1,36	0,84-2,20
50.000-500.000	1,40	0,85-2,31
>500.000	1,66	1,04-2,67
Religionszugehörigkeit		
N=18.151		
katholisch	1,00	
evangelisch	1,18	0,93-1,50
andere/keine	0,56	0,31-1,02
Kinderlosigkeit		
N=18.465		
nein	1,00	
ja	0,80	0,57-1,13
Alter bei Geburt des 1. Kindes		
N=15.181		
< 20 Jahre	1,00	
20-24 Jahre	0,83	0,51-1,33
25-29 Jahre	0,92	0,56-1,49
30-34 Jahre	0,95	0,55-1,67
>=35 Jahre	0,99	0,47-2,09

Weight 4

Tabelle 6.1.2-3
Brustkrebs nach etablierten Risikofaktoren (Odds-Ratio und 95%-Konfidenzintervall) (kontrolliert für Alter und alle einbezogenen Risikofaktoren) Frauen im Alter von 40-69 Jahren. Nationaler Befragungssurvey 1984, Regionale und Nationale Gesundheitssurveys 1984-86, 1987-88, 1990-92

Risikofaktor	Odds-Ratio Alle Frauen N=18.342	95%-Konfidenz-intervall	Odds-Ratio Frauen mit Kind N=15.109	95%-Konfidenz-intervall
Sozialschicht				
Oberschicht	1,00		1,00	
obere Mittel-schicht	1,19	0,80-1,78	1,08	0,70-1,67
Mittelschicht	0,91	0,61-1,38	0,84	0,54-1,31
untere Mittel-schicht	0,66	0,42-1,04	0,60	0,37-0,97
Unterschicht	0,89	0,59-1,34	0,84	0,51-1,24
Familienstand				
jemals verheiratet	1,00		1,00	
niemals verheira-tet	1,09	0,64-1,86	0,84	0,26-2,64
Größe des Wohnorts				
< 5.000	1,00		1,00	
5.000-50.000	1,36	0,84-2,19	1,38	0,83-2,31
50.000-500.000	1,37	0,82-2,27	1,35	0,77-2,34
>500.000	1,70	1,04-2,77	1,74	1,03-2,95
Religionszugehörigkeit				
katholisch	1,00		1,00	
evangelisch	1,04	0,80-1,35	1,02	0,77-1,35
andere/keine	0,48	0,26-0,88	0,61	0,33-1,30
Kinderlosigkeit				
nein	1,00		-	-
ja	0,77	0,53-1,14	-	-
Alter bei Geburt des 1. Kindes				
< 20 Jahre	-	-	1,00	0,49-1,28
20-24 Jahre	-	-	0,79	0,52-1,39
25-29 Jahre	-	-	0,85	0,49-1,53
30-34 Jahre	-	-	0,87	0,42-1,92
>=35 Jahre	-	-	0,90	

Weight 4

6.1.3 Diskussion

Die Ergebnisse der Analyse von Brustkrebsrisiken auf der Basis von Querschnittsdaten führte zu keinen signifikanten Studienergebnissen. Eine Zunahme des Risikos konnte lediglich für die Variable Gemeindegrößenklasse beobachtet werden. Dieses Ergebnis ist möglicherweise nicht im Sinne eines kausalen Risikofaktors zu werten, sondern könnte den Effekt von Brustkrebsvorsorge und Screeningmaßnahmen widerspiegeln. Es ist anzunehmen, daß in städtischen Regionen Frauen häufiger Vorsorgeuntersuchungen in Anspruch nehmen und so ein Tumor im früheren Stadium entdeckt wird. Dies könnte dazu führen, daß Frauen im ländlichen Bereich eine geringere Überlebenswahrscheinlichkeit nach Brustkrebs haben, weil bei ihnen der Tumor erst in einem späteren Stadium entdeckt wird. Aufgrund des retrospektiven Charakters der Datenerhebung läßt sich die Screeningthese mit den zugrundeliegenden Daten nicht prüfen.

Hypothesenkonform ergab sich ein geringeres Risiko für Frauen aus der unteren Mittelschicht. Frauen, die nicht evangelisch oder katholisch waren hatten ein niedrigeres Risiko. Da nicht erhoben worden war, um welche anderen Religionsgemeinschaften es sich dabei handelte, kann dieses Ergebnis nicht interpretiert werden.

Die reproduktiven Risiken zeigen keine signifikanten Zusammenhänge. Lediglich bei den niemals verheirateten Frauen besteht - hypothesenkonform - ein (allerdings nicht signifikant) erhöhtes Risiko. Dieser Zusammenhang kehrt sich jedoch um, wenn nur Frauen mit Kindern betrachtet werden. Im Widerspruch zu den Hypothesen über Risikofaktoren haben Frauen ohne Kinder und Frauen, die bei der Geburt des 1. Kindes über 30 Jahre alt waren, niedrigere Risiken.

Zusammenfassend ergibt sich ein erhöhtes Risiko für Frauen aus der oberen Mittelschicht, solche, die niemals verheiratet waren und solche, die in großstädtischen Räumen wohnen. Ein erniedrigtes Risiko besteht für Frauen, die der unteren Mittelschicht angehören und Frauen, die nicht einer der Hauptreligionsgemeinschaften angehören. Eine Bewertung unserer Ergebnisse mit Bezug auf die Literatur ist schwierig. Fallzahlen und vor allem methodische Mängel der vorliegenden Daten als Querschnittserhebung spielen dabei die wichtigste Rolle. Auch ist anzumerken, daß die hier betrachteten Risikofaktoren von Kelsey (1993) alle in die Kategorie der niedrigen Risiken (relatives Risiko 1,1 - 2,0) einzustufen sind. Daten zu den Faktoren, die einen höheren Beitrag zur Krebsentstehung leisten, wie z.B. die familiäre Vorerkrankung, lagen nicht vor.

Die durchgeführte Analyse zeigt damit die Grenzen einer analytisch-epidemiologischen Betrachtung von Krankheiten und Risiken auf der Basis von Querschnittsdaten. Sie verweisen auf die Notwendigkeit prospektiver Studien zur Analyse frauenspezifischer Risiken und Krankheiten, um zu epidemiologisch relevanten und gesicherten Aussagen kommen zu können.

6.2 Prädiktoren für Herzinfarkt

6.2.1 Fragestellungen

Auf der Basis der nationalen und regionalen Surveydaten aus allen drei Erhebungsrunden wurden bereits Zusammenhangsanalysen zwischen den Angaben zu Herzinfarkt und Schlaganfall, Herz-Kreislauf-Risikofaktoren und sozialer Schicht durchgeführt (Helmert et al. 1989, 1990, 1993). Auf diesen Analysen soll hier aufgebaut werden und zusätzlich die Variable „Familienstand" berücksichtigt werden. Zusammenhänge zwischen sozialer Lage und kardiovaskulären Krankheiten sind vielfältig belegt (s.a. Kapitel 6.1; Kaplan & Keil 1993; Feinstein 1993). Eigene Analysen zu Herz-Kreislauf-Risikofaktoren, Selbstangaben zur Herz-Kreislauf-Krankheiten und sozialer Schicht bestätigen diese internationalen Ergebnisse (Helmert et al. ebd.). Die in der Literatur dargestellten Zusammenhänge zwischen schlechter sozialer Lage und Krankheiten konnten sowohl für Männer als auch für Frauen belegt werden. Widersprüchlich sind bislang Ergebnisse zum Zusammenhang von sozialer Unterstützung (social support) und Mortalität und Morbidität. Während für Männer ein deutlicher Zusammenhang zwischen geringer sozialer Unterstützung und schlechter Gesundheit gezeigt werden konnte, sind die Ergebnisse für Frauen nicht konsistent (Shumaker & Hill 1991; Hazuda 1994; Orth-Gomér 1994). Auch ist anzumerken, daß in den Studien meistens nur männliche Populationen untersucht wurden. Hazuda (ebd.) berichtet über 24 Studien bzw. Publikationen zu Ergebnissen dieser Studien; 13 davon schlossen Frauen ein. 6 von diesen berichteten positive Zusammenhänge zwischen sozialer Unterstützung und guter Gesundheit. Pugh & Moser (1990) konnten für England zeigen, daß alleinstehende Frauen (15-59 Jahre) ein höheres Gesamtmortalitätsrisiko hatten als verheiratete Frauen. Die höchste Mortalität hatten dabei Frauen aus unteren sozialen Gruppen. In einer Reanalyse der Framingham-Daten kamen Eaker, Pinsky & Castelli (1992) zu dem Ergebnis, daß Frauen mit der niedrigsten Schulbildung eine signifikant erhöhte Herzinfarktrate hatten. Die Inzidenzrate geschiedener und niemals verheirateter Frauen war ebensfalls deutlich erhöht - allerdings nicht signifikant.

Im folgenden sollen die Ergebnisse der eigenen Untersuchung zu Herzinfarkt und Schlaganfall und sozialer Schicht nochmals kurz zusammengefaßt werden. In das zugrundeliegende Analysemodell wurde als zusätzliche Variable der Familienstand mit aufgenommen. Die Ergebnisse einer multivariaten Analyse des Einflusses der Variablen Schicht, Risikofaktoren und Familienstand, bei Kontrolle für das Alter, sollen dargestellt werden.

6.2.2 Daten und Methoden

Die Daten der drei Nationalen Surveys und der Regionalen Surveys der Deutschen Herz-Kreislauf-Präventionsstudie (Erhebungszeiträume 1984-86, 1987-89, 1990-92) wurden zusammengenommen und der Auswertung zugrundegelegt. Dabei erfolgte wieder eine Einschränkung auf die 40-69jährigen Personen, weil die Erkrankungsrate für den Herzinfarkt bei den jüngeren Altersgruppen zu gering ist. N = 13.300 Frauen und N = 12.413 Männer wurden in die Auswertung einbezogen. Die Erfassung der kardiovaskulären Morbidität erfolgte über die Frage im Fragebogen nach Vorerkrankungen. Alle Probanden, die angaben, jemals einen Herzinfarkt gehabt zu haben, wurden berücksichtigt.

In die Auswertung gingen die Risikofaktoren ein:

- Rauchen (täglicher Zigarettenkonsum)
- Unkontrollierte plus kontrollierte Hypertonie (systolischer Blutdruck >= 160 mmHg oder diastolischer Blutdruck >= 95 mmHg oder Blutdruckwerte unter diesen Grenzen, aber Einnahme von Medikamenten gegen Bluthochdruck).
- Hypercholesterinämie (Gesamtcholesterin >= 250 mg/dl oder unter diesem Grenzwert, aber Medikamente gegen einen zu hohen Blutfettspiegel).
- Niedriges HDL-Cholesterin (Männer HDL < 35 mg/dl, Frauen HDL < 45 mg/dl).
- Starkes Übergewicht (BMI >= 30).

Als Sozialschichtindex wurde ein 5stufiger Index benutzt, der die Variablen Schulbildung, Einkommen und berufliche Stellung einschloß (Helmert et al. 1990 und Kapitel 5.4.2. in dieser Arbeit). Als alleinlebend wurden alle Personen eingestuft, die: ledig waren bzw. allein lebten, verheiratet waren aber getrennt lebten, geschieden oder verwitwet waren. Verheiratete Personen oder Ledige, die mit einem festen Partner zusammenlebten, wurden als „mit Partner lebend" eingestuft.

Die unter 60jährigen Frauen waren zu dreiviertel verheiratet bzw. lebten mit einem Partner zusammen (Ledige mit Partner lebend unter 2%), während dies bei den über 60jährigen je nach Erhebungsjahr nur noch 52% (1987-88) bzw. 61% (1990-91) waren. Bei den älteren Frauen waren 25% (1990-91) bis 30% (1987-88) verwitwet. Bei den Männern sind 85-89% verheiratet bzw. leben mit einem Partner zusammen (Unterschiede variieren nur marginal nach Erhebungszeitraum und Alter). Verwitwet sind nur sehr wenige Männer (1-2% der unter 60jährigen, 5% der über 60jährigen).

Einige der im Abschnitt zuvor dargestellten methodischen Einschränkungen gelten auch für die hier durchgeführten Analyse.

- Die Analysen sind auf überlebende Herzinfarktpatienten beschränkt. Geht man von einer 28-Tage-Letalität von ca. 50% aus und berücksichtigt man weiterhin die nach 28 Tagen Verstorbenen, dann sind vermutlich nur noch ca. 30% der Patienten, die jemals einen Herzinfarkt hatten, in der Stichprobe.

- Die Infarkte wurden retrospektiv erfaßt, d.h. Erinnnerungslücken sind nicht auszuschließen.
- Die Erfassung der Erkrankung erfolgte auf der Basis von Selbstangaben, was die Validität der Diagnose einschränkt.
- Der Querschnittscharakter der Studie führt dazu, daß der Risikostatus und die soziale Lage der Surveyteilnehmer nach und nicht vor Krankheitsereignis erhoben wurden.

Eine Analyse der Daten scheint dennoch sinnvoll, weil:

- die etablierten Risikofaktoren und soziale Risiken anhand des vorliegenden Datenmaterials für die Bundesrepublik Deutschland geprüft werden können
- Aussagen über den Risikostatus und die soziale Lage von Personen nach dem Herzinfarkt gemacht werden können.

6.2.3 Ergebnisse

52 auf 1000 Männer (N = 646) in der Stichprobe und 19 auf 1000 Frauen (N = 249) hatten angegeben, jemals einen Herzinfarkt gehabt zu haben (Tabelle 6.2.3-1). Mit dem Alter steigt die Rate bei beiden Geschlechter deutlich an. Die ca. 3 bis 3,5mal höhere Erkrankungsrate bei den Männern gegenüber den Frauen ist signifikant und bleibt auch signifikant nach Kontrolle verschiedener Einflußfaktoren wie Alter, Belastung durch Risikofaktoren, Familienstand und soziale Schicht (Tabelle 6.2.3-2).

Tabelle 6.2.3-1
Herzinfarkt (Selbstangaben) nach Alter und Geschlecht (Rate auf 1000 Personen). Nationale und Regionale Gesundheitssurveys zusammen (1984-86, 1987-88, 1990-92)

Alter (in Jahren)	Zahl der Probanden in der Stichprobe N	Herzinfarkte N (abs.)	auf 1000 Personen
Frauen			
40-49	4.962	26	5
50-59	4.376	74	17
60-69	3.962	149	38
zusammen	13.300	249	19
Männer			
40-49	4.946	78	15
50-59	4.511	262	58
60-69	2.956	306	104
zusammen	12.413	646	52

Tabelle 6.2.3-2

Relatives Risiko für einen Herzinfarkt: Männer vs Frauen (M/F), (Modell 1), nach Kontrolle für Alter (Modell 2), Alter, Familienstand und Risikofaktoren (Modell 3), Alter, Familienstand, Risikofaktoren und sozialer Schicht (Modell 4), Odds-Ratio und 95%-Konfidenzintervall. Nationale und Regionale Gesundheitssurveys zusammen (1984-86, 1987-88, 1990-92)

| | Relatives Risiko für einen Herzinfarkt: Männer vs Frauen | |
	Odds-Ratio	95%-Konfidenzintervall
Modell 1: M/F	2,86	2,46-3,31
Modell 2: M/F, Kontrolle für Alter	3,24	2,79-3,76
Modell 3: M/F, Kontrolle für Alter, Familienstand und Riskofaktoren	3,05	2,61-3,58
Modell 4: M/F, Kontrolle für Alter, Familienstand, Risikofaktoren und soziale Schicht	3,16	2,70-3,71

Eine multiple logistische Regressionsanalyse mit den Daten (Helmert et al. 1993) hatte den Zusammenhang zwischen etablierten Risikofaktoren und dem (selbstberichteten) Herzinfarkt nachweisen können. Für beide Geschlechter waren jeweils zwei Modelle gerechnet worden (Tabelle 6.2.3-3). Das eine Modell errechnete die relativen Risiken für die einzelnen Risikofaktoren und das zweite Modell die relativen Risiken unter Einschluß der Variablen „Zahl der Risikofaktoren". Die Ergebnisse wurden für das Alter kontrolliert.

Für beide Geschlechter steigt das Risiko, einen Herzinfarkt zu erleiden, mit der Zahl der Risikofaktoren signifikant an. Für die Männer bestätigte sich der Einfluß der Risikofaktoren für das Krankheitsgeschehen, wobei für das Übergewicht als einzelne Variable kein Zusammenhang nachgewiesen werden konnte. Für die Frauen bestätigte sich der Einfluß der Risikofaktoren Rauchen, Hypertonie und niedriges HDL; Übergewicht war ebenfalls nicht signifikant. Bemerkenswert ist, daß für Frauen Hypercholesterinämie sich nicht als signifkanter Risikofaktor herausstellte. Damit bestätigen die Ergebnisse dieser Analysen die in der Literatur dokumentierten Ergebnisse (Eaker et al. 1987 und Kapitel 4.3.1. in dieser Arbeit). Dort waren die Risikofaktoren Alter, Rauchen und Hypertonie als gesichert belegt worden, während das Übergewicht sich nicht als relevanter Einzelfaktor bestätigte. Zum Gesamtcholesterin liegen für die Frauen inkonsistente Ergebnisse vor, während das HDL-Cholesterin eindeutig als protektiver Faktor belegt wurde.

Tabelle 6.2.3-3

Herzinfarkt (Selbstangaben) und kardiovaskuläre Risikofaktoren[*]. Multiple logistische Regressionsanalysen (Odds-Ratio und 95%-Konfidenzintervall) (Kontrolliert für Alter). Nationale und Regionale Gesundheitssurveys zusammen (1984-86, 1987-88, 1990-92), aus: Helmert, Maschewsky-Schneider et al. 1993

| | Herzinfarkt | | | |
| | Frauen N=13.335 | | Männer N=12.445 | |
	Odds-Ratio	95%-Konfidenzintervall	Odds-Ratio	95%-Konfidenzintervall
Modell 1				
Rauchen	1,68	1,30-2,17	1,77	1,40-2,23
Hypertonie	1,97	1,70-2,51	1,73	1,57-1,89
Hypercholesterinämie	1,19	0,93-1,54	1,51	1,29-1,76
niedriges HDL-Cholesterin	1,86	1,39-2,49	1,65	1,32-2,04
starkes Übergewicht	1,20	0,91-1,56	1,07	0,88-1,30
Modell 2				
Kein Risikofaktor	1,00	-	1,00	-
1 Risikofaktor	1,82	1,01-3,28	1,84	1,08-3,12
2 Risikofaktoren	3,00	1,70-5,30	3,25	1,95-5,42
3 Risikofaktoren	4,43	2,46-7,99	4,26	2,51-7,23
4-5 Risikofaktoren	6,61	3,47-12,64	6,75	3,90-11,69

[*]Definition der Risikofaktoren: Rauchen (täglicher Zigarettenkonsum); Hypertonie (unkontrollierte plus kontrollierte Hypertonie = sytolischer Blutdruck >= 160mmHG oder diastolischer Blutdruck >=95 mmHg oder Blutdruckwerte unter diesen Grenzen, aber Einnahme von Medikamenten gegen Bluthochdruck); Hypercholesterinämie (Gesamtcholesterin >= 250mg/dl oder unter diesem Grenzwert, aber Medikamente gegen einen zu hohen Blutfettspiegel); niedriges HDL-Cholesterin (Männer HDL < 35 mg/dl, Frauen HDL < 45 mg/dl); starkes Übergewicht (BMI >= 30)

In der Studie von Helmert, Maschewsky-Schneider et al. (1993) wurde auch der Einfluß der sozialen Schicht auf den Herzinfarkt als unabhängige Variable, d.h. bei Kontrolle für Alter und Risikofaktoren untersucht (Tabelle 6.2.3-4). Für die Männer ergab sich ein signifikanter Schichtgradient. Das relative Risiko stieg von der obersten zur untersten Schicht kontinuierlich und jeweils für jede Schicht signifikant an. Die unterste Schicht hatte gegenüber der obersten ein relatives Risiko von 1,82 (95%-Konfidenzintervall: 1,36-2,44). Zwar war ein kontinuierlicher Anstieg auch bei den Frauen zu beobachten, dieser war aber nur in der untersten Schicht mit einem relativen Risiko von 2,1 (95%-Konfidenzintervall: 1,21-3,63) signifikant. Ein vom Alter und Risikofaktoren unabhängiger Zusammenhang zwischen sozialer Lage und Herzinfarkt konnte also für die Männer für alle sozialen Gruppen, für die Frauen nur für die unterste Sozialschicht gezeigt werden.

Tabelle 6.2.3-4

Herzinfarkt (Selbstangaben) und soziale Schicht multiple logistische Regressionsanalysen (Odds-Ratio und 95%-Konfidenzintervall) (kontrolliert für Alter und Anzahl der Risikofaktoren). Nationale und Regionale Gesundheitssurveys zusammen (1984-86, 1987-88, 1990-92), aus: Helmert, Maschewsky-Schneider et al. 1993

| | Herzinfarkt | | | |
| | Frauen (N=13.335) | | Männer (N=12.445) | |
	Odds-Ratio	95%-Konfidenzintervall	Odds-Ratio	95%-Konfidenzintervall
Oberschicht	1,00	-	1,00	
obere Mittelschicht	1,19	0,65-2,20	1,54	1,23-2,10
Mittelschicht	1,23	0,69-2,22	1,58	1,18-2,16
untere Mittelschicht	1,34	0,74-2,41	1,61	1,20-2,17
Unterschicht	2,10	1,21-3,63	1,82	1,36-2,44
p-Wert für den Trend	0,0002		0,0002	

Für die hier vorliegende Arbeit wurde wie zuvor beschrieben die Variable Familienstand in die Analyse mit einbezogen. 14,5% der Männer und 27,5% der Frauen lebten allein. Tabelle 6.2.3-5 zeigt die Anzahl der Personen in den Surveys, die einen Herzinfarkt hatten, nach Alter, Geschlecht und Familienstand. Allein lebende Frauen haben eine deutlich höhere Herzinfarktrate (32 pro 1000) als Frauen, die mit einem Partner zusammenleben (14 pro 1000); das Konfidenzintervall zeigt, daß dieser Unterschied signifikant ist.

Für Männer gilt dieser Zusammenhang jedoch nicht. Vielmehr haben verheiratete Männer eine leicht höhere Rate (53 auf 1000) als allein lebende Männer (47 auf 1000), die Unterschiede sind allerdings nicht signifikant. Bemerkenswert ist, daß das erhöhte Risiko bei den alleinlebenden Frauen sich nicht mehr signifikant von dem Risiko der alleinlebenden Männer unterscheidet (Konfidenzintervalle überschneiden sich noch).

In einer multiplen logistischen Regressionsanalyse wurde geprüft, ob die Variable Familienstand einen unabhängigen Einfluß auf das Herzinfarktgeschehen hat. Da alleinstehende Frauen dieser Altersgruppe (40-69 Jahre) durchschnittlich älter sind als verheiratete Frauen, weil nach Definition unter ihnen viele verwitwete und geschiedene Frauen sind, könnte dies ein Grund für die höhere Herzinfarktrate sein. In einem ersten Schritt ist deshalb für den Einfluß des Alters zu kontrollieren. Um den Einfluß der Risikofaktorenbelastung und des Sozialstatus als konfundierende Variable auszuschließen, wurden auch Modelle unter Kontrolle dieser Variablen gerechnet (Tabelle 6.2.3-6).

Tabelle 6.2.3-5
Herzinfarkt (Selbstangaben) nach Familienstand, Alter und Geschlecht (Rate auf 100 Personen). Nationale und Regionale Gesundheitssurveys zusammen (1984-86, 1987-88, 1990-92)

	Mit Partner lebend				Allein lebend			
	Probanden in der Stichprobe		Herzinfarkte		Probanden in der Stichprobe		Herzinfarkte	
Alter	N	N (abs)	Rate auf 1000	95%-Konfi-denz-intervall	N	N (abs)	Rate auf 1000	95%-Konfi-denz-intervall
Frauen								
40-49	4035	18	4	2,64-7,05	927	8	9	3,73-17,01
50-59	3362	50	15	11,04-19,61	1014	24	24	15,17-35,22
60-69	2248	64	28	21,92-36,36	1714	85	50	39,61-61,32
zusam-men	9645	132	14	11,26-16,01	3655	117	32	27,22-39,27
Männer								
40-49	4132	63	15	11,72-19.51	814	15	18	10,31-30,29
50-59	3881	223	57	49,44-64,70	630	39	62	44,02-84,63
60-69	2601	276	106	91,79-117,0	355	30	85	57,02-120,6
zusam-men	10.614	562	53	48,48-57,32	1799	84	47	37,24-57,81

Die Ergebnisse zeigen, daß für die Männer bei keinem der Modelle ein signifikanter Zusammenhang zwischen Herzinfarkt und Familienstand erkennbar ist. Bei den Frauen sinkt das relative Risiko von 2,38 (ohne Kontrolle einer weiteren Variablen) auf 1,50 nach Kontrolle der Variable Alter ab. Die Einbeziehung weiterer Kontrollvariablen reduziert das Odds-Ratio nur geringfügig. Alle Modelle führen zu signifikanten Ergebnissen. Damit bestätigt sich, daß die alleinlebenden Frauen unserer Stichprobe, unabhängig von Alter, Risikofaktorenbelastung und sozialer Schicht, ein erhöhtes Risiko haben.

Tabelle 6.2.3-6
Relatives Risiko für einen Herzinfarkt (Selbstangaben) bei Alleinlebenden im Vergleich zu Personen, die mit einem Partner zusammenleben[1]. Multiple logistische Regressionsanalysen (Odds-Ratio und 95%-Konfidenzintervall). Nationale und Regionale Gesundheitssurveys zusammen (1984-86, 1987-88, 1990-92)

	Frauen N = 13.300		Männer N = 12.413	
	Odds-Ratio	95%-Konfidenzintervall	Odds-Ratio	95%-Konfidenzintervall
Modell 1: Alleinstehend	2,38	1,85-3,07	0,88	0,69-1,11
Modell 2: Alleinstehend Kontrolle für Alter	1,62	1,25-2,11	0,97	0,78-1,24
Modell 3 Alleinstehend Kontrolle für Alter und Zahl der Risikofaktoren	1,58	1,22-2,06	0,98	0,78-1,24
Modell 4 Alleinstehend Kontrolle für Alter, Zahl der Risikofaktoren und sozialer Schicht	1,50	1,15-1,95	0,97	0,77-1,24

[1]Alleinlebend (= alleinstehend plus verheiratet, aber getrennt lebend plus geschieden plus verwitwet) vs mit Partner lebend (=Verheiratete oder Ledige, die mit einem Partner zusammenleben)

6.2.4 Diskussion

Die Ergebnisse zur Analyse des Zusammenhangs von Risikofaktoren, sozialer Lage und Familienstand zum Herzinfarkt (Selbstangaben) im Frauen-Männer-Vergleich (Alter 40-69 Jahre) zeigt:

• Männer haben gegenüber Frauen eine signifikant höhere Herzinfarktrate, auch nach Kontrolle von Alter, Risikofaktoren, sozialer Lage und Familienstand.

• Die etablierten Risikofaktoren für den Herzinfarkt haben bei Männern und Frauen einen unterschiedlichen Stellenwert. Rauchen, Bluthochdruck und niedriges HDL-Cholesterin waren für beide Geschlechter relevante Risikofaktoren; Übergewicht erwies sich weder bei Männern noch bei Frauen als signifikant. Hypercholesterinämie war lediglich bei Männern, nicht aber bei den Frauen ein signifikanter Risikofaktor.

- Unterschiede im Herzinfarktrisiko nach sozialer Lage, unabhängig von Alter und Risikofaktorenbelastung, konnten für Männer und Frauen nachgewiesen werden. Für Frauen galt dieser Zusammenhang allerdings nur im Vergleich der höchsten mit der niedrigsten sozialen Schicht.

- Alleinstehende Frauen haben ein höheres Herzinfarktrisiko als Frauen, die mit einem Partner zusammenleben. Dies galt unabhängig von Alter, Sozialstatus und Risikofaktorenbelastung. Für Männer war ein solcher Zusammenhang nicht nachzuweisen.

Die Ergebnisse zur geschlechtsspezifisch unterschiedlichen Relevanz der Risikofaktoren bestätigen die Ergebnisse US-amerikanischer prospektiver Studien, wie der Lipid-Research-Clinic-Studie (Busch, Criqui et al. 1987), der Framingham-Studie (Eaker & Castelli 1987) und der Rancho-Bernado-Studie (Barrett-Conner, Khaw, Wingard 1987). Inwieweit Hormone, insbesondere die Hormon(substitutions)-Therapie, vermittelt über das HDL, hier einen Einfluß auf geschlechtsspezifische Unterschiede beim Herzinfarkt haben, konnte noch nicht geprüft werden, da die Angaben zur Hormontherapie in den nationalen und regionalen Surveys nicht im Fragebogen gesondert erfragt wurden, sondern aus den Verordnungsdaten (Packungen) herausgezogen werden müssen. Diese Auswertungen erfordern weitreichende Datenbankanalysen und setzen zum Teil Qualitätskontrollen voraus, die an dieser Stelle noch nicht geleistet werden konnten.

Trotz des Querschnittscharakters der Studie, der es nicht erlaubt, Risikofaktoren vor Eintritt des Krankheitsereignisses zu messen, konnte der Zusammenhang von Risikofaktoren und Herzinfarkt belegt werden. Dabei ist zu vermuten, daß mit dieser Datenbasis der Effekt eher unterschätzt wird, weil davon ausgegangen werden muß, daß Personen, die einen Herzinfarkt hatten und dies auch wissen, sich bemühen, ihr Gesundheitsverhalten zu ändern, d.h. aufhören zu rauchen und ihre Ernährung umstellen.

Der Einfluß der sozialen Lage auf den Herzinfarkt konnte unabhängig von der Risikofaktorenbelastung belegt werden. Helmert, Maschewsky-Schneider et al. (1993) diskutieren als mögliche Fehlerquelle, daß Personen mit Herzinfarkt nach dem Ereignis durch berufliche Ausgliederungs- oder Umsetzungsprozesse im Sozialstatus sinken. Die Analysen der Zusammenhänge wurden deshalb auch mit solchen Variablen durchgeführt, die im Lebensverlauf stabil bleiben, wie Schul- und Berufsausbildung. Diese Auswertungen kamen zu vergleichbaren Ergebnissen (ebd. S. 130). Damit kann die Drift-Hypothese als ausschließliche Erklärung für die sozialen Unterschiede ausgeschlossen werden.

Wenig erklärlich ist, wieso bei den Frauen die Unterschiede nur bei der untersten Sozialschicht zu beobachten sind. Es ist auch zu berücksichtigen, daß die sozialen Unterschiede beim Herzinfarkt sowohl für Männer als auch für Frauen in den jüngeren Altersgruppen ausgeprägter sind, als in den älteren. Für Frauen scheint dies sogar noch in einem stärkeren Ausmaße zuzutreffen als für Männer.

Möglicherweise handelt es sich also bei den Frauen mit Herzinfarkt um eine sozial stark belastete Gruppen von Frauen. Dies entspricht auch Ergebnissen einer an anderer Stelle durchgeführten Analyse der Daten des ersten nationalen Surveys (Maschewsky-Schneider et al. 1988).

In welcher Weise, d.h. über welche Vermittlungswege die soziale Lage, unabhängig von Risikofaktoren und Gesundheitsverhalten das Krankheitsgeschehen beeinflußt, ist jedoch sowohl für die Frauen als auch für die Männer bislang nicht geklärt.

Bemerkenswert sind die Analyseergebnisse zum Zusammenhang von Familienstand und Herzinfarkt. Entgegen der Literatur konnte für Männer kein Zusammenhang zwischen dem Status „alleinlebend" und Herzinfarkt gefunden werden, während dieser Zusammenhang für die Frauen deutlich ausgeprägt war. Weiteren Analysen psychosozialer Risiken für den Herzinfarkt bei Frauen wird vorbehalten bleiben, ob es sich hierbei tatsächlich um ursächliche bzw. dem Krankheitsereignis vorausgehende Bedingungen handelt, und welche weiteren Faktoren eine Rolle spielen. So wird z.B. zu prüfen sein, ob die Variable „alleinstehend" Indikator für psychosozialen Streß durch fehlende soziale Unterstützung/soziale Einbindung ist oder ob alleinstehende Frauen z.B. häufiger berufstätig sind und deshalb einem höheren beruflichen Streß ausgesetzt sind.

Die Analysen zum Zusammenhang von Herzinfarkt und medizinischen, verhaltensbedingten und sozialen Risiken der nationalen und regionalen Gesundheitssurveys ergaben konsistente und durch die Literatur belegte Zusammenhänge. Im Gegensatz zu den Analysen zum Brustkrebs und Risikofaktoren (Kap. 6.1) macht sich hier positiv bemerkbar, daß die Risiken für den Herzinfarkt präziser, nämlich über eine medizinische Untersuchung, und vollständiger erhoben wurden. In der Zukunft werden deshalb insbesondere zu den Herz-Kreislauf-Krankheiten Auswertungen zu Risiken, insbesondere psychosozialen Risiken vorgenommen werden.

7. Rauchen[*]

7.1 Zielsetzung und Fragestellungen

Untersuchungen zur Prävalenz des Rauchens in der Bundesrepublik Deutschland zeigen, daß zwar immer noch mehr Männer als Frauen rauchen, daß das Rauchen bei Frauen in den letzten 20 Jahren jedoch deutlich zugenommen hat. In der Altersguppe der 25-69jährigen rauchten 1990-91 39,2% der Männer und 28,1% der Frauen. Nach den Mikrozensusdaten 1989, war bezogen auf alle Altersgruppen zusammen, die Prävalenz des Rauchens bei den Männern 36% und bei den Frauen 21% (Brückner 1991).

Internationale Vergleichsstudien (Pierce 1991) arbeiteten heraus, daß der Unterschied in der Prävalenz des Rauchens bei Männern und Frauen sich im Zeitverlauf in dem Sinne verändert, daß zwischen beiden Geschlechtern zeitlich versetzte Trends bestehen. Es ließ sich in vielen Ländern im Zeitverlauf eine Zunahme des Rauchens zunächst bei Männern und mit einer zeitlichen Verzögerung ein Nachholen bei den Frauen beobachten. Diese zeitliche Verzögerung ist von Land zu Land unterschiedlich und kann mehrere Jahre oder auch Jahrzehnte umfassen. Sowohl bei Männern als auch bei Frauen steigt die Prävalenz des Rauchens im Zeitverlauf an, bis zu einem bestimmten Höhepunkt, von dem an sie dann in der Regel - mit unterschiedlicher Geschwindigkeit - wieder sinkt. Es zeigt sich auch, daß in verschiedenen Ländern sowohl die Geschwindigkeit der Abnahme als auch die Höhe des Gipfels durch die Gesundheitsprogramme der Länder zur Förderung des Nichtrauchens beeinflußt wurden. Frauen scheinen davon insoweit zu profitieren, als der Trend zur Zunahme des Rauchens bei ihnen hierdurch vorzeitig gebremst werden kann (ebd.).

Die Veränderungen der Raucherinnenraten in der Bevölkerung sind v.a. auf eine Zunahme des Rauchens bei jungen Frauen und Mädchen zurückzuführen. Dieser Trend begann in der (alten) Bundesrepublik Deutschland in den 70er Jahren. Eine neue Generation von jungen Frauen ist heute in die Erwachsenenbevölkerung hineingewachsen, für die Rauchen ein akzeptiertes und gewünschtes Verhalten ist.

---

[*] Die in diesem Kapitel dargestellten Auswertungen wurden im Rahmen des Projekts „Zur Epidemiologie des Rauchens bei Frauen in der Bundesrepublik Deutschland" (Maschewsky-Schneider, Hoopmann, Jöckel 1992) auf der Basis der Surveydaten der Deutschen Herz-Kreislauf-Präventionsstudie erstellt.

Eine in den Jahren 1983-84 von der Bundeszentrale für gesundheitliche Aufklärung und der Welt-Gesundheitsorganisation (Kopenhagen) durchgeführte Studie zum Thema „Frauen und Rauchen" belegte, daß Frauen und Mädchen die wichtigste Gruppe für Präventionsmaßnahmen darstellten, weil bei ihnen eine starke Zunahme des Rauchens zu beobachten war (Bundeszentrale für gesundheitliche Aufklärung 1985). Trotz dieser Erkenntnisse gab es bislang kaum Aktivitäten auf Bundes- oder Länderebene, um gezielte Programme zur Förderung des Nichtrauchens für Frauen zu entwickeln und umzusetzen. Bedarf und Notwendigkeit solcher Maßnahmen lassen sich jedoch aus den epidemiologischen Daten zur Entwicklung des Rauchens ableiten. Internationale Analysen belegen, daß damit der Trend zur Zunahme des Rauchens bei Frauen gesenkt werden kann (Pierce 1991).

Vor diesem Hintergrund lassen sich die Ziele des hier vorliegenden Abschnitts begründen.

- Die Auswertung der epidemiologischen Daten zum Rauchen bei Frauen kann Argumente für frauenspezifische Programme zur Förderung des Nichtrauchens stützen. Es sollen deshalb zunächst allgemeine Trends des Rauchverhaltens bei Frauen und Männern im Vergleich dargestellt werden. Dabei wird nach Alter und sozialer Lage differenziert.

- Weiterhin sollen Unterschiede im Rauchverhalten und der subjektiven Bewertung von Gesundheit und gesunder Lebensweise bei Frauen und Männern herausgearbeitet werden. Es wird beschrieben, in welchen sozialen Subgruppen, definiert nach Indikatoren wie Alter, soziale Lage und Stellung im Beruf, es besonders viele Raucherinnen gibt und in welchen Gruppen schon viele Frauen mit dem Rauchen aufgehört haben. Diese Analyse erlaubt es, besonders wichtige Zielgruppen für Programme zur Förderung des Nichtrauchens zu bestimmen.

- Um erfolgreiche Programme zur Förderung des Nichtrauchens durchführen zu können, ist es notwendig, mehr über die Motive und Einstellungen zum Rauchen in den verschiedenen Gruppen von Frauen (Raucherinnen, Nie-Raucherinnen und ehemalige Raucherinnen) zu wissen. Dabei müssen das Gesundheitsverhalten und der Gesundheitszustand der Frauen, ihre familiären und beruflichen Belastungen und ihr körperliches, psychisches und soziales Befinden betrachtet werden. Motivationsprogramme haben diese objektiven und subjektiven Faktoren zu berücksichtigen, wenn sie von den Frauen akzeptiert werden sollen. In der hier durchgeführten Analyse werden deshalb die drei Gruppen von Frauen: Raucherinnen, ehemalige und Nie-Raucherinnen hinsichtlich ihres Gesundheitsverhaltens und ihrer Lebenslagen miteinander verglichen.

- Studien zur Gesundheit und zum Gesundheitshandeln zeigen, daß Gesundheitsförderung für Frauen eine frauenspezifische Sichtweise beinhalten muß. Das bedeutet, die gesellschaftliche Situation der Frau und die über Geschlechtsrollenstereotype festgelegten Umgangsweisen mit Gesundheit, Krankheit und Befindlichkeiten zum Ausgangspunkt zu machen. Gesundheitsförderung hat einem Frauenbild entgegenzuwirken, in dem Weiblichkeit mit Leiden, Abhängigkeit und Krankheit verknüpft ist. Es wird vor dem Hintergrund verschiedener Studien zur Frauengesundheit und zum Rauchen bei Frauen zu zeigen sein, wie Programme zur Förderung des Nichtrauchens an diesen Abhängigkeitserfahrungen von Frauen anzusetzen haben, und wie Frauen lernen, ihre eigenen Stärken zu erfahren und daraus ein selbstbestimmtes Gesundheitshandeln entwickeln. Es werden deshalb auch Ansätze für die Förderung des Nichtrauchens bei Frauen aus den Ergebnissen und vor dem Hintergrund anderer Studien diskutiert und entwickelt.

7.2 Daten und Methoden

Den vorliegenden Analysen liegen die Daten des 1., 2. und 3. Nationalen Gesundheitssurveys der Deutschen Herz-Kreislauf-Präventionsstudie zugrunde (Erhebungszeiträume 1984-86, 1987-88, 1990-91). Diese Datenbasis wurde ausführlich in Kapitel 5.1 beschrieben. Für die Darstellung der Entwicklungstrends vom 1. zum 3. Survey wurden die Analysen wieder mit dem dort beschriebenen Gewichtungsfaktor (Weight 4) durchgeführt. Für den 1. und 2. Survey erfolgte auch eine Darstellung der Prävalenzen nach Geburtsjahr, dabei wurden keine Gewichtungen vorgenommen.

Im Mittelpunkt der Untersuchung zu den Gesundheitseinstellungen und Rauchen stehen die Daten des 1. Nationalen Gesundheitssurveys (1984-86). Auf dieser Basis wurden Auswertungen zu sozialen und psychosozialen Aspekten des Rauchverhaltens und zum Gesundheitsverhalten durchgeführt. Die Daten wurden für die Vergleiche von sozialen Subgruppen und den Vergleich der Raucherinnen mit den Nie- und den ehemaligen Raucherinnen altersstandardisiert vorgenommen. Bei Untersuchungen zum Rauchverhalten sind Altersstandardisierungen deshalb besonders wichtig, weil das Rauchverhalten stark altersabhängig ist. Im Alter über 50 Jahre rauchen nur halb so viel Frauen wie in der Altergruppe der unter 30 Jahre alten Frauen der Stichprobe. Da soziale Subgruppen (z.B. Arbeiterinnen, Angestellte, Hausfrauen) sich im Altersaufbau ebenfalls stark unterscheiden, können durch eine Altersstandardisierung eventuelle Scheineffekte, die aus Unterschieden in der Alterszusammensetzung resultieren, ausgeglichen werden.

Zu der Frage, ob es geschlechtsspezifische Unterschiede in der Einstellung zur Tabakreklame gibt, wurden Ergebnisse einer Studie zur „Einstellung der Bevölkerung zum Verbot der Tabakreklame" herangezogen, die 1988/89 im Auftrag des Landes Nordrhein-Westfalen durchgeführt wurde (Jöckel et al. 1989). In Bremen und Nordrhein-Westfalen war eine telefonische Befragung von 989 Männern und 1013 Frauen im Alter von 18-65 Jahren durchgeführt worden, in der Einstellungen zur Tabakreklame, Rauchverhalten, einschließlich Markenpräferenzen, Gesundheitswissen und soziodemographische Indikatoren erhoben wurden.

Als Interpretationshintergrund gehen Ergebnisse einer qualitativen Befragung von Raucherinnen, ehemaligen und Nie-Raucherinnen zu ihrer Einstellung zum Rauchen und ihrer Bewertung des Rauchens im Zusammenhang mit lebensbiographischen Erfahrungen und Abhängigkeitsgefühlen (Bundeszentrale für gesundheitliche Aufklärung 1985) ein. Die Ergebnisse zum Rauchen werden auch vor dem Hintergrund einer weiteren qualitativen Studie zum „Gesundheitshandeln und Lebensweisen von Frauen aus unteren und mittleren sozialen Schichten" (Klesse et al. 1992) interpretiert. In dieser Studie wurden die Alltagskonzepte von Frauen zu Gesundheit im Zusammenhang mit ihrer Lebensgeschichte untersucht. Ziel war es, Ansätze für Gesundheitsförderung für sozial benachteiligte Frauen zu finden und in die Praxis umzusetzen.

7.3 Prävalenzen und Entwicklungstrends des Rauchens

7.3.1 Prävalenzen und Entwicklungstrends des Rauchens nach Alter

Männer und Frauen unterscheiden sich stark hinsichtlich:

- ihres aktuellen Rauchstatuts

- der Rate ehemaliger Raucher bzw. Raucherinnen

- des Anteils derjenigen, die jemals geraucht haben (Raucher/innen plus ehemalige Raucher/innen) und

- des Anteils der ehemaligen Raucher/innen an allen, die jemals geraucht haben.

Tabelle 7.3.1-1 zeigt, daß zu allen drei Erhebungszeitpunkten der Nationalen Gesundheitssurveys knapp 30% der Frauen, aber ca. 40% der Männer rauchten. Ca. ein Drittel der Männer und etwas weniger als 20% der Frauen geben an, früher geraucht zu haben. Am deutlichsten werden die Unterschiede zwischen den Geschlechtern, wenn man die Rate der Personen betrachtet, die niemals geraucht haben. Das sind bei den Männern ca. ein Viertel, bei den Frauen aber 53,3% bis 55,5%. Um eine Bewertung des Trends, mit dem Rauchen wieder aufzuhören, vorzunehmen, muß der Anteil ehemaliger Raucher an allen, die jemals geraucht haben, betrachtet werden. Diese Rate macht bei den Frauen konstant über alle drei Surveys um 40% aus, bei den Männern liegt sie etwas über 40%, beim 3. Survey sogar bei 46,6% liegt.

Starke Unterschiede im Rauchverhalten bei Männern und Frauen werden deutlich, wenn verschiedene Altersgruppen miteinander verglichen werden. Tabelle 7.3.1-2 zeigt, daß in den jüngeren Altersgruppen fast genauso viel Frauen wie Männer rauchen. Mit zunehmendem Alter rauchen allerdings deutlich mehr

Männer als Frauen. Das sind bei den 60-69jährigen 2 bis 2,5mal soviel Männer wie Frauen. Bei den Frauen ist der höchste Anteil Raucherinnen in der Altersgruppe der 25-29jährigen zu beobachten, bei den Männern in der Altersgruppe der 30-39jährigen.

Tabelle 7.3.1-1
Prävalenz des Rauchens: Raucher, ehemalige Raucher, Nie-Raucher und Anteil ehemaliger Raucher an allen, die jemals geraucht haben[*] (%). Nationale Gesundheitssurveys 1984-86, 1987-88, 1990-91

	1. Survey 1984-86	2. Survey 1987-88	3. Survey 1990-91
Frauen			
Raucherinnen	26,7	27,4	28,1
Ehemalige Raucherinnen	17,8	17,8	18,7
Nie-Raucherinnen	55,5	54,8	53,3
Ehemalig/Jemals geraucht	40,0	39,4	39,9
Männer			
Raucher	41,8	43,7	39,2
Ehemalige Raucher	32,6	30,8	34,2
Nie-Raucher	25,7	25,5	26,6
Ehemalig/Jemals geraucht	43,8	41,4	46,6

Weight 4

[*] Jemals geraucht = Raucher plus ehemalige Raucher

Tabelle 7.3.1-2
Prävalenz des Rauchens nach Alter (%). Nationale Gesundheitssurveys 1984-86, 1987-88, 1990-91

Altersgruppen	1. Survey 1984-86	2. Survey 1987-88	3. Survey 1990-91
Frauen			
29-29	42,6	47,1	41,4
30-39	40,3	37,3	40,7
40-49	23,9	26,8	31,3
50-59	18,9	18,6	18,5
60-69	13,3	14,5	12,3
Männer			
29-29	49,2	49,8	46,4
30-39	51,3	53,5	48,4
40-49	39,2	44,0	40,4
50-59	36,4	34,3	32,6
60-69	31,5	35,3	24,8

Weight 4

Betrachtet man wiederum den Anteil der Personen, die jemals geraucht haben, nach Alter (Tabelle 7.3.1-3) wird dieser altersspezifisch unterschiedliche Trend noch deutlicher. In der jüngsten Altersgruppe (25-29 Jahre) liegen die Raten bei

Frauen und Männern knapp unter 70% (mit Ausnahme beim 3. Survey). In der höchsten Altersgruppe (65-69 Jahre) haben über 80% der Männer, aber nur knapp 30% der Frauen jemals geraucht. Während bei den Männern der Anteil Personen, die jemals geraucht haben, mit dem Alter deutlich ansteigt, ist bei den Frauen der umgekehrte Trend zu beobachten. Bei ihnen nimmt der Anteil derjenigen, die jemals geraucht haben, mit dem Alter ab. Interessant ist, daß sowohl bei Männern als auch bei Frauen in der Altersgruppe der 25-29jährigen der Anteil der Personen, die jemals geraucht haben, in der Zeit vom 1. zum 3. Survey abnimmt. Möglicherweise deutet sich hier ein Trend zum Absinken der Raucherprävalenzen an.

Tabelle 7.3.1-3
Prävalenz „Jemals geraucht"[*]) nach Alter (%). Nationale Gesundheitssurveys 1984-86, 1987-88, 1990-91

Altersgruppen	1. Survey 1984-86	2. Survey 1987-88	3. Survey 1990-91
Frauen			
29-29	68,1	68,1	59,2
30-39	63,7	60,2	63,4
40-49	40,1	45,7	52,3
50-59	32,6	31,5	34,3
60-69	26,5	28,7	27,4
Männer			
29-29	69,7	66,7	63,0
30-39	72,4	76,1	75,3
40-49	71,5	74,2	72,2
50-59	78,6	73,0	72,6
60-69	80,2	82,5	84,1

Weight 4

[*]) Jemals geraucht = Raucher plus ehemalige Raucher

Eine Analyse der Raucherraten (z.Z. Raucher/innen und „jemals geraucht") nach Geburtsjahr für die Daten des 1. und 2. Nationalen Gesundheitssurveys (Geburtskohorten) zeigt, daß bei den Männern der Anteil derjenigen, die jemals geraucht haben, in allen Geburtsjahrgängen vergleichbar hoch ist. Bei den Männern, die in den 30er Jahren und danach geboren sind, hat diese Rate geringfügig abgenommen (Abbildung 7.3.1-1). Dieser Trend zeigt sich bei beiden Surveys. Bei den Frauen gibt es bei den Geburtsjahrgängen der frühen 40er Jahre einen Umschwung zur Zunahme des Rauchens. Geht man für diese Altersgruppe von einem Beginn des Rauchens mit ca. 20 Jahren aus, dann wird deutlich, daß die starke Zunahme des Rauchens bei Frauen in den 60er Jahren begonnen hat.

Die Übersicht über Studien zum Rauchverhalten (Tabelle 7.3.1-4) spiegelt ebenfalls den Trend zu einer Angleichung des Rauchverhaltens bei jungen Männern und Frauen wider. In Nordrhein-Westfalen rauchten 1981 39% der

Jungen und 37% der Mädchen im Alter von 15-17 Jahren. Diese Rate sank bis Mitte der 80er Jahre auf 32% bei den Jungen und 33% bei den Mädchen. Wir beobachten also in dieser Altersgruppe vergleichbar hohe Prävalenzen und analoge Trends bei beiden Geschlechtern.

Bis zum Alter von 18-20 Jahren steigen die Prävalenzen bei Frauen und Männern deutlich an, die der Männer jedoch wesentlich stärker als die der Frauen. Bei den Männern verbleibt sie auch bis zum Alter von 21-24 Jahren auf diesem Niveau, bei den Frauen nimmt sie aber für diese Altersgruppe noch mal um 8-9 Prozentpunkte zu. Im Ergebnis sind dann Frauen und Männer in dieser Altersgruppe wieder auf dem gleichen Niveau angelangt (1981: 61% bzw. 57%, 1986/87: um 50% bzw. 48%). Wichtig ist, daß die Prävalenz für beide Geschlechter und in allen Altersgruppen Mitte der 80er Jahre deutlich unter der Prävalenz in den vergleichbaren Altersgruppen zu Beginn der 80er Jahre lag, d.h. der Anteil Raucher/innen sinkt in den 80er Jahren. Auch belegen die geschlechtsspezifischen Vergleiche, daß Männer und Frauen bzw. Jungen und Mädchen in den 80er Jahren sich kaum noch hinsichtlich ihres Rauchverhaltens unterscheiden.

Tabelle 7.3.1-4
Prävalenz des Rauchens bei Kindern und Jugendlichen in verschiedenen Studien (%)

Studie Alter (in Jahren)	Männer %	Frauen %
Jugend und Drogen, NRW 1981		
15-17	39	37
18-20	61	49
21-24	61	57
Jugend und Drogen, NRW 1986/87		
15-17	32	33
18-20	48	39
21-24	50	48

Quelle: Minister für Arbeit, Gesundheit und Soziales des Landes NRW 1987

Tabelle 7.3.1-5
Anteil der ehemaligen Raucher an allen, die jemals geraucht haben nach Alter (%). Nationale Gesundheitssurveys 1984-86, 1990-91

Alter (in Jahren)	Frauen		Männer	
	1. Survey 1984-86	3. Survey 1990-91	1. Survey 1984-86	3. Survey 1990-91
25-29	37	30	29	26
30-39	37	36	29	36
40-49	40	40	45	44
50-59	42	46	54	55
60-69	50	55	61	71

Weight 4

Der Trend, mit dem Rauchen wieder aufzuhören, ist bei den Frauen und Männern je nach Altersgruppe unterschiedlich (Tabelle 7.3.1-5). Bei den jüngeren Frauen ist der Anteil derjenigen, die wieder aufgehört haben, bezogen auf alle, die jemals geraucht haben, größer als bei den Männern. Bei den über 40jährigen kehrt sich dieser Trend um.

7.3.2 Prävalenzen und Entwicklungstrends des Rauchens nach sozialer Lage

Soziale Schicht

Unterschiede im Rauchverhalten bestehen besonders bei Männern und Frauen aus verschiedenen sozialen Schichten. Tabelle 7.3.2-1 zeigt den Zusammenhang zwischen Rauchstatus und sozialer Schicht. Der Schichtindex wurde wieder aus den Variablen Einkommen, Schulbildung und Stellung im Beruf gebildet (s.a. Kapitel 6.2.1). Eine Altersstandardisierung sorgt dafür, daß die fünf Sozialschichten im Hinblick auf ihre unterschiedliche Altersstruktur vergleichbar gemacht werden, so daß die Unterschiede der Prävalenz des Rauchens in den verschiedenen Sozialgruppen nicht mehr auf die Altersunterschiede in diesen Gruppen zurückgeführt werden können. Standardisiert wurde - wie in Kapitel 6.2.1 dargestellt - für Männer und Frauen getrennt nach der Alterszusammensetzung der beiden Gruppen in der Stichprobe des Nationalen Gesundheitssurveys 1990-91.

Bei Männern und Frauen ist eine kontinuierliche Zunahme des Rauchens mit der Abnahme der sozialen Schicht zu beobachten. Bei den Männern ist dieser Unterschied ausgeprägter als bei den Frauen (Tabelle 7.3.2-1). Andererseits sinkt der Anteil ehemaliger Raucher bzw. Raucherinnen kontinuierlich mit der Abnahme der sozialen Schicht, wobei hier die Unterschiede zwischen höchster und niedrigster Schicht bei den Frauen ausgeprägter sind als bei den Männern.

Bei den Männern sinkt auch der Anteil Nie-Raucher kontinuierlich mit der sozialen Schicht. Bei den Frauen ist ein solcher Trend nicht zu beobachten. In der obersten und untersten Schicht liegt die Rate bei ca. 50%, während sie in den anderen Schichten bei 52% bzw. 55% liegt.

Für beide Geschlechter sinkt auch der Anteil der ehemaligen Raucher/innen an denen, die jemals geraucht haben, kontinuierlich mit der sozialen Schicht. Beim 1. Survey ist dieser Anteil bei den Männern in fast allen Schichten höher als bei den Frauen. Beim 3. Survey ist die Rate bei Männern und Frauen in den beiden obersten Schichten vergleichbar hoch, in den anderen Schichten ist sie bei den Männern höher als bei den Frauen.

Tabelle 7.3.2-1

Rauchstatus nach sozialer Schicht. (Altersstandardisiert zwischen den Sozial-schichten)[1]. Nationaler Gesundheitssurvey 1990-91

	Ober-schicht	Obere Mittel-schicht	Mittel-schicht	Untere Mittel-schicht	Unter-schicht
Frauen					
Raucherinnen	24,1	26,0	27,4	31,9	35,0
Ehemalige Rauche-rinnen	26,3	20,2	17,8	15,9	14,4
Nie-Raucherinnen	49,6	53,9	54,8	52,2	50,6
Männer					
Raucher	30,6	33,3	41,4	43,3	50,5
Ehemalige Raucher	36,4	35,5	35,1	33,4	29,1
Nie-Raucher	33,1	31,2	23,5	23,3	20,3

[1] Altersstandardisierung für Männer und Frauen getrennt entsprechend der geschlechts-spezifischen Gesamtaltersverteilung in Weight 4.

Tabelle 7.3.2-2

Anteil der ehemaligen Raucher an allen, die jemals[*] geraucht haben nach sozia-ler Schicht (%). (Altersstandardisiert zwischen den Sozialschichten)[1]. Nationale Gesundheitssurveys 1984-86, 1990-91

	Frauen		Männer	
Soziale Schicht	1. Survey 1984-86	3. Survey 1990-91	1. Survey 1984-86	3. Survey 1990-91
Oberschicht	49	52	54	53
Obere Mittelschicht	44	44	52	45
Mittelschicht	38	39	46	45
Untere Mittelschicht	44	33	44	43
Unterschicht	27	29	37	36

Weight 4

[*] Jemals geraucht = Raucher plus ehemalige Raucher.
[1] Altersstandardisierung für Männer und Frauen getrennt entsprechend der geschlechts-spezifischen Gesamtaltersverteilung in Weight 4.

Abbildung 7.3.2-1 zeigt den Anteil Raucher bzw. Raucherinnen nach sozialer Schicht und Altersgruppen im Jahr 1990-91. Bei den Männern wird deutlich, daß sich der zuvor beschriebene Zusammenhang zwischen sozialer Schicht und Rauchen für alle Altersgruppen in gleicher Weise zeigt. Für die Frauen besteht er nur für die unteren und mittleren Altersgruppen. Für die älteren Frauen ist kein Schichtgradient in der Prävalenz des Rauchens erkennbar. 1984-86 stellte sich für die Frauen ein vergleichbares Bild dar, wenn auch nicht so ausgeprägt und auf einem niedrigeren Niveau, d.h. mit niedrigeren Prävalenzen bei den über 40jährigen.

Abbildung 7.3.2-1
Prävalenz des Rauchens nach sozialer Schicht und Alter. Nationaler Gesundheitssurvey 1990-91. Weight 4

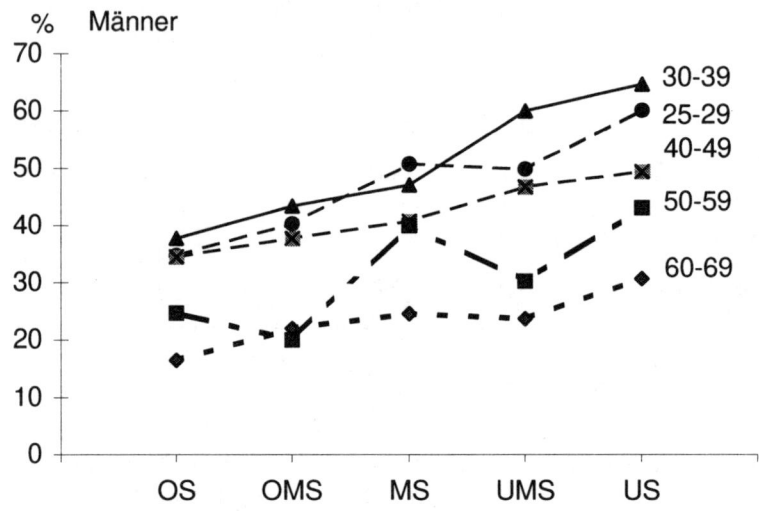

Abbildung 7.3.2-2
Jemals geraucht nach sozialer Schicht und Alter. Nationaler Gesundheitssurvey 1990-91. Weight 4

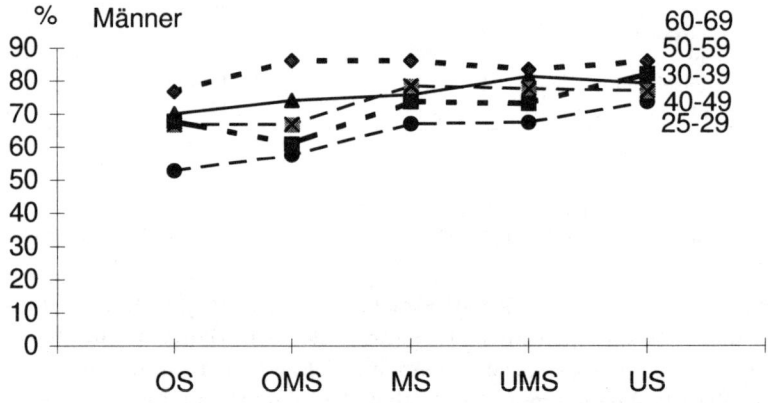

Noch deutlicher werden die Unterschiede zwischen Männern und Frauen und bei den Frauen in verschiedenen Altersgruppen, wenn man ehemalige und derzeitige Raucher zusammennimmt („jemals geraucht") und nach sozialer Schicht darstellt (Abbildung 7.3.2-2). Der Anteil derjenigen, die jemals geraucht haben, nimmt bei den älteren Frauen von der oberen zur unteren Sozialschicht hin ab, während bei den jüngeren Frauen der Trend genau andersherum läuft, d.h. die Prävalenz nimmt von den oberen zu den unteren Sozialschichten hin zu. Für die Männer dagegen steigt der Anteil derjenigen, die jemals geraucht haben, für alle Altersgruppen kontinuierlich von der oberen zur unteren Sozialschicht an. Bemerkenswert bei den Männern ist, daß die jüngste Altersgruppe in allen Schichten eine deutlich niedrigere Prävalenz ausweist als die höheren Altersgruppen.

Bei den Frauen liegt der Anteil derjenigen, die jemals geraucht haben, zwischen 25% und 70%, jeweils abhängig von der Altersgruppe. Junge Frauen (unter 40 Jahren) aus unteren und mittleren Sozialschichten haben eindeutig die höchsten Raten an Personen, die jemals geraucht haben. 1984-86 waren diese Trends allerdings noch nicht so deutlich sichtbar. Zwar lagen die Prävalenzen bei den über 40jährigen Frauen in der Oberschicht höher als in der Unterschicht, in den jungen Altersgruppen war jedoch noch nicht der Trend sichtbar, daß Frauen aus unteren Schichten mehr rauchten als Frauen aus den oberen Schichten.

Der zuvor für alle Altersgruppen gezeigte schichtspezifische Trend, daß der Anteil der Ex-Raucher/innen, bezogen auf alle, die jemals geraucht haben, in der Oberschicht größer ist als in der Unterschicht zeigt sich bei beiden Geschlechtern in allen Altersgruppen (ohne Abbildung).

Ausbildung und Beruf
Für den 1. Nationalen Gesundheitssurvey wurden auch Analysen zum Rauchstatus nach Ausbildung, Beruf und Familienstand durchgeführt. Dazu wurden jeweils für Männer und Frauen getrennt Altersstandardisierungen zwischen den sozioökonomischen Gruppen vorgenommen, um Alterseffekte (z.B. mehr ältere Personen mit Volks-/Hauptschule, mehr junge mit Abitur) auszugleichen. Standardisiert wurde auf die geschlechtsspezifische Gesamtaltersverteilung in der Stichprobe.

Männer mit Volks- bzw. Hauptschulabschluß haben die höchsten Raucherraten; die höchsten Nie- und Ex-Raucherraten kommen bei den Männern mit Abitur vor (Tabelle 7.3.2-4). Bei den Frauen gibt es bezogen auf Schulabschlußgruppen keine Unterschiede bei der Prävalenz des Rauchens, allerdings sind die höchsten Raten ehemaliger Raucherinnen bei den Frauen mit Abitur zu finden (Tabelle 7.3.2-3). Die höchsten Nie-Raucherinnenraten kommen bei den Volks-/Hauptschülerinnen vor, nämlich 57,8% aller Volksschulabgängerinnen, aber nur 48,8% aller Realschulabgängerinnen haben niemals geraucht. In den oberen Bildungsgruppen ist zwar die Prävalenz des Rauchens niedrig, aber der Anteil derjenigen, die überhaupt jemals geraucht haben, hoch (50,5% Abitur versus 42,2% Volksschule).

Tabelle 7.3.2-3
Prävalenz des Rauchstatus nach Schulbildung, Erwerbsstatus, Stellung im Beruf und Familiensituation, Frauen (%). (Altersstandardisiert zwischen den Schulabschlußgruppen. Erwerbsstatusgruppen, Berufsgruppen, Gruppen der Familiensituation). Nationaler Gesundheitssurvey 1984-86

	Raucherinnen	Ehemalige Raucherinnen	Nie-Raucherinnen
Schulabschluß			
- Volks-/Hauptschule	26,7	15,5	57,8
- Realschule	26,6	23,6	48,8
- Abitur	26,0	24,5	49,5
Erwerbsstatus			
- Vollzeitarbeit	27,2	14,6	58,2
- Teilzeitarbeit	28,6	17,9	53,5
- Rente[1]	20,4	23,3	56,3
- Hausfrau	23,7	18,9	57,4
Stellung im Beruf			
- Arbeiterin	35,1	11,7	53,2
- einfache Angestellte	28,0	15,8	56,3
- qualifizierte Angestellte	31,0	22,7	46,3
Familienstand			
- verheiratet/mit Partner lebend	23,2	18,5	58,2
- getrennt/verwitwet/ geschieden	41,6	13,8	44,6
- ledig/alleinlebend	24,3	17,5	58,2
Kinderzahl			
- mit Kindern	26,3	18,5	55,2
- keine Kinder	24,1	18,3	57,7

[1] nur 50-69jährige

Bei den erwerbstätigen Frauen gibt es mehr Raucherinnen (27-29%) als bei den Hausfrauen (23,7%) und die Ex-Raucherinnenraten liegen bei den letzteren ebenfalls höher (Tabelle 7.3.2-3). Die hohen Ex-Raucher/innenraten bei den Rentnern/innen sind darin begründet, daß hier nur die Altergruppe der 50-69jährigen eingeht, da in den jüngeren Altergruppen kaum Rentner vorkommen. Arbeiter und Arbeiterinnen rauchen zu einem größeren Anteil als Angestellte (ebd.). Betrachtet man allerdings diejenigen, die jemals geraucht haben zusammengenommen, dann sind das bei den Arbeiterinnen 46,8% aber bei den qualifizierten Angestellten 53,7%. In dieser Gruppe haben bereits viele Frauen wieder aufgehört zu rauchen.

Tabelle 7.3.2-4
Prävalenz des Rauchstatus nach Schulbildung, Erwerbsstatus, Stellung im Beruf und Familiensituation, Männer (%). (Altersstandardisiert zwischen den Schulabschlußgruppen, Erwerbsstatusgruppen, Berufsgruppen, Gruppen der Familiensituation). Nationaler Gesundheitssurvey 1984-86

	Raucher	Ehemalige Raucher	Nie-Raucher
Schulabschluß			
- Volks-/Hauptschule	43,1	32,4	24,5
- Realschule	39,4	36,5	24,1
- Abitur	32,3	37,5	30,2
Erwerbsstatus			
- Vollzeitarbeit	39,8	32,8	27,2
- Teilzeitarbeit[2]	-	-	-
- Rente[1]	38,2	49,4	12,4
- Hausfrau[2]	-	-	-
Stellung im Beruf			
- Arbeiter	48,2	28,2	23,6
- einfacher Angestellter	44,8	26,8	28,4
- qualifizierter Angestellter	36,4	32,8	30,9
Familienstand			
- verheiratet/mit Partner lebend	39,9	34,3	25,9
- getrennt/verwitwet/geschieden	52,9	32,1	16,0
- ledig/alleinlebend	43,8	18,8	37,6
Kinderzahl			
- mit Kindern	40,3	34,6	25,1
- keine Kinder	42,6	28,6	28,8

[1] nur 50-69jährige
[2] Zahlen wegen zu geringer Fallzahlen nicht ausgewiesen.

Es zeigt sich also, daß Frauen mit höherer Bildung und entsprechendem Berufsstatus zwar eine niedrigere Prävalenz haben, aber den höheren Anteil Frauen ausweisen, die jemals geraucht haben. Viele dieser Frauen haben jedoch im Laufe ihres Lebens das Rauchen wieder aufgegeben. Hausfrauen rauchen seltener als erwerbstätige Frauen; da der Anteil Frauen, die jemals geraucht haben, bei ihnen vergleichbar wie in den anderen Gruppen ist, wird deutlich, daß auch viele Hausfrauen wieder mit dem Rauchen aufgehört haben. Insgesamt untermauern die Ergebnisse die zuvor dargestellten Daten zum Zusammenhang von sozialer Schicht und Rauchen.

Bezogen auf den Familienstand haben die geschiedenen, verwitweten und getrennt lebenden Personen mit Abstand die höchsten Raucher/innenraten (Tabelle 7.3.2-3 und Tabelle 7.3.2-4). Bei ihnen sind auch die Nie-Raucher/innenraten sehr gering. Verheiratete und ledige Frauen unterscheiden sich im Rauchverhalten nicht sehr stark. Auch gibt es keine Unterschiede im Rauchverhalten der Personen, die Kinder haben und solchen, die keine haben (ebd.).

Rauchverhalten und Einstellung zum Rauchen

Frauen rauchen durchschnittlich fünf Zigaretten pro Tag weniger als Männer (Frauen 14,6; Männer 19,8 Zigaretten). Dieser geschlechtsspezifische Unterschied gilt für alle Altersgruppen. Im Alter werden bei beiden Geschlechtern deutlich weniger Zigaretten geraucht. Bei den Frauen ist die Zahl der täglich gerauchten Zigaretten in der untersten Sozialschicht etwas höher, nämlich durchschnittlich 16 Stück pro Tag als in den anderen sozialen Gruppen (ca. 14 Stück pro Tag), während ein solcher Zusammenhang für die Männer nicht zu erkennen ist.

Frauen sind durchschnittlich zwei Jahre älter als Männer, wenn sie mit dem Rauchen beginnen. Nimmt man Raucher und ehemalige Raucher zusammen, dann haben Frauen im Alter von 20-21 Jahren begonnen zu rauchen und Männer mit ca. 18 Jahren. Dabei sind die Unterschiede in den Altersgruppen nicht unbedeutend (Tabelle 7.3.2-5). Bei den Frauen unter 40 Jahren besteht faktisch kein Unterschied mehr zu den Männern, beide beginnen mit 16 bzw. 17 Jahren zu rauchen. Mit dem Alter steigt die Differenz an; bei den über 60jährigen haben die Männer mit ca. 20 Jahren begonnen, die Frauen aber durchschnittlich erst mit 26 Jahren.

Tabelle 7.3.2-5
Alter bei Rauchbeginn nach Altersgruppen. Raucher und ehemalige Raucher zusammen (in Jahren). Nationaler Gesundheitssurvey 1984-86

| | Altersgruppe (in Jahren) | | | | | |
	25-29	30-39	40-49	50-59	60-69	25-69
Frauen	17,0	18,0	21,4	24,6	26,2	20,5
Männer	16,5	17,3	18,6	18,7	19,9	18,3

Das Einstiegsalter in den verschiedenen Sozialgruppen unterscheidet sich nicht. Das gilt sowohl für die Männer als auch für die Frauen. Aufgrund der Unterschiede in den Prävalenzen wäre zu vermuten gewesen, daß Personen aus unteren Sozialschichten früher mit dem Rauchen beginnen. Dafür spräche auch, daß sie eher ins Berufsleben einsteigen als Personen aus höheren Sozialschichten, die eine längere Schulausbildung absolvieren.

Mehr Männer als Frauen haben im Jahr vor der Befragung das Rauchen eingeschränkt (21% versus 18,5%), während Frauen dies häufiger versucht haben (25% versus 21%). Dies ist wohl auch so zu interpretieren, daß Frauen weniger Zutrauen in sich selbst haben, den Zigarettenkonsum zu reduzieren und das auch durchzuhalten.

Zusammenfassend ist festzuhalten:

- Die Prävalenz des Rauchens ist bei den Männern höher als bei den Frauen. Das gilt für alle Altersgruppen. Lediglich in der jüngsten Altersgruppe (25-29 Jahre) rauchen vergleichbar viele Männer und Frauen.

- Die Prävalenz des Rauchens nimmt für beide Geschlechter mit dem Alter ab; bei den Frauen jedoch stärker als bei den Männern.

- Bei den Männern deutet sich in fast allen Altersgruppen ein Trend zur Abnahme des Anteils der Raucher im Zeitverlauf von Mitte der 80er bis Anfang der 90er Jahre an. Für Frauen ist eher ein Trend zur Zunahme zu beobachten.

- Diese Zunahme bei den Frauen ist insbesondere auf eine Erhöhung der Prävalenz in den mittleren Altersgruppen (40-49 Jahre) zurückzuführen, während wir bei den Männern eine Abnahme in nahezu allen Altersgruppen beobachten können.

- Betrachtet man die Rate der Personen, die jemals geraucht haben, werden die starken geschlechtsspezifischen Unterschiede noch deutlicher. Während bei den Männern der Anteil derjenigen, die jemals geraucht haben, von 60-70% in der jüngsten auf 80-85% in der ältesten Altersgruppe ansteigt, finden wir bei den Frauen einen Abstieg von 60-70% in der jüngsten Altersgruppe auf 27% in der höchsten Altersgruppe. Die Darstellung der Prävalenz des Rauchens und „Jemals geraucht" nach Geburtsjahr bestätigt, daß der Anteil Männer, die jemals geraucht haben, für alle Geburtsjahrgänge sehr hoch ist, während bei den Frauen erst die Geburtsjahrgänge ab 1940 mit dem Rauchen zugelegt haben.

- Diese Daten zeigen, daß die lebenslange Belastung der männlichen Bevölkerung in der BRD durch Zigarettenrauchen unvergleichlich höher ist als die der Frauen. Bei den Frauen ist in den vergangenen Jahren allerdings eine Generation herangewachsen, die ebenfalls stark durch Zigarettenrauchen belastet ist.

- Der Anteil ehemaliger Raucher an allen, die jemals geraucht haben, ist bei den Männern größer als bei den Frauen. Betrachtet nach Alter gilt das jedoch nur für Frauen und Männer über 40 Jahre. In den jüngeren Altersgruppen ist der Anteil ehemaliger an allen Rauchern bei den Frauen größer als bei den Männern. Dies ist vielleicht so zu interpretieren, daß bei den jüngeren Frauen viele Personen mit dem Rauchen begonnen haben, aber - verglichen mit den Männern - überproportional viele Frauen wieder aufhören zu rauchen.

- Die Darstellung des Rauchstatus nach sozialer Schicht (1990-91) zeigt, daß sowohl bei Männern als auch bei Frauen der Anteil Raucher/innen mit Abnahme der sozialen Schicht ansteigt, während der Anteil ehemaliger Raucher/innen mit der sozialen Schicht sinkt.

- Der Anteil Männer, der nie geraucht hat, liegt in der Oberschicht bei 33,8%, in der Unterschicht aber nur bei 19,4%. Bei den Frauen ist der Anteil der Nie-Raucherinnen in der Mittelschicht und oberen Mittelschicht hoch (53-54%) und in den anderen Schichten niedriger (49-51%).

- Bezogen auf alle, die jemals geraucht haben finden wir die höchsten Raten ehemaliger Raucher/innen bei beiden Geschlechtern in der Oberschicht und einen stark abnehmenden Trend mit Abnahme der sozialen Schicht.

- Betrachtet nach Alter und Sozialschicht bestätigt sich für alle Altersgruppen bei den Männern der Trend, daß in der Oberschicht weniger geraucht wird als in den unteren Schichten. Dies gilt auch für den Anteil Männer, die jemals geraucht haben. Die schichtspezifischen Trends bestanden in allen drei Erhebungszeiträumen.

- Bei den Frauen haben wir je nach Generation unterschiedliche Trends. Im Jahre 1990-91 nimmt bei den unter 40jährigen der Raucherinnenanteil von der Oberschicht zur Unterschicht zu, bei bei den älteren Frauen ist demgegenüber kein schichtspezifischer Zusammenhang erkennbar. Ähnlich ist die Situation bei den Frauen, die jemals geraucht haben; bei den jüngeren nimmt das Rauchen von der oberen zu den unteren Schichten zu, bei den älteren Frauen (über 40 Jahre) nimmt sie mit der Sozialschicht ab und lediglich in der untersten Schicht wieder leicht zu.

- Die Daten von 1984-86 zeigen für die Frauen noch ein etwas anderes Bild. Die Sozialschicht-spezifischen Zusammenhänge waren damals zwar bei den jüngeren Frauen (unter 40 Jahre), die aktuell rauchten, schon erkennbar, nicht jedoch bezogen auf die Frauen, die jemals geraucht hatten.

- Die Ergebnisse der schichtspezifischen Analysen werden durch die Beschreibung der Prävalenz des Rauchens nach Schulabschluß, Erwerbsstatus, Stellung im Beruf und Familiensituation bestätigt. 1984-86 hatten bei den Männern Personen mit niedrigem Schulabschluß, Arbeiter und verwitwete bzw. geschiedene Personen die höchsten Raucherraten. Frauen mit niedrigem Schulabschluß und Arbeiterinnen hatten die höchste Nie-Raucherinnenrate, Arbeiterinnen aber auch die höchste Prävalenz des Rauchens. Geschiedene und verwitwete Frauen rauchen deutlich mehr als verheiratete und berufstätige ebenfalls mehr als nicht berufstätige Frauen.

- Die Daten zu den Entwicklungstrends beim Rauchen machen deutlich, daß bei den Frauen die jungen Frauen und dabei insbesondere die aus unteren sozialen Schichten als Problemgruppe zu bezeichnen sind. Hier sind in den vergangenen Jahren die stärksten Zunahmen zu beobachten gewesen und die Rate, mit dem Rauchen wieder aufzuhören, ist für diese Zielgruppe am niedrigsten, ein Trend, der sich durch alle Altersgruppen hindurchzieht.

7.3.3 Rauchstatus und Gesundheit

Um Kriterien dafür zu bestimmen, an welchen Motivationslagen die Förderung des Nichtrauchens bei Frauen anzusetzen hat, wurde ein Vergleich der drei Rauchstatusgruppen - Raucherinnen, Nie-Raucherinnen und ehemalige Raucherinnen - auf der Basis der Nationalen Surveydaten 1984-86 durchgeführt. Die unstandardisierte Betrachtung der Altersverteilung in den drei Gruppen zeigt, daß 77% der Raucherinnen (Männer 69,5%) und 72,3% der ehemaligen Raucherinnen (Männer 50,8%) jünger als 50 Jahre sind (Tabelle 7.3.3-1). Bei den Nie-Raucherinnen sind demgegenüber nur 52,2% jünger als 50 Jahre (Männer 71,2%). Nie-Raucherinnen stellen also mit Abstand die älteste der drei Gruppen bei den Frauen dar, während dies bei den Männern die ehemaligen Raucher sind. Diese Altersunterschiede wurden für die folgenden Analysen durch eine Altersstandardisierung ausgeglichen. Die Altersstandardisierung erfolgte entsprechend der geschlechtsspezifischen Altersverteilung in der Stichprobe für Männer und Frauen getrennt.

Tabelle 7.3.3-1
Anteil der unter 50jährigen in den Rauchstatusgruppen (%). Nationaler Gesundheitssurvey 1984-86

| | Frauen | | Männer | |
	N	darin: < 50 Jahre	N	darin: < 50 Jahre
Raucher/in	618	77,0	985	69,5
Ehemalige(r) Raucher/in	426	72,3	799	50,8
Nie-Raucher/in	1321	52,2	630	71,2

Im folgenden werden die drei Gruppen im Hinblick auf Gesundheitsindikatoren, Belastungen und Einstellungen verglichen.

Risikofaktoren und Gesundheitsverhalten
Der Vergleich der Gruppen hinsichtlich der Herz-Kreislauf-Risikofaktoren zeigt für die Männer, daß die meisten Risiken bei den Rauchern, gefolgt von den ehemaligen Rauchern vorkommen (Tabelle 7.3.3-3). Den besten Gesundheitsstatus, gemessen an den Risikofaktoren, haben die Männer, die niemals geraucht haben. Die Raucher haben beim Gesamt- und beim HDL-Cholesterin die ungünstigsten Werte, während die ehemaligen Raucher die ungünstigsten Blutdruckmittelwerte haben und bei ihnen die Prävalenz der unkontrollierten Hypertonie mit Abstand am höchsten ist (24,8% bei den ehemaligen Rauchern versus 17,6% bei den Nie-Rauchern). Raucher betreiben am wenigsten, Nie-Raucher am meisten Sport.

Bei den Frauen ist das Bild etwas anders (Tabelle 7.3.3-2). Die Raucherinnen und die Frauen, die niemals geraucht haben, haben den schlechtesten Risikostatus, während die ehemaligen Raucherinnen am gesündesten dastehen. Raucherinnen haben eine höhere Prävalenz der Hypercholesterinämie als die beiden anderen Gruppen (36,5% versus 30,0%), höhere Werte beim Gesamtcholesterin und niedrigere Werte beim - protektiven - HDL-Cholesterin (62,3% versus 67,4% bzw. 65%). Im Vergleich zu den ehemaligen Raucherinnen betreiben sie deutlich weniger Sport. Die Frauen, die nie geraucht haben, sind körperlich wenig aktiv und eher übergewichtig. Nie- und ehemalige Raucherinnen haben eine höhere Prävalenz der Hypertonie, als Raucherinnen und die Mittelwerte des systolischen und diastolischen Blutdrucks sind bei den Nie-Raucherinnen am höchsten.

Tabelle 7.3.3-2
Risikofaktoren in den Rauchstatusgruppen, Frauen (%). (Altersstandardisiert zwischen den Rauchstatusgruppen). Nationaler Gesundheitssurvey 1984-86

Risikofaktor	Raucherin	Ehemalige Raucherin	Nie-Raucherin
Systolischer Blutdruck (mmHg)	126,0	127,3	128,9
Diastolischer Blutdruck (mmHg)	78,8	79,7	80,2
Prävalenz der unkontrollierten Hypertonie[1]	10,2	14,1	14,7
Prävalenz des starken Überge-wichts (BMI > 30)	11,4	12,7	19,0
Gesamtcholesterin (mg/dl)	237,6	230,5	230,6
Prävalenz Gesamtcholesterin >= 250 mg/dl	36,5	30,0	30,6
HDL-Cholesterin (mg/dl)	62,3	67,4	65,0
Kein Sport	46,2	34,2	43,1

[1] Systolischer Blutdruck >= 160 mmHg oder diastolischer Blutdruck >= 95 mmHg.

Tabelle 7.3.3-3
Risikofaktoren in den Rauchstatusgruppen, Männer (%). (Altersstandardisiert zwischen den Rauchstatusgruppen). Nationaler Gesundheitssurvey 1984-86

Risikofaktor	Raucher	Ehemaliger Raucher	Nie-Raucher
Systolischer Blutdruck (mmHg)	134,7	136,3	133,2
Diastolischer Blutdruck (mmHg)	83,8	85,1	83,7
Prävalenz der unkontrollierten Hypertonie[1]	21,7	24,8	17,6
Prävalenz des starken Übergewichts (BMI > 30)	13,5	18,0	15,9
Gesamtcholesterin (mg/dl)	235,2	232,0	226,4
Prävalenz Gesamtcholesterin >= 250 mg/dl	33,4	31,8	27,3
HDL-Cholesterin (mg/dl)	49,9	51,4	51,7
Kein Sport	41,4	33,6	28,8

[1] Systolischer Blutdruck >= 160 mmHg oder diastolischer Blutdruck >= 95 mmHg.

Zusammenfassend zeigt sich, daß bei den Männern die Raucher und die ehema-ligen Raucher die ungünstigste gesundheitliche Situation hatten. Bei den Frauen waren das demgegenüber die Raucherinnen und Nie-Raucherinnen. Altersunterschiede in den verschiedenen Rauchstatusgruppen können für eine Erklärung dieser Situation nicht geltend gemacht werden, da die Daten altersstandardisiert ausgewertet wurden.

Die schlechte gesundheitliche Situation der Raucherinnen und Raucher, gemessen an den Herz-Kreislauf-Risikofaktoren, ist plausibel, da ein Teil der Faktoren vom Rauchen beeinflußt werden bzw. untereinander hoch korreliert sind. Ein enger Zusammenhang besteht zwischen Rauchen und HDL- bzw. Gesamtcholesterin. Dies kommt in den Daten zum Ausdruck, denn bei beiden Geschlechtern sind bei den Rauchern die Gesamtcholesterinwerte erhöht und das HDL erniedrigt. Der zwischen Bluthochdruck und Rauchen bestehende direkte Zusammenhang wird in der deskriptiven Darstellung der Risikofaktorenbelastung, wie sie hier vorgenommen wurde, dadurch verdeckt, daß Bluthochdruck mit Übergewicht korreliert ist und die Raucher/innen durchweg schlanker sind als die Nie- und ehemaligen Raucher/innen.

Die gute gesundheitliche Situation der Männer, die nie geraucht haben, läßt sich wahrscheinlich so erklären, daß es sich hier um eine sehr gesundheitsbewußte Gruppe von Männern handelt. Da nur ca. ein Viertel aller Männer niemals geraucht hat, ist dies eine plausible These. Die schlechte gesundheitliche Situation der ehemaligen Raucher könnte darin begründet sein, daß diese aufgrund gesundheitlicher Beeinträchtigungen mit dem Rauchen aufgehört haben, während die ehemaligen Raucherinnen eher aus einem positiven Gesundheitsbewußtsein heraus mit dem Rauchen aufhörten, bevor gesundheitliche Schäden aufgetreten sind. In den folgenden Analysen soll der Frage nachgegangen werden, ob die Frauen aus den drei Gruppen sich auch hinsichtlich ihres Gesundheitsbewußtseins unterscheiden.

Gesundheitsbewußtsein
Indikatoren zur Gesundheitseinstellung belegen, daß die ehemaligen Raucherinnen die gesundheitsbewußteste Gruppe sind (Tabelle 7.3.3-4). Über 70% dieser Frauen geben an, daß sie viel oder sehr viel zur Verbesserung ihres Gesundheitszustandes tun können, während dies in den beiden anderen Gruppen nur jeweils ca. 64% sind. Nur 26,8% der Raucherinnen beachten ihre Gesundheit sehr stark bzw. stark, während dies bei den ehemaligen und Nie-Raucherinnen 43,2% bzw. 40,9% sind. Auch bezeichnen weniger Raucherinnen ihren Gesundheitszustand als gut bis sehr gut. Vergleichbar sind die Relationen zwischen den Gruppen bei den Männern.

Frühstücksgewohnheiten von Raucher/innen und Nicht-Raucher/innen unterscheiden sich deutlich. Lediglich 78-79% der Raucher/innen frühstücken täglich, während ca. 83-86% der männlichen und sogar 90-92% der weiblichen Nicht-Raucherinnen ein tägliches Frühstück zu sich nehmen. Bei den männlichen Rauchern wird auch deutlich mehr Bier und Schnaps getrunken, während

bei den Frauen lediglich die ehemaligen Raucherinnen etwas häufiger Alkohol
zu sich nehmen als die beiden anderen Gruppen.

Tabelle 7.3.3-4
Gesundheitseinstellungen in den Rauchstatusgruppen, (%). (Altersstandardisiert
zwischen den Rauchstatusgruppen). Nationaler Gesundheitssurvey 1984-86

| | Frauen | | | Männer | | |
	Raucherin	Ehem. Rau- cherin	Nie- Rau- cherin	Raucher	Ehem. Rau- cher	Nie- Rau- cher
Beachtung der eige- nen Gesundheit sehr stark/stark	26,8	43,2	40,9	31,7	45,0	44,1
Einfluß auf den eige- nen Gesundheitszu- stand sehr viel/viel	63,8	71,8	64,8	67,6	64,3	71,6
Gegenwärtiger Ge- sundheitszustand sehr gut/gut	38,8	41,1	40,9	40,9	46,8	50,5

Medikamente

Tabelle 7.3.3-5 weist die Einnahme von Medikamenten für die drei Rauchstatusgruppen aus. Diese Angaben wurden von den Probanden im Rahmen des
schriftlichen Fragebogens gemacht, sind also nicht durch einen Arzt erhoben
worden. Hier sollen für die Interpretation nur einige Aspekte herausgehoben
werden. Generell ist zu berücksichtigen, daß für die meisten Medikamenten-
gruppen eine Interpretation nur möglich ist, wenn die Medikation in Bezug zu
den angegebenen Krankheiten gesetzt wird. Dabei müssen Dosierung und An-
gemessenheit der Medikation für die vom Probanden angegebene Krankheit
mitberücksichtigt werden. Eine solche Auswertung war im Rahmen der hier
durchgeführten Analysen nicht möglich.

Trotz dieser Einschränkungen lassen sich aus den Angaben wichtige Aspekte
herauslesen. Raucherinnen nehmen im Vergleich zu den anderen Gruppen mehr
den Kreislauf anregende und Blutdruck steigernde Mittel (12% zu 10%), mehr
Beruhigungsmittel (9,4% versus 6-7%), Stimmung beeinflussende Mittel (3,7%
zu 1,8%) und Schmerzmittel (12,7% zu 6-8%). Raucherinnen nehmen auch
mehr Mittel gegen Erkrankungen der Lungen und Bronchien und gegen rheu-
matische Erkrankungen ein. Ehemalige Raucherinnen nehmen mehr Mittel gegen Allergien und häufiger Hormonpräparate ein. Beachtenswert ist, daß der
Anteil Frauen, die die Pille zur Schwangerschaftsverhütung nehmen, in der
Gruppe der Raucherinnen am höchsten ist. Zusammenhänge zwischen Rauchen,
Pille und anderen Risiken wurden im Kapitel 5.3 bereits dargestellt.

Bei den beschriebenen Präparategruppen bestehen auch die größten Unterschiede zu den Männern, die diese Medikamente seltener einnehmen (ohne Tabelle).
Der Anteil der Frauen, die den Blutdruck senkende Medikamente einnehmen,
ist bei den ehemaligen und Nie-Raucherinnen höher. Dies zeigten auch schon

die Ergebnisse bei den Risikofaktoren, wo die Prävalenz der Hypertonie bei diesen Frauen höher war, aber auch der Behandlungsgrad und die medikamentöse Kontrolle höher (in Tabellen nicht ausgewiesen).

Tabelle 7.3.3-5
Medikamenteneinnahme (1-2mal wöchentlich oder täglich) in den Rauchstatusgruppen, Frauen (%). (Altersstandardisiert zwischen den Rauchstatusgruppen). Nationaler Gesundheitssurvey 1984-86

Medikamente	Raucherin	Ehemalige Raucherin	Nie-Raucherin
Blutdrucksenkende Mittel	6,9	8,5	12,4
Kreislaufanregende, blutdruck-steigernde Mittel	12,0	9,7	9,8
Mittel gegen Rheuma	5,3	2,8	4,0
Mittel gegen Allergien	2,3	4,0	2,1
Mittel für Lungen, Bronchien	4,6	2,1	2,4
Pille	15,0	13,4	11,3
Andere Hormonpräparate	8,5	17,1	10,5
Abführmittel	8,0	8,6	8,4
Beruhigungsmittel	9,4	6,3	6,7
Schlafmittel	3,6	3,1	3,9
Stimmungsbeeinflussende Mittel	3,7	1,8	1,8
Schmerzmittel	12,7	5,6	7,6

Krankheiten und Beeinträchtigungen
Die o.g. eingeschränkte Interpretierbarkeit der Daten gilt insbesondere auch für die Angaben zu Krankheiten, da diese auf Selbstangaben beruhen und nicht durch den Arzt erhoben wurden. Hier soll lediglich herausgehoben werden, daß Raucherinnen häufiger chronische Bronchitis und Magengeschwüre angeben als die anderen Frauen. Auch bestehen geschlechtsspezifische Unterschiede, die einer eingehenderen Analyse bedürften als das an dieser Stelle möglich ist.

Mehr ehemalige Raucherinnen (17,7%) als derzeitige (12,7%) und Nie-Raucherinnen (10,4%) waren in den letzten Wochen so krank, daß sie mindestens einen Tag im Bett bleiben mußten und mehr Raucherinnen (24,5%) und Ex-Raucherinnen (21,5%; Hausfrauen 19,5%) fühlten sich mindestens einen Tag im letzten Monat in ihrer Gesundheit so beeinträchtigt, daß sie ihrer normalen Tätigkeit nicht nachgehen konnten. Insgesamt waren es wieder mehr Frauen als Männer die sich krank oder beeinträchtigt fühlten.

Beschwerden
Erhoben wurden anhand der sogenannten Zerssen-Skala (Zerssen 1981) die subjektiven Beschwerden. Sie weisen für 87,7% der Frauen und 80,1% der Männer einen Index über 30 aus, d.h. hier besteht ein hoher Beschwerdestatus. Vergleicht man für Männer und Frauen die einzelnen Beschwerden, zeigt sich, daß Frauen außer für die Kategorie „Sodbrennen" höhere Prävalenzen aufweisen als Männer. Diese geschlechtsspezifischen Unterschiede sind bereits in der Literatur hinreichend dokumentiert (siehe z.B. Brähler & Scheer 1984) und im Sinne ge-

schlechtsspezifisch unterschiedlicher Gesundheitsstandards diskutiert (siehe z.B. Rodenstein 1984; Klesse, Sonntag, Brinkmann, Maschewsky-Schneider 1992).

Tabelle 7.3.3-6
Beschwerden (stark oder mäßig) in den Rauchstatusgruppen, Frauen (%). (Altersstandardisiert zwischen den Rauchstatusgruppen). Nationaler Gesundheitssurvey 1984-86

Beschwerden	Raucherin	Ehemalige Raucherin	Nie-Raucherin
Kloßgefühl, Engigkeit, Würgen im Hals	15,3	14,1	15,2
Kurzatmigkeit	21,8	22,7	16,5
Schwächegefühl	23,3	21,4	20,8
Schluckbeschwerden	8,1	6,0	6,3
Stiche, Schmerzen in der Brust	20,6	20,6	19,1
Druck-, Völlegefühl im Leib	23,6	26,8	23,0
Mattigkeit	42,0	40,9	36,1
Übelkeit	10,3	11,0	10,2
Sodbrennen	17,5	15,1	14,8
Reizbarkeit	40,3	44,1	35,0
Grübelei	39,7	42,8	33,2
Starkes Schwitzen	35,1	35,2	30,7
Kreuz-, Rückenschmerzen	63,2	60,7	55,4
Innere Unruhe	47,7	46,1	42,8
Schweregefühl, Müdigkeit in den Beinen	41,1	40,1	42,2
Unruhe in den Beinen	24,0	24,2	25,1
Überempfindlichkeit gegen Wärme	21,1	27,4	23,9
Überempfindlichkeit gegen Kälte	34,5	36,1	29,7
Übermäßiges Schlafbedürfnis	30,5	33,8	29,0
Schlaflosigkeit	27,0	27,9	26,0
Schwindelgefühl	28,0	23,0	26,9
Zittern	15,1	8,9	11,5
Nacken-, Schulterschmerzen	53,1	54,4	47,3
Gewichtsabnahme	9,3	2,8	5,8
Zerssenindex			
< = 30	11,2	10,5	13,4
> 30	88,8	89,5	86,6

Vergleicht man bei den Frauen die drei Rauchstatusgruppen (Tabelle 7.3.3-6), zeigt sich, daß in der Gruppe der Raucherinnen und ehemaligen Raucherinnen der Anteil der Frauen mit hohen Werten (über 30) höher ist als in der Nie-Raucherinnengruppe (88,8% und 89,5% versus 86,6%). Es gibt keine einzige Beschwerde oder Befindlichkeitsstörung, die bei den Nie-Raucherinnen häufiger vorkäme als in mindestens einer der beiden anderen Gruppen. Dagegen weisen diese beiden anderen Gruppen sehr ähnliche Syndrome auf, nämlich: Kurzatmigkeit, Mattigkeit, Reizbarkeit, Grübelei, starkes Schwitzen, Kreuz- und Rückenschmerzen, innere Unruhe, Überempfindlichkeit gegen Kälte und Nacken- oder Schulterschmerzen. Raucherinnen leiden darüber hinaus noch an Schluckbeschwerden, Sodbrennen, Schwindelgefühl, Zittern und Gewichtsabnahme, Beschwerden, die möglicher Weise als Folgen des Rauchens zu werten sind. Auch bei den Männern konzentrieren sich die Beschwerden bei den Rauchern und ehemaligen Rauchern (ohne Tabelle).

Die höhere Beeinträchtigung der derzeitigen und ehemaligen Raucherinnen im Bereich der somatischen und psychischen Befindlichkeit kann als Ausdruck einer generell stärkeren körperlichen und seelischen Beeinträchtigung interpretiert werden. Möglicherweise ist das Rauchen selbst Ausdruck dieser inneren Belastung. Rauchen mag für die Frauen ein Versuch sein, diese inneren Belastungen und Spannungen auszuagieren.

Beratung durch den Arzt
Ehemalige Raucherinnen gehen häufiger zum Arzt als dies derzeitige und Nie-Raucherinnen tun. In den letzten vier Wochen vor der Befragung waren 58% der ehemaligen, aber nur 47% der Raucherinnen und 50% der Nie-Raucherinnen beim Arzt gewesen. Der häufigere Arztbesuch ist vor dem Hintergrund der Daten zur gesundheitlichen Situation nicht unbedingt als Ausdruck einer schlechteren gesundheitlichen Lage zu werten, sondern als eine stärkere Beachtung und Bewertung der eigenen gesundheitlichen Lage und der höheren Bereitschaft, sich darum zu kümmern.

Die drei Rauchstatusgruppen unterscheiden sich wenig im Hinblick auf ihre präventive ärztliche Betreuung. Diese wurde daran gemessen, ob der Arzt regelmäßig die Herz-Kreislauf-Risikofaktoren seiner Patienten kontrolliert (z.B. Blutdruckmessung), bzw. ob der Arzt dem Patienten Empfehlungen für eine gesündere Lebensweise gegeben hat. Bei den ehemaligen Raucherinnen wurde häufiger das Gewicht kontrolliert, was dem höheren Anteil an übergewichtigen Frauen in dieser Gruppe entspricht. Bei den Raucherinnen werden seltener der Blutdruck und die Blutfette bestimmt, obwohl bei ihnen eine höhere Prävalenz der Hypercholesterinämie vorliegt. Auch werden Vorsorgeuntersuchungen seltener durchgeführt. Bei 40% der Raucherinnen, 50% der ehemaligen und 49% der Nie-Raucherinnen wurde im letzten Jahr die Vorsorgeuntersuchung vorgenommen. Dies ist u.a. in Abhängigkeit von der geringeren Inanspruchnahme medizinischer Versorgung bzw. der Häufigkeit des Arztbesuches bei Personen aus unteren Sozialschichten, zu denen viele Raucherinnen zählen, zu sehen.

Zusammenfassend (Tabelle 7.3.3-7) läßt sich sagen, daß die Gruppe der Raucherinnen im Vergleich zu den beiden anderen Gruppen im Hinblick auf ihre Gesundheit am schlechtesten dasteht. Raucherinnen haben den schlechtesten Risikostatus, die meisten Beschwerden, das schlechteste Gesundheitsbewußtsein und nehmen am häufigsten Medikamente gegen psychische und vegetative Beschwerden ein. Die geringste Risikofaktorenbelastung ergibt sich bei den ehemaligen Raucherinnen, auch ist ihr Gesundheitsbewußtsein höher; allerdings nehmen sie häufiger Medikamente, fühlen sich öfter krank und gehen häufiger zum Arzt. Sie haben viele Beschwerden.

Tabelle 7.3.3-7
Gesundheitsbewußtsein und Beschwerden, Frauen. Nationaler Gesundheitssurvey 1984-86

| | Index *) für Gesundheitsbewußtsein und Beschwerden | | | | |
	Risikostatus	Gesund-heitsbe-wußtsein	Medika-mente	Gesund-heitszu-stand	Beschwer-den
Raucherin	+ +	+ + +	+ + +	+ +	+ + +
Ehemalige Raucherin	+	+	+ +	+ + +	+ + +
Nie-Raucherin	+ +	+ +	+ +	+ +	+

*)+ + + = schlechtes Gesundheitsbewußtsein, viele Beschwerden
  + +   = mittleres Gesundheitsbewußtsein bzw. Beschwerden
  +   = gutes Gesundheitsbewußtsein, wenig Beschwerden

Gesundheitsorientierung und subjektiver Gesundheitszustand

Um diese Ergebnisse noch weiter zu prüfen, wurden zwei Indizes gebildet, nämlich ein sogenannter Gesundheits- und ein Krankheitsindex (Gesundheitszustand). Der Gesundheitsindex drückt aus, ob diese Person Gesundheit und gesundes Verhalten hoch oder niedrig bewertet und sich dementsprechend verhält. In den Index gingen sechs verschiedene Variablen ein: Beachtung und Beeinflußbarkeit der Gesundheit, sportliche Aktivität, Alkoholkonsum, tägliches Frühstück und Ruhepulsschlag.

Der Index zum Gesundheitszustand beschreibt die subjektive Bewertung der eigenen Person im Hinblick auf Krankheit und krankheitsbezogene Haltungen und Verhalten. Er setzt sich aus solchen Indikatoren wie Risikofaktoren, Einschätzung des eigenen Gesundheitszustandes, Krankheitstage, Medikamentengebrauch, angegebene Krankheiten und Arztbesuch zusammen. Dieser Indikator erfaßt den Gesundheitszustand mit einer höheren Genauigkeit als der Gesundheitsindikator die Gesundheitsorientierung, weil hier mehr und präziser erfaßte Eingangsvariablen zur Verfügung standen. Er setzt sich zusammen aus Bewertungen, Verhalten und Gesundheitszustand und ist deshalb nicht als Morbiditätsindikator zu begreifen, sondern als subjektive Einschätzung des Gesundheitszustandes, in die auch auf Krankheit bezogene Handlungs- und Wertorientierungen, die mit der Gesamtpersönlichkeit verbunden sind, eingehen.

Die Ergebnisse bestätigen, daß ehemalige und Nie-Raucherinnen deutlich gesundheitsbewußter sind als Raucherinnen (Tabelle 7.3.3-8). Nur 19,4% der ehemaligen und 18,2% der Nie-Raucherinnen sind wenig gesundheitsorientiert, dagegen aber 29,5% der Raucherinnen. Fast 20% der Raucherinnen und Nie-Raucherinnen fühlen sich sehr gesund, während dies bei den ehemaligen Raucherinnen 17% sind. Auch bei den Männern sind die Raucher weniger gesundheitsorientiert und die am wenigsten gesunde Gruppe sind die ehemaligen Raucher. Die Zusammenhänge wurden mittels eines Chi-square-Tests auf Signifikanz geprüft. Für die Männer waren die Unterschiede für beide Indikatoren signifikant; bei den Frauen lediglich für die Gesundheitsorientierung.

Tabelle 7.3.3-8
Gesundheitsorientierung und subjektiver Gesundheitszustand in den Rauchstatusgruppen (%). (Altersstandardisiert zwischen den Rauchstatusgruppen). Nationaler Gesundheitssurvey 1984-86

	Frauen			Männer		
	Rau-cherin	Ehem. Rau-cherin	Nie-Rau-cherin	Rau-cher	Ehem. Raucher	Nie-Rau-cher
Gesundheits-orientierung						
- hoch	9,9	17,2	14,1	10,0	15,8	18,2
- durchschnittlich	60,5	63,4	67,7	52,2	57,6	59,4
- niedrig	29,5	19,4	18,2	37,8	26,5	22,5
Gesundheits-zustand						
- sehr gesund	19,8	17,3	19,7	24,3	21,7	29,7
- gesund	41,3	41,2	41,9	45,5	44,9	47,1
- weniger gesund	30,4	34,2	28,6	24,4	26,6	20,3
- krank	8,5	7,2	9,9	5,9	6,8	3,0

Die Ergebnisse lassen sich so interpretieren, daß ein Teil der Frauen und Männer, die mit dem Rauchen aufgehört haben, gesundheitlich beeinträchtigt war oder sich beeinträchtigt fühlte und deshalb das Rauchen aufgegeben hat. Personen, die niemals rauchten, haben offensichtlich generell eine positive Einstellung zur Gesundheit und richten ihr Verhalten gesundheitsbewußt aus. Die Raucherinnen und Raucher zeichnen sich insgesamt durch eine eher negative Einstellung zur Gesundheit und gesunderhaltenden Verhaltensweisen aus, was sich nicht nur im Rauchen, sondern auch in dem ebenfalls verhaltensabhängigen Risikostatus (Ernährung, Bewegung) niederschlägt. Ihre gesundheitliche Lage scheint insgesamt schlechter zu sein und körperliche und seelische Beschwerden versuchen sie eher mit Medikamenten zu überdecken.

Vergleicht man Männer und Frauen unabhängig vom Rauchstatus, zeigt sich, daß mehr Männer eine niedrigere Gesundheitsorientierung haben als Frauen (30% versus 21%). Allerdings ist der Anteil Männer mit einer hohen Gesundheitsorientierung genauso hoch wie bei den Frauen (14%). Das läßt sich so interpretieren, daß die Gruppe der Männer insgesamt stärker polarisiert ist als die Gruppe der Frauen. Insgesamt fühlen sich mehr Frauen als Männer gesundheitlich beeinträchtigt. 39% der Frauen, aber nur 29% der Männer fallen in die Kategorie weniger gesund bzw. krank. Dies ist sicher im Sinne geschlechtsspezifischer Gesundheitsstandards zu verstehen, wie sie oben bereits angesprochen wurden.

7.3.4 Rauchstatus und Lebenslagen

Ausbildung und Beruf

Im folgenden soll geprüft werden, ob sich aus den Lebenslagen und Belastungen der Frauen heraus, Hinweise auf Gründe für das unterschiedliche Gesundheitsverhalten und Einstellungen zur Gesundheit ergeben. Das Rauchverhalten wäre dann als Teil gesundheitsbezogenen Bewältigungshandelns zu interpretieren. Zuvor wurde gezeigt, daß das Rauchverhalten in verschiedenen Sozialgruppen unterschiedlich verteilt ist. Besonders bei Männern, aber auch bei den Frauen war die Prävalenz des Rauchens in den unteren Sozialschichten höher als in den oberen; Ex-Raucherinnen waren v.a. in den oberen Schichten vertreten. Im folgenden soll geprüft werden, ob derzeitige, ehemalige und Nie-Raucherinnen sich im Hinblick auf ihre Lebenssituation unterscheiden.

Die Ergebnisse zeigen, daß die Gruppe der ehemaligen Raucherinnen sich nicht nur bzgl. der Gesundheitsindikatoren, sondern auch gemessen an den sozialen Indikatoren von den anderen deutlich unterscheidet. In dieser Gruppe gibt es mehr Frauen mit einem höheren Schulabschluß und auch anteilig mehr Frauen mit höheren Berufsabschlüssen. Bei ihnen sind wie auch bei den Nie-Raucherinnen mehr nicht erwerbstätige Frauen (38% Hausfrauen) zu finden als bei den Raucherinnen (32% Hausfrauen). Die höchste Rate erwerbstätiger Frauen findet sich bei den Raucherinnen und Nie-Raucherinnen, nämlich ca. 50%; bei den ehemaligen Raucherinnen sind es lediglich 44%.

Bezogen auf alle Erwerbstätigen gibt es den höchsten Anteil Arbeiterinnen bei den Raucherinnen (28% versus 13% bei den ehemaligen und 22% bei den Nie-Raucherinnen), während der höchste Anteil qualifizierter Angestellter bei den ehemaligen Raucherinnen zu finden ist (42% versus 30% bei den Raucherinnen und 25% bei den Nie-Raucherinnen). In der Gruppe der ehemaligen Raucherinnen befinden sich entsprechend der besseren beruflichen Situation auch mehr Frauen mit höheren Haushalts-Nettoeinkommen als das bei den beiden anderen Gruppen der Fall ist. Nur 26% haben ein Einkommen unter 2000 DM, während das bei den Raucherinnen 32% und bei den Nie-Raucherinnen 33% sind.

Familie

Bezogen auf die familiäre Situation gleichen sich ehemalige und Nie-Raucherinnen. Der Anteil der verheirateten Frauen ist bei ihnen deutlich höher, nämlich 77% und 79%, während er bei den Raucherinnen lediglich 66% beträgt. Bei den Raucherinnen sind dagegen mehr Frauen geschieden (11% versus 4% und 3%) oder verwitwet (11% versus 6% und 7%). Bei den Raucherinnen gibt es auch mehr Ein-Personenhaushalte, während in den beiden anderen Gruppen deutlich mehr Haushalte mit vier Personen und mehr vertreten sind. Dementsprechend leben mehr ehemalige und Nie-Raucherinnen mit zwei oder mehr Personen unter 18 Jahren in einem Haushalt zusammen (ca. 25%) als das die Raucherinnen tun (ca.20%). Auch haben ehemalige und Nie-Raucherinnen mehr leibliche Kinder als derzeitige Raucherinnen.

Ein deutlicher Zusammenhang zwischen Rauchstatus und Religionszugehörigkeit ist erkennbar. Bei den Nie-Raucherinnen ist der Anteil katholischer Frauen höher als bei den beiden anderen Gruppen.

Zusammenfassend läßt sich sagen, daß die drei Gruppen sich hinsichtlich ihrer Lebenslagen deutlich unterscheiden. Die ehemaligen Raucherinnen haben eine bessere berufliche, soziale und finanzielle Situation als die beiden anderen Gruppen. Im Hinblick auf die familiäre Situation ähneln sich ehemalige und Nie-Raucherinnen. Sie leben häufiger in größeren Familien und mit einem festen Partner und sind zu einem größeren Anteil nicht erwerbstätig als die Raucherinnen. Ihre familiäre Einbindung ist also stärker als bei diesen.

Im Rahmen der Befragung wurden Angaben erhoben, die Rückschlüsse auf die Einbindung der Befragten in soziale Netze auch außerhalb der Familie erlauben sollten. Dies waren Fragen zur Mitgliedschaft in Vereinen und ähnlichen Organisationen und Fragen, die die Einbindung in einen Freundes- und Bekanntenkreis erfaßten.

Im Gegensatz zu den oben dargestellten Ergebnissen zur familiären Situation ergeben sich keine großen Unterschiede zwischen den Gruppen. Raucherinnen und ehemalige Raucherinnen wünschen sich eher mehr Freunde als sie z.Zt. haben, obwohl sie vergleichbar häufig wie die Nie-Raucherinnen in Organisationen aktiv sind und Personen kennen, auf deren Freundschaft sie nicht verzichten möchten. Auch unterscheiden sich die Gruppen nicht wesentlich in ihren Kontakten mit und Besuchen bei Freunden; die Nie-Raucherinnen scheinen etwas weniger aktiv zu sein als die beiden anderen Gruppen.

Betrachtet man die Aktivitäten im einzelnen, dann fallen besonders wieder die ehemaligen Raucherinnen auf, die in Sportvereinen, Gewerkschaft, Parteien, kirchlichen Organisationen und im Hobbyclub aktiver sind, als mindestens eine der anderen Gruppen. Raucherinnen sind in Gewerkschaft und Hobbyclub aktiver, während die Nie-Raucherinnen nur bei kirchlichen Organisationen gehäufter zu finden sind.

An diesen Ergebnissen wird deutlich, daß auch hier wieder die ehemaligen Raucherinnen die aktiveren und nach außen gewandteren sind. Die Raucherinnen sind etwas aktiver als die Nie-Raucherinnen. Dabei ist jedoch zu berücksichtigen, daß viele Raucherinnen alleinstehend und alleinlebend sind, also darauf angewiesen, ihre Kontakte außerhalb des Hauses zu suchen. Gemessen daran ist ihr Aktivitätsgrad in der Freizeit gering.

Rauchstatus und Belastung
Für die Erwerbstätigen wurde eine Auswertung der Frage nach beruflichen Belastungen vorgenommen. Dabei wurde lediglich die Zahl der genannten Belastungen herangezogen. Eine differenziertere Beurteilung der beruflichen Belastungen hätte vorausgesetzt, daß diese in Abhängigkeit von der jeweiligen beruflichen Tätigkeit bewertet worden wären. Eine solche Auswertung hätte je-

doch den Rahmen an dieser Stelle gesprengt. Die hier zugrunde gelegte Zahl der genannten beruflichen Belastungen ist also als grober Indikator für die subjektiv empfundene Gesamtbelastung in der beruflichen Tätigkeit zu verstehen. Weiterhin ist bei den Ergebnissen zu berücksichtigen, daß in der Gruppe der Raucher/innen mehr Arbeiter/-innen und mehr Personen aus unteren sozialen Schichten zu finden sind, es sich also bei ihnen schon aus diesem Grunde um eine stärker belastete Gruppe handelt.

Bezogen auf die berufliche Situation geben Raucherinnen mehr Belastungen an als ehemalige und Nie-Raucherinnen (Tabelle 7.3.4-1). Männer nennen doppelt so häufig Belastungen wie Frauen, dabei die Raucher mehr als die ehemaligen und beide mehr als die Nie-Raucher.

Tabelle 7.3.4-1
Durchschnittliche Anzahl beruflicher Belastungen (nur Erwerbstätige). (Altersstandardisiert zwischen den Rauchstatusgruppen). Nationaler Gesundheitssurvey 1984-86

Mittlere Zahl beruflicher Belastungen	Männer	Frauen
Raucher/-in	2,27	1,42
Ehemalige(r) Raucher/-in	2,10	1,36
Nie-Raucher/-in	1,96	1,18

Betrachtet man die Ergebnisse zur Bewältigung von Alltagsbelastungen, die die beruflichen und privaten Belastungen einschließen, ergibt sich folgendes: Ehemalige und Nie-Raucherinnen fühlen sich häufiger als Raucherinnen am Abend müde und erschöpft und haben ein stärkeres Schlafbedürfnis (Tabelle 7.3.4-2). Raucherinnen und ehemalige Raucherinnen haben öfter das Gefühl, nicht abschalten zu können und sich unbefriedigt oder bedrückt zu fühlen. Männer und Frauen unterscheiden sich v.a. im Hinblick darauf, daß mehr Männer (57%) als Frauen (47%) abends nur schwer abschalten können (ohne Tabelle). Dies ist wohl dem höheren Anteil Erwerbstätiger bei den Männern geschuldet.

Tabelle 7.3.4-2
Befindlichkeit am Feierabend (häufig/manchmal). (Altersstandardisiert zwischen den Rauchstatusgruppen). Nationaler Gesundheitssurvey 1984-86

Befindlichkeit am Feierabend	Raucherin	Ehemalige Raucherin	Nie- Raucherin
Nicht abschalten können	48,9	49,6	45,6
Müdigkeit	67,4	72,0	73,6
Unbefriedigt sein	31,5	32,5	29,0
Schlafbedürfnis	56,0	62,0	62,5

Befragt danach, worüber sie sich Sorgen machen müssen oder für welche Tätigkeit sie zu wenig Anerkennung finden, unterscheiden sich die drei Rauchstatusgruppen bei den Frauen v.a. im Hinblick auf Indikatoren der beruflichen und allgemeinen Arbeitsanforderungen (Tabelle 7.3.4-3). Ehemalige und Nie-Raucherinnen fühlen sich eher überfordert, können nicht selbstständig genug arbeiten und haben oft das Gefühl, mit der Arbeit kaum fertig werden zu können. Ehemalige Raucherinnen fühlen sich auch für ihre Arbeit nicht ausreichend anerkannt und meinen, im Beruf nicht genügend vorwärts zu kommen. Diese Sichtweise ist wohl abhängig vom Sozial- und Bildungsstatus dieser Frauen. Sie haben höhere Schulbildung und qualifiziertere Tätigkeiten inne. Vor diesem Hintergrund steigt auch das Anspruchsniveau an die berufliche Arbeit und die Möglichkeiten, im Beruf weiterzukommen.

Im Hinblick auf die familiäre Situation, wie Sorgen um die Kinder oder mangelnde Zuwendung durch den Partner, unterscheiden sich die Gruppen nicht. Die Aufteilung der häuslichen Pflichten würden sich Raucherinnen und Nie-Raucherinnen jedoch anders wünschen, was wohl auch auf Unterschiede im Sozialstatus und der eher konservativen familiären Einbettung bei den Nie-Raucherinnen geschuldet ist.

Tabelle 7.3.4-3
Belastende Lebenssituationen in den Rauchstatusgruppen, Frauen (%). (Altersstandardisiert zwischen den Rauchstatusgruppen). Nationaler Gesundheitssurvey 1984-86

Kommt es häufig oder manchmal vor, daß ...	Raucherin	Ehemalige Raucherin	Nie-Raucherin
Sie sich um ihre Kinder Sorgen machen müssen?[1]	62	66	65
Sie für Ihre Arbeit nicht ausreichend anerkannt werden?	32	39	34
Sie wünschen, daß sich Ihr (Ehe-) Partner mehr um Sie kümmert?[2]	40	37	37
Sie sich überfordert fühlen?	48	54	54
Sie sich wünschen, die Aufteilung häuslicher Pflichten würde besser klappen?	38	27	35
Sie meinen, nicht selbstständig genug arbeiten zu können?	7	10	10
Sie sich wünschen, Ihr (Ehe-)Partner würde Sie besser verstehen?[2]	33	32	33
Sie das Gefühl haben, die Arbeit sei so viel, daß Sie kaum damit fertig werden?	33	37	38
Sie sich nicht genügend um Ihre Kinder kümmern können?[1]	20	19	22
Sie meinen, in Ihrem Beruf nicht genügend vorwärts zu kommen?[3]	14	16	13

[1]Nur Personen mit Kindern.
[2]Nur Personen mit Partner.
[3]Nur Erwerbstätige.

Deutlich unterscheiden sich die drei Gruppen im Hinblick auf ihre Zufriedenheit mit ihrem Leben (Tabelle 7.3.4-4). Nie-Raucherinnen fühlen sich in allen Lebensbereichen zufriedener als derzeitige und ehemalige Raucherinnen. Am unzufriedensten sind die Raucherinnen. Die Rangfolge der Lebensbereiche ist für alle drei Gruppen gleich. Am zufriedensten sind die Frauen mit ihrer Wohnsituation, es folgen die soziale Situation, die Familie, Lebenszufriedenheit allgemein, Arbeit, Freizeit, finanzielle Situation und am wenigsten Zufriedenheit besteht über die gesundheitliche Situation. Für die Männer gilt nahezu die gleiche Rangfolge, nur steht bei ihnen die Zufriedenheit mit der Familie ganz oben und die stärkste Unzufriedenheit besteht im Hinblick auf die finanzielle Situation (ohne Tabelle).

Insgesamt ergibt sich aus diesen Daten zur Belastung und Bewältigung, daß Nie-Raucherinnen sich mit ihrem Leben zufriedener fühlen als derzeitige und ehemalige Raucherinnen, obwohl sie im beruflichen Bereich vergleichbar wie die Raucherinnen Belastungen angeben. Das subjektive Belastungsempfinden ist eher hoch, denn sie fühlen sich abends oft müde und können nur schwer abschalten.

Tabelle 7.3.4-4
Zufriedenheit mit der Lebenssituation (sehr zufrieden) in den Rauchstatusgruppen, Frauen (%). (Altersstandardisiert zwischen den Rauchstatusgruppen). Nationaler Gesundheitssurvey 1984-86

Zufriedenheit mit der ...	Raucherin	Ehemalige Raucherin	Nie-Raucherin
Arbeitssituation	56,0	59,0	62,4
Wohnsituation	70,6	73,3	78,6
finanziellen Lage	47,7	51,2	58,3
Freizeit	54,6	51,4	58,1
Gesundheit	41,2	41,4	49,7
Familiären Situation	64,8	68,7	71,8
Sozialen Beziehungen	71,6	74,5	76,7
mit dem Leben im Allgemeinen	58,4	64,3	64,7

7.3.5 Zusammenfassung und Diskussion der Ergebnisse zum Vergleich der Rauchstatusgruppen

Der Vergleich von Gruppen, die sich im Rauchverhalten unterscheiden, hatte ergeben, daß ehemalige und Nie-Raucher/innen deutlich gesundheitsbewußter sind als Raucher/innen. Für die ehemaligen Raucher/innen spielen Gesundheit und gesunde Lebensweise eine große Rolle. Besonders für Männer aber auch einen Teil der Frauen, die früher geraucht haben, scheinen darüberhinaus gesundheitliche Einschränkungen ein wichtiger Beweggrund dafür gewesen zu sein, mit dem Rauchen aufzuhören. Nie-Raucher sind bei Männern eine besonders herausragende Gruppe, weil sie sehr gesundheitsorientiert sind und den besten gesundheitlichen Zustand haben. Sie sind auch sportlich sehr aktiv. Ehemalige Raucherinnen sind zwar stark gesundheitsorientiert, sie sind sich aber auch gesundheitlicher Beeinträchtigungen bewußt und bereit, ihrem Unwohlsein nachzugeben, indem sie sich bei Krankheit schonen oder sich in ärztliche Behandlung begeben.

Den schlechtesten Gesundheitszustand und die geringste Gesundheitsorientierung haben Raucherinnen. Bei ihnen treten zusätzlich andere Herz-Kreislauf-Risiken, wie Hypercholesterinämie, Verhütung mittels der Pille und Bewegungsmangel gehäuft auf. Raucherinnen haben den höchsten Beschwerdestatus und haben einen hohen Medikamentenkonsum. Trotzdem gehen Raucherinnen seltener zum Arzt als die anderen Gruppen.

Stellt man diesen Ergebnissen zur Gesundheits- und Krankheitsorientierung die Daten zur Lebenslage, Belastung und Bewältigung in den drei Gruppen gegenüber, dann ergibt sich ein nachvollziehbares Bild. In Tabelle 7.3.5-1 sind im Sinne eines qualitativen Vergleichs die Ergebnisse zu Lebenslagen und Belastungen dargestellt.

Tabelle 7.3.5-1
Lebenslagen und Rauchstatus (Qualitativer Bewertungsindex) Frauen

Lebenslage	Raucherin	Ehemalige Raucherin	Nie-Raucherin
Familie			
familiäre Einbindung	+	+ +	+ +
Belastung	+	+ +	+ +
traditionelle Wert-orientierung	+ +	+ +	+ +
			+
Soziales Netz			
soziale Einbindung	+ +	+ +	+ +
soziale Aktivität	+ +	+ + +	+
Schule/Beruf			
Bildung	+ +	+ + +	+ +
Erwerbstätigkeit	+ + +	+ +	+ +
			+
Berufsstatus/Ein-kommen	+ +	+ + +	+
berufliche Belastungen	+ + +	+ + +	+ +
subjektive berufliche Belastung	+	+ + +	+ +
Stimmung am Feierabend			
Müdigkeit/Schlaf-bedürfnis	+	+ +	+ +
nicht abschalten können	+ +	+ +	+
Lebenszufriedenheit	+	+ + +	+ +
Leistungsorientierung	+ +	+ +	+

Bewertungs-index:	+ + +	=	hoch/stark
	+ +	=	mittel
	+	=	niedrig/gering

Nie- und ehemalige Raucherinnen sind enger als Raucherinnen in einen familiären Rahmen eingebunden. Alle drei Gruppen unterscheiden sich nicht im Hinblick auf familiäre Belastungen, die sie explizit benennen. Allerdings wünschen sich Raucherinnen mehr emotionalen Rückhalt durch den Partner und daß dieser mehr Aufgaben zu Hause übernimmt. Nie-Raucherinnen sind im Durchschnitt älter als die Frauen der beiden anderen Gruppen und scheinen häufiger eine traditionelle Wertorientierung zu haben. Das schlägt sich u.a. auch in ihrer stärkeren Orientierung auf die Familie und dem etwas geringeren Aktivitätsgrad außerhalb der Familie nieder.

Ehemalige Raucherinnen haben den höchsten Sozial-, Berufs- und Bildungsstatus, während Raucherinnen und Nie-Raucherinnen sich darin nicht sehr unterscheiden. Unterschiede bestehen bei den beiden letzten Gruppen hinsichtlich des Familieneinkommens, das bei den Nie-Raucherinnen durchschnittlich geringer ist. Raucherinnen und ehemalige Raucherinnen geben viele berufliche Belastungen an, wobei die ehemaligen Raucherinnen berufliche Belastungen auch subjektiv stark als solche empfinden, während das bei Raucherinnen nicht der Fall ist. Dies läßt sich in zweifacher Richtung interpretieren. Erstens in dem Sinne, daß ehemalige Raucherinnen in verantwortungsvolleren Positionen tätig sind, die sie subjektiv die Belastung deutlich empfinden lassen. Dies drückt sich auch in ihren Angaben zur Stimmung am Feierabend aus, weil Müdigkeit und „nicht abschalten können" in dieser Gruppe häufig vorkommen. Zweitens kann die subjektive Belastung damit zusammenhängen, daß diese Frauen ein schärferes Bewußtsein für sich und ihr Befinden haben, was die Auswertungen zur Gesundheitsorientierung ebenfalls belegten. Drittens haben sie aufgrund ihrer sozialen Lage auch Chancen weiterzukommen und beruflich aufzusteigen. Dementsprechend können sie sich eine Anspruchshaltung an ihre beruflichen Bedingungen leisten. Dies ist für Personen, deren Veränderungschancen gering sind, weniger gegeben.

Raucherinnen und ehemalige Raucherinnen sind in gleichem Maße auf Leistung orientiert, während das bei den Nie-Raucherinnen weniger der Fall ist. Da der Anteil erwerbstätiger Frauen bei ihnen vergleichbar wie bei den Raucherinnen ist, sind hier subjektiv vermittelnde Faktoren mit zu bedenken. Dies könnte z.B. mit der insgesamt eher traditionellen Orientierung dieser Gruppe zusammenhängen.

Trotz der hohen subjektiven Belastung der ehemaligen Raucherinnen unterscheidet sich diese Gruppe von den anderen ganz deutlich im Hinblick auf ihre Lebenszufriedenheit. Sie sind mit Abstand die am zufriedenste Gruppe und zwar bezogen auf alle Lebensbereiche wie Familie, Arbeit, soziales Umfeld, Wohnen, finanzielle Lage und Gesundheit. Berücksichtigt man, daß in dieser Gruppe auch ein vergleichbar großer Anteil nicht erwerbstätiger Frauen zu finden ist wie bei den Nie-Raucherinen, dann läßt sich die These aufstellen, daß diese Frauen aufgrund ihrer sozialen Lage einen wesentlichen größeren Handlungsspielraum haben, als die Frauen in den beiden anderen Gruppen. So besteht für sie eher die Möglichkeit, während einer Familienphase die berufliche Arbeit zurückzustellen und so die Zeit mit Kindern zu genießen. Auch sind ihre objektiven Ressourcen in den genannten Lebensbereichen natürlich wesentlich größer. Ihr besseres Gesundheitsverhalten ist vor dem Hintergrund dieser günstigeren Lebensbedingungen zu verstehen. In diesem Sinne ist ihr Entschluß und ihre Fähigkeit, mit dem Rauchen aufzuhören, selbst Ausdruck dieser objektiven und subjektiven Ressourcen.

Die Gruppe der Nie-Raucherinnen ist möglicherweise eine differenzierter zu betrachtende Gruppe, als das auf den ersten Blick erscheint. Ein Teil dieser Frauen gehört - wie bereits beschrieben - der Gruppe älterer, nicht berufstätiger, auf Familie orientierter Frauen an. Viele dieser Frauen leben in den ländlichen und südlichen Regionen der Bundesrepublik Deutschland. Die Gruppe der Nie-Raucherinnen ist eine an traditionellen Werten ausgerichtete Gruppe, für die es zum Selbstbild der Frau dazugehört, nicht zu rauchen. Sie sind in einer Zeit aufgewachsen, als Rauchen vornehmlich für Frauen aus oberen Sozialschichten gesellschaftlich akzeptiert war, aber nicht für Mütter, Hausfrauen und Frauen aus unteren Bildungsschichten. Für diese Frauen ist gesundheitsbewußtes Verhalten möglicherweise ebenfalls Ausdruck ihrer Sorge und Verantwortung für die Gesundheit anderer.

Insgesamt stellt sich diese Gruppe als weniger belastet dar, was wohl auch mit der Bereitschaft dieser Frauen zusammenhängt, Belastungen auf sich zu nehmen und ihre eigenen Bedürfnisse und Interessen hinter die der Familie zurückzustellen. Im Vergleich zu den anderen sind sie auch weniger an einem leistungsbezogenen Verhaltensmuster orientiert. Dies spricht alles dafür, daß diese Frauen stärker als die anderen an einem traditionellen Frauenbild orientiert sind. Die Selbstsicht der Frauen als anspruchslos, zufrieden und auf das Wohl der Familie gerichtet, spiegelt in dieser Gruppe ein „typisch weibliches" Lebensmuster wider, entspricht also traditionellen weiblichen Rollenanforderungen.

Die schlechtesten Bedingungen haben Raucherinnen. Ihre familiäre Einbindung ist geringer als in den beiden anderen Gruppen. Hier ist der größte Anteil getrennt lebender, geschiedener oder verwitweter (unter Berücksichtigung der Altersstandardisierung) Frauen zu finden. Viele Raucherinnen sind erwerbstätig, ihr Bildungsstand ist gering bis mittelhoch. Raucherinnen sind objektiv stark belastet, empfinden diese Belastungen aber nicht so sehr. Ihre Lebenszufriedenheit ist insgesamt sehr gering. Betrachtet man diese Angaben zur Lebenslage im Zusammenhang mit dem Gesundheitsbewußtsein und der gesundheitlichen Lage der Frauen, dann stellt sich diese Gruppe als die gesundheitlich und sozial am stärksten belastete und eingeschränkte Gruppe dar.

Natürlich ist zu berücksichtigen, daß diese Gruppe - vielleicht noch stärker als die beiden anderen - sehr heterogen ist. In ihr sind mehr jüngere Frauen vertreten, für die sich in der Zukunft persönlich und gesundheitlich noch sehr viel verändern kann. Ein Teil wird erst am Beginn der Familienphase oder einer beruflichen Karriere stehen und Krankheiten kommen erst mit dem Alter dazu. In dieser Gruppe ist also auch eine Untergruppe vertreten, der es aufgrund günstiger Lebensumstände leichter fällt, später mit dem Rauchen wieder aufzuhören. Ein Teil dieser Frauen wird aber an der Zigarette festhalten. Die Ergebnisse zeigten, daß dies häufig sozial benachteiligte Frauen sind. Aus den Daten zur Lebenslage der älteren Raucherinnen geht hervor, daß die Belastungen nicht allein aus der beruflichen Situation resultieren, sondern sehr stark auch mit der familiären oder Partnersituation verbunden sind.

Diese Ergebnisse lassen sich vor dem Hintergrund der Ergebnisse einer qualitativen Studie zum Gesundheitshandeln sozial benachteiligter Frauen (Klesse, Sonntag, Brinkmann, Maschewsky-Schneider 1992) besser verstehen. In diesem Projekt wurden vornehmlich Frauen aus unteren Sozial- und Bildungsgruppen befragt. Es sollte geprüft werden, wie sich die Bedingungen gesellschaftlicher Benachteiligung auf die Einstellung zu Gesundheit und Gesundheitshandeln niederschlagen. Dabei zeigte sich, daß materielle Benachteiligung und Not häufig mit immaterieller, subjektiver Not und Benachteiligung verbunden waren. Frauen, die in Familien mit schlechten materiellen Bedingungen aufwuchsen, hatten vermehrt erfahren, daß sie als Mädchen keine Ansprüche an sich und andere stellen durften. Mangelnde berufliche Ausbildung, frühe Heirat und Mutterschaft waren Versuche, aus der Situation in der Herkunftsfamilie zu fliehen. Sie wurden oft zu fehlschlagenden Bewältigungsversuchen, weil es nicht gelang, die eigene Not in der Abhängigkeit von anderen zu mildern. Häufig lebten diese Frauen von Sozialhilfe, trennten sich von ihrem Partner oder waren arbeitslos. Handlungsspielräume zur Bewältigung alltäglicher, lebensbiographischer und gesundheitsbezogener Probleme sind für diese Frauen gering. Von 50 befragten Frauen in dieser sozialen Gruppe rauchten 36, das sind mehr als 70%. Es ist anzunehmen, daß sich in der Gesamtgruppe der Raucherinnen, die in der hier durchgeführten epidemiologischen Analyse untersucht wurden, ein nicht unerheblicher Anteil von Frauen in einer solchen sozialen Situation befindet.

In der Studie zum Gesundheitshandeln von Frauen war es darüber hinaus ein wesentliches Ergebnis, daß Frauen ihre eigenen gesundheitlichen Belange hinter das Wohlergehen anderer zurücksteckten. Frauen wurden als „selbst-los" bezeichnet, weil sie nicht nur ihre eigenen Bedürfnisse zurücknahmen, sondern darüber hinaus ihre körperlichen, seelischen und sozialen Bedürfnisse nicht zulassen und erkennen konnten. Ein Teil der Raucherinnen, die ihr Leben lang an die Zigarette gebunden sind, kann wohl aufgrund ihrer objektiven und subjektiven Lebenslage als „selbst-los" bezeichnet werden. Als „selbst-bewußt" wurden die Frauen bezeichnet, die ihre Bedürfnisse, Schwächen und Stärken kennen und zulassen und nach Wegen suchen, sich aktiv und bewußt für ihre Belange einzusetzen. Die ehemaligen Raucherinnen, mit ihrem ausgeprägten Gesundheitsbewußtsein, können wohl als selbst-bewußte Frauen bezeichnet werden.

7.4 Ergebnisse der qualitativen Fallstudie „Frauen und Rauchen"

In den Jahren 1984-1985 wurde im Auftrag der Bundeszentrale für gesundheitliche Aufklärung (BZGA) und der Welt-Gesundheitsorganisation die Fallstudie „Frauen und Rauchen" (Bundeszentrale für gesundheitliche Aufklärung 1985) durchgeführt, deren Ergebnisse hier in Teilen zur Interpretation herangezogen werden sollen. In dieser Studie wurden zum einen quantitative Daten der sogenannten Effizienzkontrollen der BZGA ausgewertet (IMW 1982), aber auch eine qualitative Studie durchgeführt. Ziel der qualitativen Studie war es, Motivationslagen der Frauen zum Rauchen und dafür, mit dem Rauchen wieder aufzuhören, herauszufinden. Zu diesem Zweck wurden qualitative Interviews mit Raucherinnen und ehemaligen Raucherinnen (s.a. Maschewsky-Schneider 1984) und Nie-Raucherinnen (Franke 1985) durchgeführt.

Die Studie sollte zur Klärung folgender Fragen beitragen:

• Warum brauchen Frauen die Zigarette und das Rauchen? Welche Bedeutung hat das Rauchen im alltäglichen Lebenszusammenhang der Frauen?

• Was sind die Beweggründe und Bedingungen dafür, daß es auch in den jüngeren und mittleren Altersgruppen viele Frauen gibt, die nie mit dem Rauchen begonnen haben?

• Welche Wege sind Frauen gegangen, sich aus der Abhängigkeit von der Zigarette zu befreien, welche Motive haben sie dabei geleitet und wo konnten sie sich dabei Unterstützung holen?

• Wo gibt es Ansatzpunkte und Möglichkeiten, damit Frauen ihren Anspruch auf Gesundheit und gesunde Lebensweise verwirklichen können?

28 qualitative Interviews mit erwerbstätigen und nicht erwerbstätigen Müttern wurden durchgeführt und analysiert. Darunter waren 13 Raucherinnen, 9 ehemalige Raucherinnen und 6 Nie-Raucherinnen. Die Nie-Raucherinnen waren im Alter zwischen 20 und 29 Jahren, verheiratet und hatten Kinder; einige von ihnen waren berufstätig. Die Raucherinnen (21-40 Jahre alt) und ehemaligen Raucherinnen (26-45 Jahre alt) hatten ebenfalls alle Kinder und ein großer Teil war erwerbstätig. Während die ehemaligen Raucherinnen sowohl als Arbeiterinnen und im einfachen und qualifizierten Angestelltenbereich tätig waren, waren die Raucherinnen als einfache Angestellte oder Arbeiterinnen beschäftigt. Nach den im Kapitel zuvor dargestellten epidemiologischen Daten sind in den Untersuchungsgruppen die sozialen Lagen der Frauen in den drei Rauchstatusgruppen zwar nicht statistisch repräsentativ, aber hinsichtlich relevanter Lebenslagen gut abgebildet.

Theoretischer Hintergrund der Studie war das Lebensweisenkonzept (Horn 1983). Im Sinne dieses Konzeptes wurde in der Studie Rauchen als sozial bestimmtes Handeln und als solches als Teil des gesamten Lebensprozesses gesehen. Die Entwicklung des Rauchverhaltens der Frauen und die Bedeutung und Funktion, die es für sie hat, wurde im Zusammenhang mit der persönlichen

Entwicklung der Frauen betrachtet. Es erhält seine Bedeutung in der Bewältigung von Anforderungen und Konflikten, mit denen die Frauen in ihrer alltäglichen Lebenswelt zwischen Beruf und Familie konfrontiert sind. Mit dem Griff zur Zigarette werden Probleme überspielt, verdrängt oder „auf Eis gelegt". Andererseits ist Rauchen für die Frauen auch Genuß. Es vermittelt das Gefühl von Entspannung und Wohlbefinden und schafft die Möglichkeit, im familiären oder beruflichen Alltag eine sozial akzeptierte Pause einzulegen. Rauchen hat darüberhinaus einen wichtigen Stellenwert bei Geselligkeit und zur Herstellung von Kommunikation.

Für die Frauen hat die Zigarette aber noch eine weitere Bedeutung. Sie hat eine historisch entstandene und kulturell vorgegebene symbolische Funktion für Frauen als Ausdruck der Ambivalenz von Anpassung und Widerstand. Sie demonstriert Opposition und Widerstand gegen eine traditionelle Frauen- und Weiblichkeitsrolle. Aber dieser Widerstand bleibt passiv und stumm, wird von den Frauen nicht offensiv nach außen gewandt, um wirklich Eigenständigkeit und Unabhängigkeit zu gewinnen.

Bezogen auf die drei Gruppen von Frauen ergaben sich folgende Ergebnisse:

Raucherinnen

Die Gruppe der Raucherinnen war in zwei Untergruppen geteilt, die sich hinsichtlich ihrer Einstellung zum Rauchen unterschieden. Das waren zum einen Frauen, die ein ausschließlich positives Verhältnis zur Zigarette hatten und nie daran gedacht hatten, mit dem Rauchen aufzuhören. Zum anderen waren das Frauen, die den Wunsch hatten, mit dem Rauchen aufzuhören und dies bereits mehrfach ohne Erfolg versucht hatten.

Bezogen auf die soziale Lage unterschieden sich beide Gruppen nicht so stark. Die Frauen, die eine positive Einstellung zum Rauchen hatten, waren beruflich und familiär fast ständig hohen Belastungen ausgesetzt. Einige lebten als Kind eine Zeit lang im Heim. Fast alle hatten Lebensphasen, wo sie mit ihren Kindern allein lebten und für sie sorgen mußten. Beruflich waren sie vorwiegend in wenig qualifizierten und häufig in schlecht bezahlten Arbeiten tätig. Einige Frauen lebten von Sozialhilfe.

In der Gruppe der Frauen, die den Wunsch hatten, mit dem Rauchen aufzuhören, waren die Frauen ebenfalls lange erwerbstätig gewesen. Viele waren geschieden und lebten mit den Kindern allein. Sie unterschieden sich im Sozialstatus nicht wesentlich von der anderen Gruppe. Allerdings berichteten einige von einem beruflichen Werdegang, in dem sie sich „mit viel Energie durchgeboxt" hätten.

In der ersten Gruppe zeigte sich, daß diese Frauen die Angst vor einem Erkrankungsrisiko durch Rauchen „herunterspielten" (sogenannte „discounting Strategien"). Dabei wurde von ihnen eine ganze Reihe von Argumenten angeführt, warum das Rauchen nicht so gefährlich sei. Dazu gehörten z.B.: die allgemeine

Umweltvergiftung; persönliche Erfahrungen aus dem Bekanntenkreis, wo starke Raucher lange gelebt und keine schwerwiegenden Krankheiten bekommen hätten; beruflicher und familiärer Streß, der keine Kraft mehr übrig lasse, den Kampf gegen das Rauchen durchzustehen.

Anders sah es in der Gruppe von Frauen aus, die sich das Rauchen abgewöhnen wollten, es aber nicht schafften. Diese Frauen litten sehr unter der Abhängigkeit von der Zigarette. Die meisten von ihnen blickten auf eine Raucherinnenkarriere zurück, die von Phasen hohen Zigarettenkonsums und Versuchen, sich das Rauchen abzugewöhnen, bestimmt war. Gesundheitliche Gründe, wie eigene Krankheiten, Gesundheitsbeeinträchtigungen oder Angst vor möglichen Erkrankungen, wurden von ihnen zur Begründung des Wunsches, mit dem Rauchen aufzuhören, benannt. Aber diese Gründe bildeten offensichtlich keine ausreichende Motivstruktur, von der Zigarette wegzukommen.

Soziale und psychosoziale Gründe wurden für das - partielle oder vorübergehende - Gelingen bzw. Scheitern angeführt. Soziale Unterstützung in der Partnerbeziehung, aber auch in der beruflichen Situation, förderten das Gelingen; umgekehrt wurde das Scheitern mit dem Hereinbrechen von familiären und Partnerkonflikten oder mit der Veränderung der beruflichen Situation begründet. Gesundheitliche Motive bildeten bei den Frauen, die nicht an Krankheiten litten, die eventuell mit dem Rauchen zusammenhängen könnten, keine ausreichende Kraft dafür, mit dem Rauchen aufzuhören. Soziale und psychosoziale Motive überlagerten gesundheitliche und führten zum Scheitern oder Gelingen dieses Ziels.

Die Frauen, die bereits gesundheitlich gefährdet waren, weil sie etwa funktionelle Herzstörungen, asthmatische Beschwerden oder Schilddrüsenerkrankungen hatten, hatten eine sehr starke Motivation, mit dem Rauchen aufzuhören. Häufig fehlte diesen Frauen die soziale Unterstützung und darin eingebunden die Möglichkeit, das eigene Selbstvertrauen zu stärken.

Ehemalige Raucherinnen
Bezogen auf die ehemaligen Raucherinnen wurde der Frage nachgegangen, in welcher Situation diese Frauen lebten und welchen Weg sie gegangen sind, mit dem Rauchen aufzuhören. Diese Frauen hatten verglichen mit den Raucherinnen eine bessere soziale Situation, bedingt durch die eigene berufliche Tätigkeit oder durch den Status ihres Mannes. Ein größerer Teil dieser Frauen hatte aus familiären Gründen die Berufsarbeit vorübergehend unterbrochen. Ihre finanziellen und materiellen Lebensbedingungen waren besser als die der Frauen aus den anderen Gruppen.

Die ehemaligen Raucherinnen hatten eine bewegte Rauchbiographie hinter sich, die durch Phasen gekennzeichnet war, in der sie sehr viel geraucht hatten und Phasen, wo sie versuchten, sich das Rauchen abzugewöhnen oder auch gar nicht rauchten. Für diese Frauen waren gesundheitliche Belange wie eine Krankheit oder ein Krankenhausaufenthalt oft Anlaß, mit dem Rauchen aufzuhören. Beratung oder Unterstützung durch den Hausarzt dabei wurden von den Frauen jedoch nicht genannt. Schwangerschaft und Geburt eines Kindes gaben vielen von ihnen einen wichtigen Rückhalt, es zu schaffen. Es zeigte sich, daß bei der endgültigen Realisierung gesundheitliche gegenüber psychosozialen Motiven nur eine nachgeordnete Rolle spielten.

Frauen gelang es, sich aus der von ihnen stark empfundenen Abhängigkeit von der Zigarette zu befreien, wenn sie lernten, ihr Leben zu verändern. „Ich wollte nicht mehr so abhängig sein!" war eines der wichtigsten Motive, sich das Rauchen abzugewöhnen. Die Frauen empfanden implizit einen engen Zusammenhang zwischen ihrer Abhängigkeit von der Zigarette und dem Gefühl, ihr Leben nicht ausreichend selbstbestimmt gestalten zu können. Aus ihren Lebensgeschichten heraus war erkennbar, wie ihr Verhältnis zum Rauchen in ihre berufliche, familiäre und persönliche Entwicklung eingebunden war. Der Schritt von der Zigarette weg gelang ihnen, wenn sich auch Lösungen für die Probleme und Konflikte in ihren sozialen Beziehungen abzeichneten. Dieser Schritt war symbolischer Ausdruck der Gewinnung einer neuen Unabhängigkeit und Selbständigkeit. Er war damit Ausdruck eines neu gewonnenen Selbstbildes der Frauen und ihrer gewachsenen Kraft, ihr Leben neu in die Hand zu nehmen.

Frauen, die nie geraucht haben
Bei der Gruppe von Frauen, die nie geraucht haben, fiel auf, daß ihnen eine Vielfalt an angemessenen Bewältigungsstrategien bei Belastungen und in Konflikt- oder Krisensituationen zur Verfügung standen. So waren sie z.B. in der Lage, sich in Streßsituationen Zeiten und Raum für Erholung und Rückzug zu verschaffen und konnten sich auch schöne und angenehme Situationen schaffen, es sich gemütlich und entspannend machen und diese Situationen genießen. Auch schienen soziale Bindungen wie die Familie für diese Frauen eine wichtige Ressource für die Bewältigung von Problemen darzustellen. Die Frauen betrachteten ihre Rolle als Mutter als eine für sie persönlich sehr wichtige Aufgabe, aus der sie viel Zufriedenheit bekamen. Franke (1985) zieht daraus den Schluß, daß diese Frauen gelernt hatten, sich abzugrenzen und selbstbewußt und nichtfremd bestimmt ihr Leben zu gestalten.

Als Gründe für das Nicht-Rauchen gaben die Frauen keine gesundheitlichen Motive an, obwohl ihnen das Gesundheitsrisiko, daß Rauchen darstellt, natürlich bekannt war. Es ließ sich feststellen, daß Gesundheit für diese Frauen einen hohen Stellenwert hatte. Wohlbefinden, körperliche Leistungsfähigkeit und Rollenerfüllung wurden von ihnen als wichtige Aspekte von Gesundheit genannt. Sie waren der Überzeugung, daß sie selbst viel zum Erhalt der eigenen Gesundheit tun könnten.

Rauchen war für diese Frauen eindeutig ein sozial bestimmtes Verhalten. Sie waren sich bewußt, daß sie auf etwas verzichten, das es für andere leichter macht, soziale Kontakte anzuknüpfen oder mit Männern ins Gespräch zu kommen. Sie nahmen in Kauf, daß sie als Nicht-Raucherinnen als eher tradionell oder gar „bieder" beurteilt wurden, betonten jedoch, daß sie Rauchen als soziales Verhalten für ihr Selbstbewußtsein nicht nötig hatten. Franke (1985) meint, daß das „nicht-rauchen-zu-müssen" bei ihnen ein sehr bewußter Aspekt ihres Selbstkonzepts und offenbar auch eine wichtige Komponente ihres Selbstwertgefühls ist. Bezogen auf die Versuchungssituation in der Jugend, die einen potentiellen Einstieg in das Rauchen darstellt, grenzten sie sich ebenfalls klar ab. „Das hat mir nichts gebracht! Ich fand das lächerlich bei mir! Das paßte überhaupt nicht zu mir! Das hat mir nichts gegeben!" waren ihre Äußerungen dazu.

Resumée

Die Ergebnisse dieser vor zehn Jahren durchgeführten qualitativen Studie untermauern die Ergebnisse der epidemiologischen Datenanalysen. Die Raucherinnen stellten sich auch hier als subjektiv und objektiv stark belastete Gruppe von Frauen dar. Mangelnde soziale Einbindung, Familien- und Partnerkonflikte und eine schlechte soziale Lage waren für einen erheblichen Teil der Raucherinnen ein Grund für das Festhalten an der Zigarette - „eine Krücke", wie sie es selbst formulierten. Raucherinnen waren auch hier kränker und hatten ein wenig ausgeprägtes Gesundheitsbewußtsein.

Obwohl die Gruppe der Nie-Raucherinnen wesentlich jünger war als die im epidemiologischen Teil beschriebene Gruppe, sind die Ergebnisse außerordentlich aufschlußreich. Auch für diese jungen Frauen war ersichtlich, daß familiäre Einbindung und ein eher traditionelles Selbstverständnis als Frau für viele ein Faktor war, der den Schritt in die Raucherinnenkarriere verhindert hat. Nie-Raucherinnen hatten ein gutes Gesundheitsbewußtsein. Die psychologische Analyse zeigte aber auch, daß diese Frauen sich im positiven Sinne gut abgrenzen konnten, d.h., daß sie sich nicht für die Sorge und Befriedigung der Bedürfnisse anderer aufbrauchen ließen. Diese Frauen waren in der Lage, ihr Leben selbstbewußt zu gestalten.

Wenig ähnlich scheinen sich die ehemaligen Raucherinnen in den beiden Studien zu sein. In beiden hatten die ehemaligen Raucherinnen eine bessere soziale Situation und fühlten sich z.T. gesundheitlich beeinträchtigt oder unter Beschwerden leidend. Die psychosozialen Konfliktlagen, aus denen heraus die Frauen der qualitativen Studie ihr Rauchverhalten geändert haben, kommen in der epidemiologischen Analyse der Lebenslagen aber nicht zum Ausdruck. Die quantitativen Daten lassen diese Gruppe eher als eine glatte, konfliktarme, sozial gut gesicherte Gruppe erscheinen. Vermutlich sind diese Unterschiede dem methodischen Herangehen geschuldet, das für die Aufdeckung subjektiver Bedeutungszuschreibungen und emotional erfahrener Konfliktlagen mittels quantifizierender Analysen nur wenig Möglichkeiten bietet. Als wichtigstes Ergebnis der qualitativen Studie kann jedoch festgehalten werden, daß für die Frauen der Schritt von der Zigarette weg mit einer Veränderung und selbstbewußten Gestaltung ihres Lebens verbunden war.

Vor dem Hintergrund der Studienergebnisse wurde eine Bewertung der gesellschaftlichen Bedeutung des Rauchens von Frauen gegeben. Wenn die Frauen berichten, wie Rauchen für sie in die Bewältigung sozialer und psychischer Problemlagen eingebunden ist, dann ist das nicht nur Ausdruck einer persönlichen Situation, sondern auch ihrer sozialen Lage als Frau. Das Bild der Frau unterlag in den letzten Jahrzehnten nicht unbedeutenden Wandlungen. Die Orientierung auf Berufstätigkeit und die Entwicklung von Lebensperspektiven, in die die Verbindung von Beruf und Familie eingebunden ist, ist dabei bestimmend. Selbständigkeit und Selbstbewußtsein sind integraler Bestandteil dieses Frauenbildes.

Wenn Frauen jedoch versuchen, ihr Leben an diesem Selbstbild auszurichten, müssen sie die Erfahrung machen, daß die Realität anders ist und der Realisierung dieses Frauenbildes gesellschaftlich nur begrenzte Chancen gegeben sind. Weiterhin sind Frauen in die restriktiven Anforderungen in Beruf und Familie eingebunden, besetzen Frauen die untersten Berufspositionen, haben geringe Qualifizierungschancen und werden schlechter entlohnt. Im öffentlichen Leben spielen Frauen eher eine untergeordnete Rolle und nur sehr wenige Frauen besetzen Leitungs- und Führungspositionen. Auch im privaten Leben müssen Frauen Diskriminierungen und Entwertungserfahrungen hinnehmen.

Möglicherweise spielt die Zigarette in dieser widersprüchlich organisierten Welt eine besondere Rolle für die Frauen. Sie hat einerseits Teil am Aufbau des neuen Frauenbildes, ist symbolischer Ausdruck für Freiheit, Selbständigkeit und Unabhängigkeit. Sie ist Protest gegen eine traditionelle Frauenrolle. Aber dies ist gleichzeitig eine Illusion von Freiheit, denn die Zigarette schafft eine neue Abhängigkeit und ist Ausdruck sozialer und persönlicher Abhängigkeiten, denen Frauen unterliegen. Sie ist aber auch Ausdruck des stillen Protests gegen diese Abhängigkeit, ein Protest gegen das „typisch Weibliche", bei gleichzeitiger Anpassung und Einpassung an die weiblichen Rollenerwartungen. Indem dieser Protest jedoch stumm bleibt, ändert er an der Situation der Frauen nichts. Frauen müssen deshalb in die Lage versetzt werden, diese ambivalente Struktur zu durchschauen und lernen, ihre Situation so zu verändern, daß gesundheitförderndes Handeln möglich ist.

7.5 Einstellung der Frauen zur Tabakreklame

In diesem Abschnitt soll abschließend auf einige Ergebnisse der 1988-89 im Auftrag des Landes Nordrhein-Westfalens durchgeführten Studie zur „Einstellung der Bevölkerung zur Tabakreklame" (Jöckel et al. 1989) eingegangen werden. In dieser Studie wurden 989 Männer und 1013 Frauen im Alter von 18-65 Jahren im Rahmen einer telefonischen Befragung untersucht. Die Erhebung wurde in Bremen und Nordrhein-Westfalen durchgeführt. Ziel war es, herauszufinden, welche Einstellung in der Bevölkerung zur Tabakreklame, einem Verbot oder einer eventuellen Einschränkung der Tabakreklame und einer Einschränkung des Zugangs zu Zigarettenautomaten besteht. Dabei wurden auch soziodemographische Merkmale, Einstellung zum Rauchen, Rauchverhalten, Markenpräferenzen und Gesundheitsbewußtsein erfaßt.

Die Ergebnisse (Tabelle 7.5-1) zeigen für Männer und Frauen, daß Nie-Raucher/innen und ehemalige Raucher/innen ein Verbot oder eine Einschränkung der Tabakreklame bzw. des Zugangs zu Zigarettenautomaten eher befürworten als Raucher/innen. Nimmt man die Angabe „Verbot oder Einschränkung der Tabakreklame" zusammen, dann befürworten dies deutlich mehr ehemalige Raucherinnen (89%) als ehemalige Raucher (80%). Raucherinnen haben das geringste Interesse an einer Beschränkung (49%). Frauen aus mittleren und höheren Sozial- und Bildungsgruppen befürworten eine Beschränkung eher als Frauen aus unteren Schichten; bei Männern ist ein solcher Zusammenhang nicht so deutlich sichtbar (ohne Tabellen).

Tabelle 7.5-1
Einstellung zur Tabakreklame nach Rauchstatus und Geschlecht 1988 (%)

	Raucher/-in	Ehemalige(r) Rau-cher/-in	Nie-Raucher/-in
Frauen (N)	351	218	443
Befürwortung von ...			
Verbot der Tabak-werbung	49	66	72
Einschränkung der Tabakwerbung	22	23	14
Beschränkung des Zu-gangs zu Zigarettenau-tomaten	44	66	71
Männer (N)	436	322	231
Befürwortung von ...			
Verbot der Tabak-werbung	54	62	71
Einschränkung der Tabakwerbung	16	18	16
Beschränkung des Zu-gangs zu Zigarettenau-tomaten	51	62	63

Quelle: Jöckel, Herzog, Maschewsky-Schneider, Witzko 1989

Im Rahmen der Befragung wurden ebenfalls die Markenpräferenzen erfaßt. Die Verteilung der gerauchten Marken spiegelte die zu der Zeit am Markt erreichten Umsatzzahlen wider (NEW BUSINESS, Januar 1989). Bei den umsatzstärksten Einzelmarken ergab sich bei den drei am meisten gerauchten Marken eine deutliche Geschlechtdifferenz. Die umsatzstärkste Marke wurde von Frauen bevorzugt; an zweiter Position lag eine Marke, die vornehmlich von Männern geraucht wurde und an dritter Umsatzposition eine Einzelmarke, die wiederum von Frauen bevorzugt wurde.

Da ein Ziel der Zigarettenwerbung ist, Käufer für die jeweilige Marke zu gewinnen (Marktdifferenzierung), wurde versucht, diese Differenzierungen durch Bildung einer Werbetypologie der damaligen Werbung nachzuzeichnen. Aus der zur Untersuchungszeit dargebotenen Zeitschriftenwerbung wurden nach Expertenurteilen sechs „Imagetypen" gebildet. Ihnen wurden die in der Umfrage genannten präferierten Marken zugeordnet, so daß auch Marken mit geringem Umsatz erfaßt werden konnten. Es ergaben sich folgende „Imagestypen".

1. Produktwerbung: Premiumzigaretten (Dunhill, Atika, Benson & Hedges, Astor, Davidoff, Peer)
   In der Werbung steht das Abbild der Packung im Vordergrund. Die Packungsgestaltung und die Farbgebung der Packung (rot, gold, schwarz, weiß) wird hervorgehoben. Es überwiegen große Farbflächen, gebrochene Farben, es sind nur sparsam oder keine Accessoires sichtbar. Das dargebotene Bild ist nicht narrativ.

2. „Starker Tobak" (Boston, Bantam, Van Nelle, Reval, Rothändle, Juno, Gitanes)
   Bei diesen Marken handelt es sich überwiegend um Produktwerbung mit fast ausschließlicher Abbildung der Packungen. Die Bilder sind überwiegend einfarbig. Im Text wird oft Bezug auf die Stärke bzw. den Nikotingehalt als Vorzug der Marke genommen. Das dargebotene Bild ist nicht narrativ.

3. „Intelligente Minderheit" (Drum, Samson, Javaanse Jongens, West und allgemein selbstgedrehte Marken)
   Die Werbung bildet überwiegend Porträts von Mann und Frau in Interaktionen dar. Sie werden jung und sympathisch (lächelnd und mit Zuneigungsgesten) dargestellt, bisweilen mit grotesken Anflügen oder Bezug auf Normabweichungen (außereuropäische Volksgruppen). Die Farbgebung ist ruhig und dunkel, und das Bild ist wenig oder nicht narrativ.

4. „Netter Bürger" (HB, Kim, R6, R1, Lux)
   Die Werbung gibt Einzelporträts wieder, denen eine Bildunter- oder -überschrift in wörtlicher Rede zugeordnet wird. Das Porträt ist in einen Alltagsszenen-Ausschnitt (keine Arbeitswelt) eingefügt. Abgebildete Accessoires befinden sich in der Regel direkt an der Person (kaum Hintergrund). Die Farbgebung ist überwiegend blaß, die dargebotene Szene ist nur wenig narrativ.

5. „Abenteuer" (Marlboro, Camel, Pall Mall, Prince Denmark)
   Die Werbung bildet einen Mann vor dem Hintergrund von Landschaft ab. Die Landschaft enthält Abendteuer- oder Freizeitsignale (Urlaub, Wilder Westen, Segelbootshafen). Es dominieren starke, fast ungebrochene Farben (rot, blau, grün). Die Szene enthält oft Fortbewegungsmittel (Pferd, Boot, Auto). Die Szenerie ist narrativ, stellt eine „eingefrorene" Filmsequenz dar und wird oft auch in Werbekurzfilmen in bewegter Form dargeboten. Zwei der Marken dieses Typs gehören zu der Umsatzspitzengruppe und werden von Frauen bevorzugt.

6. „Technik" (Stuyvesant, Lord, Philip Morris)
Die Werbung bietet einen Mann und eine Frau in Kombination dar. Sie befinden sich in einer Umgebung, in der sozial gehobene Freizeit oder futuristische Technologie angedeutet ist. Die dargebotenen Personen, mit dem ganzen Körper oder mit großen Körperausschnitten abgebildet, tragen elegante Freizeitkleidung oder „futuristische" Kleidung (metallische Glanzstoffe). Bei der Farbgebung dominiert blau, eventuell mit starkem Rotkontrast. Die Szenerie ist narrativ.

Auch bei der Einstellung zu diesen Werbeimages gab es eine deutliche Geschlechtsdifferenzierung (Tabelle 7.5-2). Demnach waren die von Frauen am meisten gerauchten Zigaretten die, die mit dem Bild von „Freiheit und Abenteuer", „Männlichkeit" und „Widerstand in einer harten Natur" warben. An zweiter Stelle standen Marken, die Alltagsszenen aus der Freizeit widerspiegelten. Bei den sogenannten Frauenzigaretten waren das Szenen aus dem Leben attraktiver, moderner, umschwärmter Frauen. Zwar waren die beiden genannten Markentypen auch bei Männern die am meisten gerauchten, allerdings mit einem gringeren Anteil als bei den Frauen. Männer bevorzugten demgegenüber selbstgedrehte und filterlose Zigaretten (Typ 2 und 3). Eine altersspezifische Betrachtung der Präferenzen ergab darüber hinaus, daß die „Abenteuermarken" vorwiegend von jungen Menschen geraucht werden, während der Typus „netter Bürger" und „Technik" mit den eher traditionellen Marken, die schon lange auf dem Markt sind, vorwiegend von älteren Menschen und Personen im mittleren Lebensalter geraucht werden.

Tabelle 7.5-2
Präferierter Zigarettentyp nach Geschlecht 1988 (%)

Zigarettentyp	Frauen	Männer
Typ 1: Produktwerbung	5,8	2,6
Typ 2: „Starker Tobak"	1,4	10,8
Typ 3: „Intelligente Minderheit"	5,8	12,4
Typ 4: „Netter Bürger"	26,8	24,2
Typ 5: „Abenteuer"	36,3	30,9
Typ 6: „Technik"	13,0	6,2
Keine Präferenz	11,0	12,9

Quelle: Jöckel, Herzog, Maschewsky-Schneider, Witzko 1989

Vergleicht man die Raucher verschiedener Zigarettentypen hinsichtlich ihrer Einstellung zum Reklameverbot bzw. -einschränkung und zu einer Zugangsbeschränkung zu Zigarettenautomaten (Abbildung 7.5-1 und 7.5-2), werden Unterschiede erkennbar. Bei den Frauen ist die Befürwortung eines Verbots oder Einschränkung bei den am meisten gerauchten Zigarettentypen eher geringer als bei den anderen. Bei den „Abenteuermarken" ist die Einschränkung des Zugangs zu Zigarettenautomaten besonders unbeliebt, was wohl im Zusammenhang mit dem jüngeren Alter dieser Gruppe steht. Bei den Männern wird eine Einschränkung der Werbung vom „Abenteuertyp" und vom Typus „Starker Tobak" am wenigsten befürwortet.

Abbildung 7.5-1

Einstellung zum Verbot bzw. einer Einschränkung der Tabakreklame (linke Säule) und zu Zugangsbeschränkungen zu Zigarettenautomaten (rechte Säule) nach präferiertem Zigarettentyp (Typ I bis VI) (Bremen und Nordrhein-Westfalen) 1988, Männer (%)

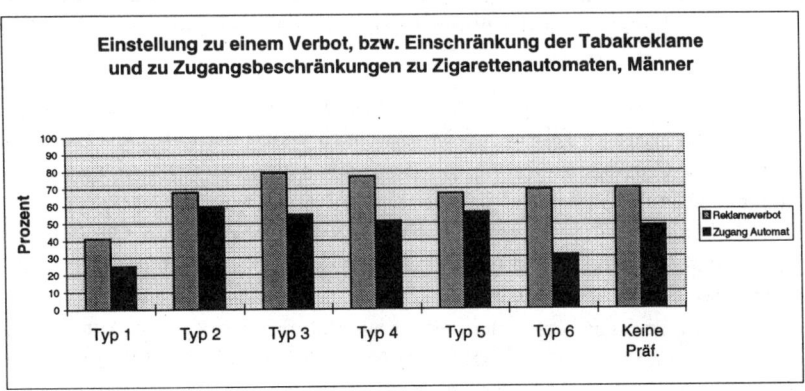

Abbildung 7.5-2

Einstellung zum Verbot bzw. einer Einschränkung der Tabakreklame (linke Säule) und zu Zugangsbeschränkungen zu Zigarettenautomaten (rechte Säule) nach präferiertem Zigarettentyp (Typ I bis VI) (Bremen und Nordrhein-Westfalen) 1988, Frauen (%)

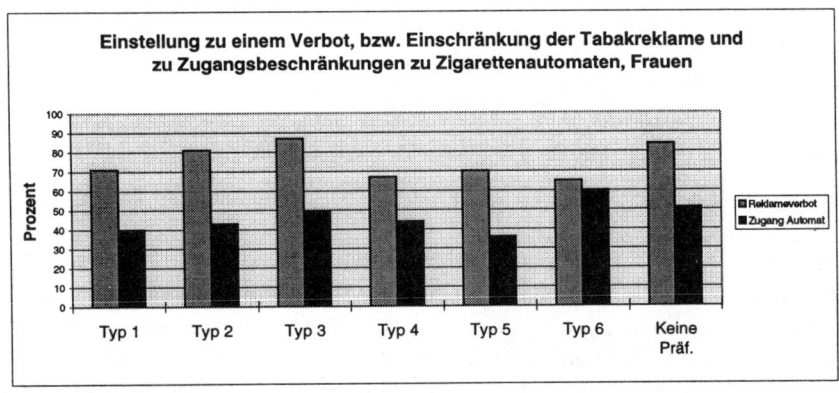

178

Resumée

Vor dem Hintergrund der im Abschnitt zuvor dargestellten Ergebnisse der qualitativen Studie erhalten diese geschlechtsspezifischen Unterschiede eine außerordentlich bemerkenswerte Brisanz. Es wurde die These formuliert, daß die Zunahme des Rauchens bei Frauen nicht unabhängig von der Veränderung von Frauenbildern in unserer Gesellschaft zu sehen ist. Es ließ sich feststellen, daß die Prävalenzen bei den jungen Frauen in einer Zeit zunahmen, als sich der Wandel des Frauenbildes vollzog, nämlich in der zweiten Hälfte der 60er und in den 70er Jahren. Dabei ist für diese Generation zu vermuten, daß die Frauen aus oberen und mittleren Schichten zunächst die Funktion eines „Trendsetters" hatten. Die Frauen- und die Studentenbewegung bewirkten, daß das Rauchen bei Frauen akzeptierter wurde. Erstmals sah man damals Frauen auf der Straße rauchen, was bis dahin verpönt war. Viele dieser Frauen haben heute das Rauchen wieder aufgegeben, wie die Ex-Raucherinnenraten belegen konnten. Frauen aus unteren Bildungsschichten haben allerdings in den Folgejahren mit dem Rauchen sehr schnell nachgezogen.

Die Werbung griff damals die geheimen Wünsche der Mädchen und Frauen nach Freiheit und Unabhängigkeit auf. Die „harten Männer" der Abenteuertypologie spiegeln die Ambivalenz weiblicher Gefühlserwartungen wider: selbst frei zu sein und die Abenteuer zu bestehen, die der - vielleicht auch begehrenswerte - Mann sich leisten kann, die den Frauen aber verwehrt bleiben. Dabei ist zu berücksichtigen, daß diese Tabakwerbung nicht auf die langjährigen Raucher und Raucherinnen zielt, sondern junge Menschen und dabei besonders junge Mädchen, anziehen soll.

Vor diesem Hintergrund bleibt zu diskutieren, ob Tabakreklame tatsächlich nur der Marktregulierung dient, oder ob ihr nicht auch eine erhebliche Wirkung bei der Erschließung von neuen Marktsegmenten zukommt. Weiterhin ist - wie die Zunahme der Ex-Raucherinnenraten beweist - zu berücksichtigen, daß die Tabakindustrie unter verkaufsstrategischen Gesichtspunkten daran interessiert sein müßte, dem Trend zum Rückgang der Prävalenz des Rauchens entgegenzuwirken. Die Tabakindustrie ist darauf angewiesen, daß Jugendliche mit dem Rauchen beginnen, und daß ein erheblicher Anteil dann auch über Jahrzehnte daran festhält. Eine positive Imagepflege gegen den Trend zur Gesundheit ist also nicht nur für die einzelne Marke entscheidend, sondern für die Branche insgesamt. Das Beispiel der „Abenteuerwerbung" zeigt, daß dabei mit sehr subtilen Mitteln gearbeitet wird und die Gefühle und geheimen Lebensperspektiven der potentiellen Käufer und Käuferinnen dabei angesprochen werden. Werbung greift gesellschaftliche Trends auf und macht sie sich für ihre Zwecke zunutze.

7.6 Zusammenfassung und Schlußfolgerungen für die Prävention

Die sekundäranalytische Auswertung von Daten verschiedener epidemiologischer und sozialwissenschaftlicher Studien kam zu dem Ergebnis, daß das Rauchen bei Frauen in den späten 60er und in den 70er Jahren deutlich zugenommen hat. Dabei waren es vorwiegend Mädchen und junge Frauen, für die Rauchen gesellschaftlich akzeptierter wurde und die deshalb vermehrt zur Zigarette griffen.

Die Ergebnisse belegten sowohl Altersunterschiede in den Raucherinnenprävalenzen, in dem Sinne, daß junge Frauen häufiger rauchen als ältere, aber auch soziale Unterschiede. In der untersten Bildungs- und Sozialschicht wird am meisten geraucht. Bezogen auf die Kontinuität des Rauchens im Lebensverlauf deuten sich Verschiebungen zwischen den Sozialschichten an. Nimmt man nämlich Raucherinnen und ehemalige Raucherinnen zusammen und betrachtet sozialschichtspezifische Veränderungen in verschiedenen Altersgruppen, zeigt sich, daß in den höheren und mittleren Altersgruppen der Anteil der Frauen, die jemals geraucht haben, in den oberen Schichten höher ist als in den unteren. Bei den jüngeren Altersgruppen dreht sich dieser Zusammenhang um. Frauen aus den oberen Schichten haben zwar früher als Mädchen und junge Frauen mit dem Rauchen begonnen, aber schneller damit wieder aufgehört als Frauen aus den unteren Schichten. Heute beginnen darüber hinaus mehr Frauen aus unteren Bildungs- und Sozialgruppen mit dem Rauchen als das früher der Fall war.

Eine differenzierte Betrachtung der drei Gruppen von Frauen: derzeitige, ehemalige und Nie-Raucherinnen zeigte, daß diese sich in mehrfacher Hinsicht unterscheiden. Raucherinnen sind weniger gesundheitsbewußt als ehemalige und Nie-Raucherinnen, aber auch gesundheitlich eher beeinträchtigt als diese. Raucherinnen haben darüber hinaus eine ungünstigere Lebenssituation. Ihre familiäre und soziale Einbindung ist oft geringer, ihre Belastungen hoch und die Lebenszufriedenheit niedrig.

Die Ergebnisse einer qualitativen Untersuchung zum Rauchen bei Frauen, in der Frauen dieser drei Rauchstatutsgruppen nach ihrer Einstellung zu und Erfahrungen mit dem Rauchen befragt wurden, untermauerte die mit den epidemiologischen Analysen gewonnen Ergebnisse. Auch hier waren die Raucherinnen subjektiv und objektiv am stärksten belastet gewesen. Nie-Raucherinnen hatten ein eher traditionelles Frauenbild, konnten sich aber auch von äußerem Druck eher abgrenzen als die anderen Frauen. Ehemalige Raucherinnen schafften es oftmals erst dann, von der Zigarette weg zu kommen, wenn sie gelernt hatten, auch in anderen Lebenszusammenhängen notwendige Veränderungen zu vollziehen.

Eine exemplarische Analyse von Werbestrategien der Tabakindustrie, geschlechtsspezifischen Markenpräferenzen und Raucherinnentrends ließ die Hypothese zu, daß Tabakwerbung gesellschaftliche Trends wie z.B. die der Frauenemanzipation aufgreift und für die Erschließung von oder Expandierung in neue Marktsegmente nutzt.

Die Ergebnisse der Analyse zum Rauchen bei Frauen geben sowohl Hinweise auf relevante Zielgruppen als auch inhaltliche Ansatzpunkte für die Förderung des Nichtrauchens. Junge Frauen und Mädchen aus unteren Bildungs- und Sozialschichten sollten gezielt angesprochen werden. Dabei kann in der Schule begonnen werden. Allein kognitv ausgerichtete Maßnahmen sind nicht zu befürworten. Vielmehr müssen die „geheimen" Wünsche der Mädchen und unterdrückte Selbstbilder nach Selbständigkeit und Unabhängigkeit aufgegriffen werden. Voraussetzung für erfolgreiche Präventionsstrategien ist dabei, daß für die Realisierung dieser Wünsche der Mädchen objektive Voraussetzungen geschaffen werden. Dazu gehören eine berufliche und schulische Qualifikation in gleichem Maße wie familiäre Lebensbedingungen, in denen die Mädchen geachtet und ernst genommen werden.

Für die erwachsenen Frauen sind Modelle zu entwickeln, die sie darin unterstützen, mit dem Rauchen wieder aufzuhören. Frauen aus den unteren Bildungs- und Sozialschichten müssen besonders in den Mittelpunkt gerückt werden. Die Analyse der Lebenssituation der Raucherinnen zeigte, daß hier ebenfalls die objektiven materiellen Bedingungen für eine weniger belastende und zufriedenstellende familiäre und berufliche Situation gegeben sein müssen. Auch gehört dazu, daß viele dieser Frauen noch lernen müssen, ihre Beschwerden und gesundheitlichen Beeinträchtigungen ernst zu nehmen und ein aktiveres und selbstbewußteres Gesundheitshandeln zu entwickeln. Die ehemaligen Raucherinnen zeigen, daß dies - unter gewissen Voraussetzungen - möglich ist.

Die eher traditionelle Lebenssicht auch der jüngeren Nie-Raucherinnen hat sie möglicherweise darin unterstützt, entgegen dem Trend in ihrer Altersgruppe, nicht zu rauchen. Psychologische Analysen zeigten, daß es sich bei diesen Frauen um eine selbstsichere Gruppe von Frauen handelt, die in der Lage sind, sich von äußerem Druck abzugrenzen. Das bedeutet, daß die Stärkung von Selbstbewußtsein für Frauen eine wichtige Strategie der Gesundheitsförderung ist. Allerdings wird ein eher traditionelles Frauenbild für die meisten jungen Frauen und Mädchen heute keine Orientierungshilfe mehr sein. Vielmehr muß die Prävention und Gesundheitsförderung ein Frauenbild propagieren, in dem Orientierungen wie Unabhängigkeit und Selbstbewußtsein mit Verantwortungsbereitschaft für andere, aber auch für die Frauen selbst verbunden sind.

8. Frauen sind anders krank als Männer: Zusammenfassung und Schlußfolgerungen

Ausgangspunkt dieser Arbeit war die Frage nach den Unterschieden in der gesundheitlichen Situation von Frauen und Männern und den Gründen und Ursachen dafür. In Anknüpfung an Verbrugge (1990) wurde die Frage gestellt, „Sind Frauen gesünder oder kränker als Männer?". Hintergrund dieser Frage ist der Widerspruch, daß Frauen auf der einen Seite eine höhere Lebenserwartung und geringere Mortalität haben als Männer, auf der anderen Seite jedoch angeben, häufiger krank zu sein, ein schlechteres seelisches und körperliches Befinden haben als Männer und häufiger gesundheitliche Versorgungsleistungen in Anspruch nehmen als diese.

Es wurde zunächst gezeigt, daß die von Verbrugge für die USA konstatierten Unterschiede in der Mortalität auch für die Bundesrepublik Deutschland gelten. Ein differenzierter Blick auf Todesursachen belegte, wie sich die Unterschiede in der Mortalität und Morbidität im einzelnen darstellen, und welche Hinweise dies auf geschlechtsspezifische Unterschiede im Krankheitsgeschehen gibt.

In der BRD liegt die Lebenserwartung der Frauen ca. 6,5 Jahre über der der Männer. In den Jahren nach dem 2. Weltkrieg war sie für beide Geschlechter angestiegen, für Frauen jedoch stärker als für Männer. In den letzten zwei Jahrzehnten hat sich diese Schere in der Lebenserwartung bei Männern und Frauen jedoch nicht weiter geöffnet, sondern blieb auf dem genannten Niveau von 6-7 Jahren stehen. Dies wurde so interpretiert, daß Männer und Frauen in vergleichbarer Weise von einer Verbesserung der gesundheitlichen Versorgung und Vorsorge profitierten.

Die höhere Mortalität der Männer ist v.a. durch ihre Übersterblichkeit an ischämischen Herzkrankheiten im mittleren Lebensalter bestimmt; aber auch Lungenkrebs, Leberzirrhose und gewaltsame Todesursachen spielen eine große Rolle. Die Entwicklungstrends für die ischämischen Herzkrankheiten zeigen, daß sowohl für die Männer als auch die Frauen in den 70er und 80er Jahren eine Senkung der Mortalität stattgefunden hat, die bei den Männer noch etwas ausgeprägter ist als bei den Frauen. Von einer Annäherung der Raten für Männer und Frauen in den mittleren Altersgruppen kann allerdings nicht gesprochen werden.

Bei den Frauen in den mittleren Lebensjahren spielen Krebserkrankungen die wichtigste Rolle in der Mortalität. Sie machen in diesem Lebensabschnitt einen weitaus größeren Anteil an der Mortalität aus als die Herz-Kreislauf-Krankheiten. Letztere gewinnen erst mit dem hohen Alter an Bedeutung und bestimmen dann über die Hälfte aller Todesursachen bei den Frauen.

Bei den Krebserkrankungen haben die Krebse der weiblichen Geschlechtsorgane (Brust, Gebärmutter, Ovarien) den größten Anteil. 35% aller Frauen unter 60 Jahren, die an Krebs erkranken, haben Brustkrebs, 19,1% Gebärmutter- oder Eierstock-Krebs. Die Brustkrebsrate ist in der BRD in den vergangenen Jahrzehnten leicht angestiegen - ein Trend der in allen hochindustrialisierten Ländern, die nach dem 2. Weltkrieg zunächst niedrige oder mittlere Ausgangswerte hatten, zu beobachten war.

Von Bedeutung sind auch Dick-/Mastdarm- und Lungenkrebs. Insbesondere der Lungenkrebs hat bei den Frauen in den vergangenen Jahren zugenommen. Er umfaßt bei den Frauen unter 65 Jahre 4% aller Todesursachen (Vergleich Brustkrebs 13%), bei den Männern der gleichen Altersgruppe sogar 10% aller Todesursachen.

Der Vergleich der Mortalität und Morbidität (soweit für die letzteren Daten vorhanden sind) bei Männern und Frauen zeigt, daß biologische Unterschiede das Krankheitsspektrum wesentlich mitbestimmen. Dies wird an dem großen Anteil der Krebserkrankungen der weiblichen Geschlechtsorgane deutlich. Aber auch verhaltensabhängige Risiken sind von immenser Bedeutung. So konnte schon vor Jahrzehnten Rauchen als wesentlicher Risikofaktor für den Lungenkrebs nachgewiesen werden. Im Verlaufe der Arbeit wurde gezeigt, daß im Hinblick auf das Rauchen zwischen Männern und Frauen sehr große Unterschiede bestehen. Dazu kommt eine größere Belastung der Männer in den mittleren Lebensjahren durch die anderen klassischen Risikofaktoren für Herz-Kreislauf-Krankheiten wie Bluthochdruck, zu hohe Gesamtcholesterinwerte und niedrigere HDL-Cholesterinwerte. Es konnte gezeigt werden, daß die Gesamtbelastung der Männer durch Herz-Kreislauf-Risikofaktoren (gemessen an der Zahl der Risikofaktoren) bis zum Alter von 50-55 Jahren ca. 2-3mal so hoch ist wie die der Frauen; das Erkrankungsrisiko für kardiovaskuläre Krankheiten, gemessen an der Gesamtrisikofaktorenbelastung (MLF) ist im jüngeren Lebensalter bei den Männern ca. 5-6mal, im mittleren Lebensalter ca. 2-3mal höher als bei den Frauen.

Verhaltensabhängige Risikofaktoren sind in der Epidemiologie schon seit langem als Ursachen für die unterschiedliche Mortalität und Morbidität bei Männern und Frauen bekannt. Sie erklären v.a. die Unterschiede in der Frühsterblichkeit an ischämischen Herzkrankheiten, aber auch am Lungenkrebs. Verbrugge (1990) hatte in ihrem Artikel darüber hinaus verschiedene Erklärungsansätze für die Unterschiede in der gesundheitlichen Situation bei Männern und Frauen aufgeführt. Das waren:

- bio-medizinische Risiken
- erworbene Risiken, unter die sie auch die verhaltensbedingten Risiken faßt

- psychosoziale Risiken
- die Bereitschaft bzw. Art und Weise über Krankheit und Befindlichkeit zu berichten
- Erfahrungen mit dem Gesundheitssystem.

Mit diesen Erklärungsebenen umreißt Verbrugge für die Frauengesundheitsforschung ein ganzes Forschungsprogramm, das in einer einzelnen Arbeit sicher nicht abgearbeitet werden kann. In dieser Schrift wurden deshalb - z.T. auch in Abhängigkeit von den zur Verfügung stehenden eigenen Daten und Forschungsergebnissen - drei Bereiche ausgewählt: die bio-medizinischen Risiken, die erworbenen und die psychosozialen Risiken.

Zur Frage der biologischen Risiken wurde zunächst ein Literaturüberblick zur epidemiologischen Frauengesundheitsforschung erstellt. Insbesondere in den USA waren in den letzten Jahren Forschungen zu biologischen, insbesondere hormonellen Ursachen für die Unterschiede der gesundheitlichen Situation bei Männern und Frauen durchgeführt oder begonnen worden. Ziel war es u.a., Forschungsdefizite in der frauenspezifischen Epidemiologie aufzuholen. In dem Literaturüberblick dieser Arbeit wurden Risiken der für die Frauen wichtigsten Krankheiten, dem Brustkrebs und die Herz-Kreislauf-Krankheiten, herausgearbeitet.

Auf der Basis eigener Daten aus den Nationalen Gesundheitssurveys wurden in einem zweiten Schritt die Unterschiede zwischen Männern und Frauen bei den klassischen Herz-Kreislauf-Risikofaktoren dargestellt und unterschiedliche Entwicklungstrends bei Männern und Frauen beschrieben. Zu den nach Verbrugge erworbenen Risiken zählen auch soziale Unterschiede in der gesundheitlichen Belastung. Auf der Basis der Nationalen Gesundheitssurveys und Mortalitäts- und Verhaltensdaten aus der Bremer Gesundheitsberichterstattung wurden für die Frauen sozialschichtspezifische Unterschiede herausgearbeitet. Es sollte damit deutlich gemacht werden, daß die Frauen im Hinblick auf ihre gesundheitliche Lage nicht als homogene Gruppe zu betrachten sind, sondern daß große Unterschiede je nach sozialer Lage bestehen. Diese müssen berücksichtigt werden, wenn die Besonderheit der gesundheitlichen Lage der Frauen herausgearbeitet werden soll.

Auf der Basis der Surveydaten wurden mit Blick auf die im Literaturüberblick zusammengestellten Risiken zu Brustkrebs und Herz-Kreislauf-Krankheiten Analysen vorgenommen, um diese Risiken, soweit sie in den nationalen Surveys erhoben worden waren, auch auf der Basis der Querschnittssurveys zu prüfen.

Die Abschnitte zu den erworbenen Risiken sind nicht nur geeignet, Unterschiede zwischen Männern und Frauen in der gesundheitlichen Lage herauszuarbeiten, sie leisten gleichzeitig auch einen Beitrag zur Gesundheitsberichterstattung über Frauen in der Bundesrepublik Deutschland. Hier werden wichtige Hinweise für Trends bei den Gesundheitsrisiken gegeben, die für die Prävention von chronischen Krankheiten bei Frauen, insbesondere der Herz-Kreislauf-Krankheiten, von außerordentlicher gesundheitspolitischer Bedeutung sind.

Am Beispiel des Rauchens wurden in einem letzten Schritt gesellschaftliche, soziale und psychosoziale Faktoren geprüft, die einen Einfluß auf das Gesundheitsverhalten von Frauen haben. Dabei sollte deutlich gemacht werden, daß auch in der Sozialepidemiologie frauenspezifische Ansätze für die Auswertung und Interpretation von Daten entwickelt werden müssen. Dies ist nicht nur für ein angemessenes wissenschaftliches Verständnis der gesundheitlichen Situation der Frauen notwendig, sondern besonders auch mit Blick auf die Entwicklung von Konzepten und Strategien für die Prävention und Gesundheitsförderung. Diese sollten so gut begründet sein, daß sie tatsächlich in der Lage sind, Frauen anzusprechen und bei ihnen Verhaltensänderungen zu bewirken. Eine frauenspezifische Sichtweise in der Forschung ist auch notwendig, um die strukturellen Bedingungen aufzeigen zu können, die für Frauen geschaffen werden müssen, um ihre gesundheitliche Situation zu verbessern.

Im einzelnen kam die Arbeit zu folgenden Ergebnissen, die hier abschließend dargestellt und kritisch diskutiert werden sollen.

Bio-medizinische Risiken
Basierend auf der internationalen epidemiologischen Literatur wurde eine Bestandsaufnahme zu den Risiken der für die Frauen wichtigsten Krankheiten, die Herz-Kreislauf-Krankheiten und den Brustkrebs, vorgenommen. Für den Brustkrebs konnte gezeigt werden, daß primär genetische Faktoren ein große Rolle spielen. Darüber hinaus sind reproduktive Faktoren wie Schwangerschaft, Geburt und Beginn der Menarche bzw. Menopause von Bedeutung. Die These ist, daß die lebenslange Gesamtbelastung durch Östrogene das Risiko für Brustkrebs erhöht. Ein früher Beginn der Menopause, viele Schwangerschaften bzw. längere Stillphasen und ein später Beginn der Menarche reduzieren die lebenslange Östrogenexposition und verringern somit das Brustkrebsrisiko. Diese Erkenntnisse sind besonders im Hinblick auf die Frage von Bedeutung, ob Frauen in und nach der Menopause eine Hormontherapie erhalten sollten oder nicht. Für Frauen mit einem bereits bestehenden Brustkrebsrisiko (Vorerkrankung oder Brustkrebs in der Familie) wird wegen des möglicher Weise erhöhten Krebsrisikos von einer Hormontherapie abgeraten.

In der epidemiologischen Literatur ist umstritten, ob ernährungsabhängige Risikofaktoren für den Brustkrebs eine Rolle spielen. Während für einige Epidemiologen Ernährung nicht einmal mit in die Liste der wahrscheinlichen Risiken aufgenommen wurde (Kelsey 1993), bildet sie für andere Großstudien wie die Women's Health Initiative Grundlage für eine wesentliche Forschungshypothese. In dieser Studie wird u.a. geprüft, ob eine fettarme und ballaststoffreiche Ernährung das Brustkrebsrisiko senken kann (s.a. Kapitel 4.4.4).

Für die Herz-Kreislauf-Krankheiten sind die klassischen Risikofaktoren wie Rauchen, Bluthochdruck (Übergewicht als mittelbarer Risikofaktor) und Hypercholesterinämie seit Jahrzehnten als relevante Risiken erwiesen. Die Studien zeigten, daß sie auch für das Erkrankungrisiko bei Frauen von Bedeutung sind - allerdings mit einem anderen Gewicht als bei den Männern. Frauen haben in allen Lebensphasen deutlich höhere HDL-Cholesterinwerte als Männer, wobei zu berücksichtigen ist, daß das HDL-Cholesterin im Hinblick auf die Herz-Kreislauf-Krankheiten eine protektive Funktion hat. Es scheint wesentlich dazu beizutragen, daß Frauen im jüngeren und mittleren Lebensalter vor einem Herzinfarkt geschützt sind.

Eine Schutzfunktion haben auch die weiblichen Hormone, die Östrogene. Goldmann & Tosteson (1991) kommen auf eine Senkung des Risikos für koronare Herzkrankheiten um 40% für Frauen, die nach der Menopause Östrogene medikamentös substituieren. Ein enger Zusammenhang zwischen dem Östrogenstatus und dem HDL-Cholesterin konnte nachgewiesen werden. Es wird angenommen, daß dieser Zusammenhang erklärt, warum Frauen höhere HDL-Werte als Männer haben.

Das geringere Herzinfarkt-Risiko der Frauen in jüngeren und mittleren Lebensjahren gegenüber den Männern scheint also wesentlich aus der protektiven Wirkung der weiblichen Hormone heraus erklärbar zu sein. Natürlich spielen auch die verhaltensabhängigen Risikofaktoren eine wichtige Rolle, wie z.B. das Rauchen, dessen Prävalenz bei den Männern immer noch höher ist als bei den Frauen und der Bluthochdruck. Es konnte bislang allerdings nicht zufriedenstellend geklärt werden, ob die klassischen Herz-Kreislauf-Risikofaktoren bei Männern und Frauen in der gleichen Weise auf das Erkrankungsrisiko wirken. Die Unterschiede in der hormonellen Situation und die modifizierende Wirkung der Hormone auf die Herz-Kreislauf-Risikofaktoren sprechen eher für einen unterschiedlichen Wirkungsmechanismus der klassischen Risikofaktoren bei beiden Geschlechtern.

Vor dem Hintergrund der protektiven Wirkung der weiblichen Hormone gegen koronare Herzkrankheiten empfehlen Wissenschaftler und Mediziner in den USA, daß Frauen ab der Menopause mit Östrogenen behandelt werden sollten - eventuell sogar bis ins hohe Alter hinein. Dabei ist festzuhalten, daß die Verschreibung von Östrogen in der Menopause in den USA eine ganz andere Tradition hat als in der BRD. Offensichtlich erhielten in den USA schon in den 60er und 70er Jahren 35-40% aller Frauen in der Menopause zumindest für einen gewissen Zeitraum eine Hormontherapie. Diese wurden allerdings nicht primär oder ausschließlich zur Prävention von Herz-Kreislauf-Krankheiten eingesetzt, sondern zur Behandlung von vegetativen und psychischen Befindensstörungen in dieser Zeit der körperlichen Umstellung. Im Vergleich dazu hatten z.B. in Bremen im Jahre 1988 ca. 10% der Frauen im Alter von 50-59 Jahren angegeben, z.Zt. Hormone zur Substitution zu erhalten.

Ob eine protektive Wirkung der Hormontherapie auf die Herz-Kreislauf-Risikofaktoren tatsächlich angenommen werden kann, werden die Ergebnisse einer randomisierten klinischen Studie (PEPI; s. Abschnitt 4.4.3) zeigen. Es deutet sich an, daß die Empfehlung für eine Hormontherapie nicht für alle Frauen in der Menopause, wohl aber für Frauen, die bereits ein Herz-Kreislauf-Risiko haben, ausgesprochen werden wird (Johnson 1994). Dabei ist insbesondere zu berücksichtigen, daß durch eine Hormonsubstitution zwar das Erkrankungsrisiko für einen Herzinfarkt sinkt, das Risiko für Brustkrebs jedoch eventuell steigt. Von einer Hormonsubstitution für Frauen mit einem Brustkrebsrisiko ist daher weiterhin abzusehen.

Einen Beitrag zur Risikoabwägung wird die Großstudie „Women's Health Initiative" leisten. Hier wird u.a. die Langzeitwirkung der Hormonsubstitution auf den Brustkrebs und Herz-Kreislauf-Krankheiten getestet. Dabei wird nicht nur die Wirkung auf die Risikofaktoren für diese Krankheiten, sondern v.a. die Wirkung auf sogenannte Endpunkte, d.h. das Erkrankungsrisiko selbst, geprüft. Die Ergebnisse werden auch für die medizinische Behandlung der Frauen in der Bundesrepublik Deutschland von hoher Bedeutung sein, da die Gültigkeit der Studienergebnisse nicht auf die US-amerikanischen Frauen beschränkt ist.

Es ist weiterhin zu hoffen, daß die Studienergebnisse dazu beitragen können, eine z.T. emotional geführte Diskussion pro und kontra Hormonsubstitution auf eine wissenschaftliche Basis zu stellen. Von den Kritikern der Hormonsubstitution wird nämlich hervorgehoben, daß die Verabreichung von Östrogenen an Frauen ab der Menopause bis ins hohe Alter hinein die Medikalisierung gerade dieser Bevölkerungsgruppe verstärke (Symposium Women and Health - Perspectives in Epidemiology and Public Health Sciences, Bremen Oktober 1994). Die Befindlichkeit der älteren Frauen werde so zunehmend von dem Einfluß von Medikamenten abhängig gemacht. Die Frau verliere die Fähigkeit, über ihre körperliche und psychische Gesundheit zu bestimmen und diese selbstbewußt in die Hand zu nehmen. Statt dessen gebe sie die Verantwortung für den eigenen Körper an das Medizinsystem ab. Sollte sich zeigen, daß eine Östrogensubstitution nicht nur ohne ein Erkrankungsrisiko möglich ist, sondern sogar das Risiko für einen Herzinfarkt bei Frauen deutlich senkt, kann dies Argumente dafür liefern, die These der Medikalisierung neu zu überdenken. Sollte sich andererseits herausstellen, daß die Hormonvergabe mit einem erhöhten Risiko für andere Erkrankungen wie Brustkrebs oder Krebs des Endometriums, Depressionen oder gravierende Einschränkungen der subjektiven Lebensqualität verbunden ist, wird dies ein gewichtiger Grund sein, von einer Langzeittherapie abzuraten.

Auf dem heutigen Kenntnisstand ist im Sinne von Johnson (s.o.) für eine Langzeitbehandlung mit Hormonen eine genaue Risikoabschätzung des Arztes für die einzelne Patientin zwingend. Die Patientin muß aber auch die Möglichkeit haben, umfassende Information nicht nur unter medizinischen, sondern auch unter psychosozialen und ethischen Gesichtspunkten zu erhalten. Wie dies zu leisten ist, ohne daß die Patientinnen in ihrer Entscheidungsfindung verunsichert werden, muß sicher noch überlegt werden. Die von Frauen selbst organisierten Beratungs- und Gesundheitszentren spielen dabei eine große Rolle, weil sie aus einer kritischen Perspektive gegenüber dem Medizinsystem Informationen an Frauen vermitteln, und diese damit in die Lage versetzen, verschiedene Positionen kennenzulernen und objektivere Entscheidungen zu treffen.

Für die Prüfung des Einflusses der Ernährung auf das Erkrankungsrisiko ist die angesprochene Großstudie „Women's Health Initiative" von mindestens ebenso großer Bedeutung wie für die Prüfung des Einflusses der Hormontherapie. Vor dem Hintergrund des Standes der epidemiologischen Forschung ist hier der innovativste Teil der Studie zu sehen. Ob eine fettarme und ballaststoffreiche Ernährung das Brustkrebsrisiko senken kann, ist unter Public Health Gesichtspunkten von immenser Bedeutung. Sollte die Hypothese bestätigt werden, daß dies durch eine drastische Reduktion des Fettanteils in der Nahrung möglich ist, hätte diese Erkenntnis weitreichende Konsequenzen für strukturelle und individuelle Maßnahmen zur Prävention und Gesundheitsförderung.

Verteilung der Risiken in der Bundesrepublik Deutschland
Auf der Basis der Daten der im Rahmen der Deutschen Herz-Kreislauf-Präventionsstudie durchgeführten Nationalen Gesundheitssurveys aus den Jahren 1984-86, 1987-88 und 1990-91 wurden für Frauen und Männer die Trends bei den Herz-Kreislauf-Risikofaktoren dargestellt und die geschlechtsspezifischen Unterschiede herausgearbeitet. Die Belastung der Männer durch Herz-Kreislauf-Risikofaktoren ist deutlich höher als die der Frauen. Mehr Männer als Frauen rauchen und die lebenslange Belastung durch Zigarettenrauchen ist bei ihnen weitaus höher als bei den Frauen. Mehr Männer als Frauen sind durch Bluthochdruck gefährdet und die medikamentöse Behandlungsrate ist bei ihnen trotz dieser stärkeren Belastung im Verhältnis geringer. Insbesondere beim HDL-Cholesterin stehen die Männer schlechter als die Frauen da. Einzig beim Gesamtcholesterin haben Männer etwas günstigere Werte als Frauen. Insgesamt ist die Risikofaktorenbelastung der Männer höher als die der Frauen und damit ist - auf der Basis der weitgehend verhaltensbedingten Faktoren - ihr Risiko für einen Herzinfarkt 2-3mal so hoch wie bei den Frauen.

Die Darstellung nach Alter zeigt, daß die stärkere Belastung der Männer durch Herz-Kreislauf-Risikofaktoren für die jüngeren und mittleren Altersgruppen zutrifft. In den höheren Altersgruppen, insbesondere nach der Menopause bei den Frauen, dreht sich das Verhältnis für die Risikofaktoren des Blutdrucks, des Körpergewichts und des Gesamtcholesterins um, so daß dann die Frauen höhere Werte haben.

Betrachtet man die Trends bei den Risikofaktoren in der Bundesrepublik Deutschland für den Zeitraum von Mitte der 80er bis Anfang der 90er Jahre, zeigt sich für die Männer eine signifikante Verbesserung beim HDL-Cholesterin und eine nicht signifikante Verbesserung beim Rauchen und Blutdruck. Eine signifikante Verschlechterung hat sich beim Körpergewicht und beim Gesamtcholesterin ergeben. Für die Frauen erfolgte - mit Ausnahme einer positiven Veränderung beim HDL-Cholesterin - eine Verschlechterung der gesundheitlichen

Situation auf ganzer Linie. Bei allen Risikofaktoren ist eine Zunahme zu beobachten, die für den systolischen Blutdruck, das Körpergewicht und die Gesamtbelastung durch 2 u.m. Risikofaktoren signifikant ist.

Die Darstellung der Situation bei den Herz-Kreislauf-Risikofaktoren zeigt also die stärkere Gesamtbelastung der Männer im Vergleich zu den Frauen, insbesondere im jüngeren und mittleren Lebensalter. Diese erworbenen Risiken tragen damit zur Erklärung des höheren Herzinfarkt-Risikos der Männer wesentlich bei. Die zeitlichen Entwicklungstrends bei den Risikofaktoren gehen jedoch eindeutig zu Lasten der Frauen. Auf der Basis der in dieser Arbeit dargestellten Daten lassen sich noch keine klaren Prognosen darüber machen, wie sich diese Trends auf die Mortalität auswirken werden. In Kapitel 3.1. war sowohl für Männer als auch für Frauen eine Senkung der Mortalität an ischämischen Herzkrankheiten (Alter 25-69 Jahre) belegt worden. Dieser Trend hätte sicher stärker ausfallen können, wenn wir in der Bundesrepublik Deutschland nicht eine gegenläufige Entwicklung bei den Risikofaktoren gehabt hätten. Es muß deshalb angenommen werden, daß die Mortalitätssenkung nicht auf präventive, sondern kurative Maßnahmen zurückgeführt werden kann. Daten zur Morbidität fehlen für die Bundesrepublik Deutschland, so daß wir nichts darüber wissen, ob die Senkung der Mortalität an ischämischen Herzkrankheiten auch mit einer Senkung der Morbidität verbunden war.

Soziale Ungleichheit von Krankheit und Gesundheit
Von großer Bedeutung für gesundheitspolitische Maßnahmen ist es, die Trends für verschiedene soziale Gruppen zu betrachten. Eine ungünstigere gesundheitliche Situation bei Personen aus unteren sozialen Schichten, gemessen an der Mortalität, der Morbidität, den Risiken und z.T. bei der gesundheitlichen Versorgung, konnte aus der nationalen und internationalen Literatur belegt werden. Für die Frauen in der Bundesrepublik Deutschland wurde bei den Herz-Kreislauf-Risikofaktoren ein starker sozialer Gradient nachgewiesen. Frauen aus den unteren sozialen Schichten haben bei allen Risikofaktoren - mit Ausnahme des Gesamtcholesterins bzw. der Hypercholesterinämie - eine deutlich schlechtere Situation als Frauen aus den oberen sozialen Schichten.

Basierend auf den Daten der Bremer Gesundheitsberichterstattung konnte auch belegt werden, daß die Gesamtmortalität und die Mortalität für die meisten Todesursachen in sozial benachteiligten Stadtgebieten Bremens höher war als in den besser gestellten Gebieten. Der soziale Gradient war allerdings für die Frauen weniger deutlich ausgeprägt als für die Männer. Insbesondere bei den Krebserkrankungen zeigte sich bei den Männern ein starker sozialer Gradient. Beim Lungenkrebs hatten lediglich die Frauen der obersten Sozialschicht (bestes Wohngebiet) ein niedrigeres Risiko; die anderen Schichten unterschieden sich nicht wesentlich voneinander. Bei den Männer war hier dagegen ein klarer sozialer Gradient zu beobachten. Gründe dafür liegen sicher in der höheren Raucherprävalenz bei den Männern unterer sozialer Schichten, aber auch in ihrer größeren beruflichen Exposition begründet. In Bremen sind bzw. waren sehr viele Männer im Schiffs- und Flugzeugbau, in der Stahlproduktion und anderen im Hinblick auf Lungenkrebs risikoreichen Berufen tätig.

Bei den Krebserkrankungen der Frauen spielt, wie bereits dargestellt wurde, der Brustkrebs eine große Rolle. Hier haben wir allerdings einen umgekehrten sozialen Gradienten in dem Sinne, daß die Rate in den besten Wohngebieten höher als in den schlechter gestellten ist. In Bremen war dieser soziale Gradient in den 70er Jahren deutlich ausgeprägt. In den 80er Jahren hatte er sich jedoch zuungunsten der Frauen in den mittleren Sozialschichten verschoben. Da es sich bei den Daten lediglich um sozialökologische Analysen handelte, kann nicht gesagt werden, ob hinter diesen Mortalitätstrends eine spezifische Verschiebung der Risikokonstellation aus den oberen in die mittleren Sozialschichten (z.B. fettreiche Ernährung, Östrogentherapie) steht. Die Daten zeigen, daß ein hoher Bedarf an (sozial)epidemiologischer Forschung besteht, um derartige Widersprüche und Trends erklären und angemessen beurteilen zu können.

Soziale Risiken für Brustkrebs und Herzinfarkt
Aus den Nationalen Gesundheitssurveys stehen nicht nur Daten zur Verfügung, die es möglich machen, geschlechtsspezifische Unterschiede und Trends bei den Risikofaktoren zu beschreiben, es lassen sich auch ansatzweise analytische Studien durchführen. In der Befragung wurden Angaben zu Vorerkrankungen erhoben, die auf Selbstangaben der Befragten basieren. Eine Validierung durch Daten aus Krankenakten oder spezifische medizinische Untersuchungen fanden nicht statt. Auch konnten natürlich in einer solchen Querschnittsuntersuchung nur Überlebende befragt werden und der Risikostatus wurde nach, nicht vor dem Ereignis erhoben.

In einer ersten Analyse wurden alle Befragten, die angegeben hatten, an Brustkrebs erkrankt zu sein, mit den nicht erkrankten Frauen in der Stichprobe verglichen. Soweit die von Kelsey (1993) aufgeführten Risikofaktoren für Brustkrebs im Survey erhoben worden waren, gingen sie in die Auswertung mit ein. Es ergab sich ein signifikant erhöhtes Risiko für Frauen aus städtischen Regionen mit über 500.000 Einwohnern. Erhöhte Risiken ergaben sich auch für Frauen aus der oberen Mittelschicht und Frauen, die niemals verheiratet waren; ein niedrigeres Risiko hatten Frauen der unteren Mittelschicht und Frauen, die nicht katholisch oder evangelisch waren.

Das erhöhte Risiko für Frauen der oberen Mittelschicht ist konform mit den Ergebnissen zur Brustkrebsmortalität in Bremen. Die anderen Ergebnisse decken sich mit den in der Literatur dokumentierten Risiken. Bezüglich des erhöhten Risikos für Frauen aus großstädtischen Regionen ist anzumerken, daß dies vermutlich eine Indikatorvariable für dahinter stehende Risiken ist. Es ist aber auch denkbar, daß dieser Effekt einer besseren Früherkennung in diesen Regionen geschuldet ist. Insgesamt machten die Ergebnisse die Schwierigkeit deutlich, mittels Querschnittsdaten retrospektive analytische Auswertungen durchzuführen. Erschwerend kam auch hinzu, daß wichtige Risiken für Brustkrebs, wie familiäre Vorgeschichte, nicht erhoben worden waren.

Da die Daten der Nationalen Gesundheitssurveys im Zusammenhang mit der Deutschen Herz-Kreislauf-Präventionsstudie erhoben worden waren, sind die Herz-Kreislauf-Risiken sehr gut erfaßt worden. Auswertungen zum Risikostatus und Erkrankung an einem Herzinfarkt waren deshalb vielversprechender. Allerdings hatten diese ebenfalls das Problem, daß nur Daten von Überlebenden zur Verfügung standen und daß der Risikostatus nach dem Krankheitsereignis erfaßt wurde. Die Ergebnisse zeigten, daß Männer gegenüber Frauen eine signifikant höhere Herzinfarktrate hatten. Dies galt auch nach Kontrolle der Variablen Alter, Risikofaktoren, soziale Lage und Familienstand. Die etablierten Risikofaktoren für den Herzinfarkt haben allerdings bei Männern und Frauen einen anderen Stellenwert. Rauchen, Bluthochdruck und niedriges HDL-Cholesterin waren für beide Geschlechter wichtige Risikofaktoren, während Übergewicht weder bei Frauen noch bei Männern signifikant war. Hypercholesterinämie war lediglich bei Männern, nicht aber bei Frauen ein signifikanter Risikofaktor. Diese Ergebnisse stimmen sehr gut mit der in Kapitel 4.3 dargestellten Literatur überein.

Bei den sozialen Risiken zeigte sich für die Männer ein signifikanter sozialer Gradient von der obersten zur untersten Sozialschicht, in der das Herzinfarktrisiko am größten war. Für die Frauen war ebenfalls ein sozialer Gradient zu beobachten, der aber nur für die unterste im Vergleich zur obersten Sozialschicht signifikant war. Auswertungen zum Zusammenhang von Familienstand und Herzinfarkt ergaben, daß alleinstehende, d.h. vornehmlich verwitwete und geschiedene Frauen ein deutlich höheres Herzinfarktrisiko hatten als Frauen, die mit einem Partner zusammenlebten. Dies galt auch nach Kontrolle von Unterschieden zwischen alleinlebenden und nicht alleinlebenden Frauen im Hinblick auf die Altersverteilung, Sozialstatus und Risikofaktorenbelastung. Für Männer war ein solcher Zusammenhang allerdings nicht nachzuweisen.

Zu vergleichbaren Ergebnissen kamen auch Auswertungen aus dem Augsburger MONICA-Herzinfarktregister (Löwel et al. 1994), in der prospektive Daten zugrunde gelegt werden konnten. Bei den gemessenen Endpunkten handelte es sich nicht nur um Überlebende Infarktpatienten. Löwel hatte ein erhöhtes Risiko für geschiedene und verwitwete Frauen nachweisen können.

Diese Ergebnisse zeigen, daß ein großer Forschungsbedarf besteht, soziale Faktoren, die in der Genese des Herzinfarktes bei Frauen und eventuell in der Diagnostik und Behandlung eine Rolle spielen, zu untersuchen. Dazu wäre es notwendig, eine epidemiologisch abgesicherte Datenbasis zu schaffen, die nicht mit den Mängeln der in unserer Auswertung zugrunde gelegten Querschnittsdaten behaftet ist.

Psychosoziale Bedingungsfaktoren des Gesundheitsverhaltens -
Das Beispiel Rauchen

Am Beispiel Rauchen waren - ebenfalls basierend auf Daten der Nationalen Gesundheitssurveys - Auswertungen zum Zusammenhang von psychosozialen Faktoren und Rauchen bei Frauen durchgeführt worden. Es sollte auch untersucht werden, welche Trends beim Rauchen bei Frauen und Männern in den letzten Jahrzehnten zu beobachten sind, wobei besonders generationsspezifische und schichtspezifische Trends herausgearbeitet wurden. Ein differenzierter Vergleich der Gruppe der Raucherinnen mit ehemaligen und Nie-Raucherinnen sollte Aufschluß über psychosoziale Faktoren geben, an denen Präventionsprogramme für Frauen ansetzen können.

Es konnte gezeigt werden, daß das Rauchen bei Frauen in den 60er und 70er Jahren stark zugenommen hatte. Heute sind die Prävalenzen beim Rauchen in den jungen Altersgruppen (25-29 Jahre) mehr als doppelt so hoch wie bei den Frauen zwischen 50 und 60 Jahren (41,4% vs. 18,5%). In den unteren Altersgruppen sind die Unterschiede zwischen Männern und Frauen beim Rauchen nur noch gering. 1990-91 hatten 59,2% der Frauen und 63% der Männer im Alter von 25-29 Jahren jemals geraucht; in der Altersgruppe der 60-69jährigen waren es lediglich 27,4% der Frauen aber 84,1% der Männer.

In den unteren Sozialschichten wird mehr geraucht als in den oberen. Für Männer gilt das für alle Altersgruppen; bei den Frauen nur für die unter 40jährigen Raucherinnen. Bei den über 40jährigen Frauen ist der Anteil derjenigen, die jemals geraucht haben in den oberen Sozialschichten sogar höher als in den unteren Sozialschichten. Es zeigt sich also, daß sich bei den Frauen in der Bundesrepublik Deutschland in den letzten 20-30 Jahren im Hinblick auf das Rauchen starke generations- und sozialgruppenspezifische Veränderungen vollzogen haben. Junge Frauen aus unteren sozialen Schichten sind die wichtigste Gruppe für die Prävention. Da es sich hier um Frauen im reproduktionsfähigen Alter handelt, sind Maßnahmen zur Eindämmung des Rauchens nicht nur für die Gesundheit der Frauen selbst, sondern auch mit Blick auf ihre Kinder und mögliche Geburtsschäden wichtig.

Der Vergleich der Raucherinnen mit den ehemaligen und Nie-Raucherinnen zeigte, daß Raucherinnen weniger gesundheitsbewußt aber eher gesundheitlich beeinträchtigt sind als die beiden anderen Gruppen. Raucherinnen sind auch stärker belastet, fühlen sich familiär und sozial weniger eingebunden und ihre Lebenszufriedenheit ist insgesamt geringer. Die epidemiologischen Forschungsergebnisse wurden durch eine in den frühen 80er Jahren durchgeführte qualitative Studie bestätigt. Auch dort hatte sich gezeigt, daß Raucherinnen objektiv und subjektiv stark belastet waren. Nie-Raucherinnen hatten ein eher traditionelles Frauenbild, in das die Zigarette weniger hineinpaßte. Viele ehemalige Raucherinnen hatten es erst dann geschafft, mit dem Rauchen aufzuhören, wenn sie auch in anderen Lebensbereichen notwendige Veränderungen vollzogen hatten.

Vor dem Hintergrund der beschriebenen Ergebnisse zu den Trends beim Rauchen bei Frauen einerseits, und einer exemplarischen Analyse von Werbestrategien der Tabakindustrie bzw. geschlechtsspezifischen Markenpräferenzen andererseits, wurde die These aufgestellt, daß die Tabakindustrie die Frauen als relevante Konsumentinnengruppe in den 70er Jahren entdeckt hat. Sie griff gesellschaftliche Trends wie die Frauenemanzipation auf und vermittelte in der Werbung Frauenbilder, in denen Rauchen mit Zielen wie Freiheit und Unabhängigkeit verknüpft war.

An anderer Stelle hatte gezeigt werden können, daß die Zigarettenwerbung einen starken Einfluß auf das Rauchverhalten bei Kindern und Jugendlichen hat (Esser & Maschewsky-Schneider 1994). Die Erreichung der Mädchen bzw. Frauen durch die Werbung und ihre Gewinnung als Konsumentinnen ist das Ziel der Werbestrategien. Geht man auf dem Hintergrund der hohen Prävalenzen beim Rauchen bei den Männern davon aus, daß das Potential derjenigen, die zum Rauchen bewegt werden können, bei ihnen ausgeschöpft ist, bleibt als Zielgruppe für den Markt die junge Generation und dabei besonders die Frauen. Die Tabakindustrie scheint in den 60er/70er Jahren diese Lücke entdeckt zu haben. Die Zunahme des Rauchens bei jungen Frauen seit dieser Zeit ist sicher nicht zuletzt den gezielten Werbemaßnahmen der Tabakindustrie zuzuschreiben.

Es ist bedauerlich, daß die zum Rauchen dargestellten Fakten, die im Prinzip seit der Fallstudie Frauen und Rauchen (Bundeszentrale für gesundheitliche Aufklärung 1985) in den frühen 80er Jahren bekannt sind, nicht schon damals zu gezielten Präventionsprogrammen für Frauen geführt haben. Gesetzlichen Regelungen wie ein Verbot oder Einschränkung der Tabakreklame würden darüber hinaus der Gesundheit der Frauen zugute kommen. Weiterhin hätten Maßnahmen zur Verminderung des Passivrauchens nicht nur direkt risikomindernde Wirkung, sondern auch Auswirkungen auf die Akzeptanz und Bewertung von Rauchen im persönlichen sozialen Umfeld. Es ist auch zu erwarten, daß durch solche Regelungen rauchende Eltern aufmerksamer werden, und daß sie dazu führen, daß diese nicht mehr in Gegenwart kleiner Kinder rauchen. Obwohl in dieser Arbeit keine empirische Bestandsaufnahme zu Programmen zur Förderung des Nicht-Rauchens bei Frauen in der Bundesrepublik Deutschland erstellt wurde, läßt sich doch sagen, daß hier gesundheitspolitische Versäumnisse zu konstatieren sind. Der Trend zum Rauchen bei Frauen, insbesondere bei jungen Frauen und bei Frauen aus unteren Bildungs- und Sozialschichten, hätte schon längst gebremst werden können, wenn Bund und Länder aufmerksamer gewesen wären und sich entschlossener um entsprechende Programme bemüht hätten.

Gesundheitshandeln von Frauen - Schlußfolgerungen für die Prävention und Gesundheitsförderung bei Frauen
Im Hinblick auf die von Verbrugge (ebd.) aufgeführten Erklärungsansätze für die unterschiedliche gesundheitliche Situation bei Männern und Frauen, soweit sie Gegenstand dieser Arbeit waren, läßt sich zusammenfassend festhalten:

- Frauen haben eine höhere Lebenserwartung als Männer. Eine genaue Betrachtung des Spektrums von Todesursachen- und Krankheitsarten zeigt klare Unterschiede bei Männern und Frauen. Für die epidemiologische Frauengesundheitsforschung stellt sich die Aufgabe, diese Unterschiede auch in der Zukunft genau herauszuarbeiten und zu beschreiben.

- Erklärungsansätze für die Unterschiede bei Männern und Frauen zeigen, daß biologische Faktoren eine große Rolle spielen. Insbesondere die hormonelle Situation der Frau scheint als Schutzfaktor gegen chronische Erkrankungen wie den Herzinfarkt zu wirken; auf der anderen Seite ergeben sich aus der Biologie der Frau zentrale Krankheiten wie v.a. der Brustkrebs und andere Krebse der weiblichen Geschlechtsorgane, die die Sterblichkeit, insbesondere die Frühsterblichkeit bei den Frauen bestimmen.

- Erworbene Risiken sind bei Männern und Frauen ebenfalls unterschiedlich verteilt. Dies konnte am Beispiel der verhaltensbezogenen Risikofaktoren für Herz-Kreislauf-Krankheiten belegt werden. Dabei zeigte sich eine höhere Belastung der Männer gegenüber den Frauen. Es wurde herausgearbeitet, daß die Gruppe der Frauen nicht in sich homogen ist, sondern daß starke soziale Unterschiede in der gesundheitlichen Situation nicht nur für Männer, sondern auch für Frauen bestehen. Auch diese sozialen Unterschiede sind nach Verbrugge im weitesten Sinne als erworbene Risiken zu verstehen.

- Am Beispiel Rauchen wurde deutlich, daß die Forschung aus einer frauenspezifischen Sicht auf die psychosozialen Bedingungen des Gesundheitsverhaltens bei Frauen blicken muß. Dies ist notwendig, um zu einem tieferen Verständnis ihrer weiblichen Lebenssituation zu gelangen, und um daraus Ansätze für Gesundheitsförderung und Prävention bei Frauen entwikkeln zu können, die in der Lage sind, die Frauen zu erreichen und bei ihnen Veränderungen zu bewirken. Das Beispiel Rauchen machte deutlich, daß die gesellschaftlichen und persönlichen sozialen Rahmenbedingungen, unter denen Frauen leben, für ihre Gesundheit wichtig sind. So konnten z.B. generationsspezifische Unterschiede im weiblichen Selbstbild herausgearbeitet werden, die das Gesundheitsverhalten bestimmen. Es wurden auch Einflüsse aus der Belastungssituation und den allgemeinen Handlungsmöglichkeiten bzw. -einschränkungen der Frauen auf das Rauchverhalten deutlich.

An anderer Stelle waren solche Handlungskonzepte von Frauen im Hinblick auf ihre Fähigkeit zur gesundheitsförderlichen Gestaltung ihres Lebens herausgearbeitet worden (Klesse et al. 1992). In einer qualitativen Studie mit sozial benachteiligten Frauen wurde gezeigt, daß für ein angemessenes Verständnis der gesundheitsbezogenen Handlungsstrategien von Frauen ihre Lerngeschichte in der Kindheit und im Erwachsenenleben mit berücksichtigt werden muß. Nur Frauen, die gelernt und erfahren hatten, daß sie selbst und ihr körperliches und seelisches Befinden von anderen ernst und wichtig genommen wurden, konnten für sich selbstbestimmte Gesundheitsstrategien entwickeln.

Die Studie hatte auch gezeigt, daß v.a. sozial benachteiligte Frauen sogenannte selbst-lose Handlungsstrategien entwickelt hatten. Sie hatten gelernt, daß ihr eigenes Befinden hinter den Anforderungen und Aufgaben, die andere an sie stellten, zurückzustehen hatte. Diese Frauen waren mit einem negativen Selbstbild aufgewachsen und hatten die Erfahrung gemacht, daß sie als Mädchen oder Frauen nichts wert sind. In Belastungssituationen waren Durchhaltestrategien ihre Lebensdevise.

Die Studienergebnisse wurden so interpretiert, daß Frauen nur dann in der Lage sind, ein gutes Gesundheitshandeln zu entwickeln, wenn es ihnen gestattet wird, ein positives weibliches Selbstbild zu entwickeln. Das heißt für viele Frauen, daß sie lernen müssen, den Weg von einem selbst-losen zu einem selbstbewußten Leben zu finden. Gesundheitsförderung und Prävention hat dies mit zu berücksichtigen und die Frauen darin zu unterstützen, solche Wege zu finden. Vor diesem Hintergrund wird das Ergebnis der qualitativen Studie Frauen und Rauchen begreifbar, in der viele Frauen angaben, daß sie es dann geschafft hatten, mit dem Rauchen aufzuhören, wenn sie auch in anderen Lebensbereichen notwendige Veränderungen herbeigeführt hatten.

Frauen sind anders krank als Männer
Die von Verbrugge aufgeführten Ebenen zur Erklärung der Unterschiede von Gesundheit und Krankheit bei Frauen und Männern umreißen - wie bereits gesagt - ein ganzes Forschungsprogramm. Die Frauengesundheitsforschung befindet sich erst am Anfang, dieses Programm abzuarbeiten. In dieser Arbeit wurde ein Beitrag dazu geleistet. Die Ergebnisse machen deutlich, daß die eingangs gestellte Frage „Sind Frauen gesünder oder kränker als Männer?" keine im eigentlichen Sinne wissenschaftliche Fragestellung ist. Epidemiologische Daten belegen, daß Männer und Frauen anders krank sind, wobei biologische und soziale Gründe eine Rolle spielen. Es sind die gesellschaftlichen Bedingungen herauszuarbeiten, die die Gesundheit von Frauen und Männern jeweils unterschiedlich bestimmen. Dabei ist eine frauenspezifische Perspektive eine wichtige Voraussetzung, um aus den Forschungsergebnissen Ansätze und Konzepte der Prävention und Gesundheitsförderung für Frauen entwickeln zu können.

Die Frage, wer ist gesünder oder kränker, scheint weniger in dem Bemühen begründet, Unterschiede zwischen den Geschlechtern auf einer wissenschaftlichen Basis herauszuarbeiten, sondern Ausdruck einer falsch verstandenen Konkurrenz zwischen den Geschlechtern zu sein. In einer auf Leistung orientierten Gesellschaft ist Krankheit u.a. Ausdruck dessen, daß der Betroffene bereits gesellschaftlich relevante Leistungen erbracht hat und aufgrund der damit verbundenen Belastungen erkrankt ist. Wenn Frauen kränker sind als Männer oder umgekehrt dann scheint dahinter eine unausgesprochene Wertschätzung zu stehen, in dem Sinne, daß das „kränkere" Geschlecht mehr wert sei, weil es höhere gesellschaftlichen Leistungen erbracht habe.

Es konnte in dieser Arbeit gezeigt werden, daß die genaue Herausarbeitung von Unterschieden und Gemeinsamkeiten in der gesundheitlichen Lage bei Männern und Frauen wissenschaftlich fruchtbringender ist, als bei der Frage der angeblich besseren oder schlechteren Gesundheit stehen zu bleiben. Für die Zukunft der Gesundheitsforschung stellt sich die Aufgabe, ausgehend von einer jeweils geschlechtsspezifischen Perspektive, Beiträge zur Herausarbeitung dieser Gemeinsamkeiten und Unterschiede zu leisten.

Literatur

Abel T, Geyer S, Gerhardt U, Siegrist J, v.d. Heuvel W (eds) (1993) Medical sociology: research on chronic illness. Informationszentrum Sozialwissenschaften (Bonn/Berlin)

Apple RD (ed) (1992) Women, health and medicine in America. A historical handbook. Rutgers University Press (New Brunswick, New Jersey)

Armstrong BK (1988) Oestrogen therapy after the menopause-boon or bane? Med J Aust 148: 213-14

Barret-Connor E, Bush TL (1991) Estrogen and coronary heart disease in women. JAMA 265 (14): 1861-7

Barrett-Connor E, Bush TL (1989) Estrogen replacement and coronary heart disease. In: Dougles PS (ed) a.a.O.: 159-172

Barrett-Connor E, Khaw KT, Wingard DL (1987) A ten-year prospective study of coronary heart disease mortality among rancho Bernardo women. In: Eaker ED et al. (eds) (1987) a.a.O.: 117-121

Bergkvist L, Adami HO, Persson I, Bergstrom R, Krusemo UB (1989) Prognosis after breast cancer diagnosis in women exposed to estrogen and estrogen-progestogen replacement therapy. Am J Epidemiol 130: 221-228

Bertz J, Schön D, Casper W, Stabenow R (1991) Vergleich der Krebssterblichkeit in den alten Bundesländern der Bundesrepublik Deutschland und der ehemaligen DDR. Institut für Soz. med. und Epidemiologie des Bundesgesundheitsamtes. Soz Ep Hefte 5

Blackburn H (1992) Community programmes in coronary heart disease prevention and health promotion: changing community behaviour. In: Marmot M, Elliott P (eds) (1992) a.a.O.: 495

Blaxter M (1990) Health and lifestyles. Tavistock/Routledge (London and New York)

Bormann C, Schroeder E (1994) Soziale Ungleichheit im Krankenstand dargestellt am Beispiel des Indikators „Tage mit gesundheitlicher Beeinträchtigung". In: Mielck A (ed) (1994) a.a.O.: 209-225

Brähler E, Scheer JW (1984) Subjektive Beschwerden und objektiver Befund. in: Scheer JW, Brähler E (eds): Ärztliche Maßnahmen aus psychologischer Sicht (Berlin-Heidelberg-Tokyo): 189-199

Bremer Institut für Präventionsforschung und Sozialmedizin (BIPS) (1992) Gesundheitsbericht Bremen 1992. Basisbericht. Im Auftrag der Senatorin für Gesundheit in Bremen

Bremer Institut für Präventionsforschung und Sozialmedizin (BIPS) (1992) Gesünder leben - Herzenssache. Bericht über die Hauptstudienphase der Deutschen Herz-Kreislauf-Präventionsstudie in Bremen 1984-1991. BIPS (Bremen): 1-246

Brinton LA, Schairer C (1993) Estrogen replacement therapy and breast cancer risk. Epidemiologic Reviews 15 (1): 66-79

Brown Travis C (1988) Women and health psychology. Biomedical issues. Lawrence Erlbaum Associates (Hillsdale, New Jersey Llove London)

Brückner G (1991) Gesundheitsrisiko „Rauchen". Ergebnis des Mikrozensus 1989 zu den Rauchgewohnheiten der Bevölkerung. In: Wirtschaft und Statistik 5

Bundesministerium für Gesundheit (1991) Repräsentativerhebung 1990 zum Konsum und Mißbrauch von illegalen Drogen, alkoholische Getränken, Medikamente und Tabakwaren. Vorläufiger Bericht. Erarbeitet vom Institut für Therapieforschung

Bundeszentrale für gesundheitliche Aufklärung (ed) (1985) Frauen und Rauchen. Fallstudie Bundesrepublik Deutschland. Zusammenfassender Bericht (Köln)

Bunker JP, Gomby DS, Kehrer BH (eds) (1989) Pathways to health. The role of social factors.The Henry J. Kaiser Family Foundation. (Menlo Park, CA)

Bush T.L. (1992) Feminine forever revisited: menopausal hormone therapy in the 1990s. Mary Ann Liebert, Inc., Publishers, Journal of Women´s Health 1 (1)

Bush TL, Barrett-Connor E (1985) Noncontraceptive estrogen use and cardiovascular disease. Epidemiologic Reviews 7: 80-104

Bush TL, Barrett-Connor E, Cowen LD, et al. (1987) Cardiovascular mortality and noncontraceptive use of estrogen in women: results from the Lipid Research Clinics Program Follow-up Study. Circulation 75: 1102-9

Bush TL, Criqui MH, Cowan LD, Barrett-Connor E, Wallace RB, Tyroler HA, Suchindran CM, Cohn R, Rifkind BM (1987) Cardiovascular disease mortality in women: results from the Lipid Research Clinics Follow-up Study. In: Eaker ED et al. (eds) (1987) a.a.O.: 106-111

Bush TL, Helzlsouer KJ (1993) Tamoxifen for the primary prevention of breast cancer: a review and critique of the concept and trial. Epidemiologic Reviews 15 (1): 233-243

Byar DP, Freedman LS (1989) Clinical trials in diet and cancer. Preventive Med 18: 203-19

Carleton RA, Lasater TM, Assaf AR, Lefebvre RC, McKinlay S (1987) The Pawtucket heart health program: an experiment in population-based disease prevention. Rhode Island Medical Journal 70: 533-538

Cauley JA, Cummings SR, Black DM, Mascioli SR, Seeley DG (1990) Prevalence and determinants of estrogen replacement therapy in elderly women. Am J Obstet Gynecol. 163: 1438-44

Clancy CM, Massion Ct (1992) American women´s health care: a patchwork quilt with gaps. JAMA 268 (14): 1918-1920

Clorfene-Casten L (1993) The environmental link to breast cancer. Ms. May/June

Colditz GA, Stampfer MJ, Willett WC, Hennekens CH, Rosner B, Speizer FE (1990) Prospective study of estrogen replacement therapy and risk of breast cancer in postmenopausal women. JAMA 264 (20): 2648-53 Colditz GA, Willett WC, Stampfer MJ, Rosner B, Speizer FE, Hennekens CH (1987) A prospective study of age at menarche, parity, age at first birth, and coronary heart disease in women. Am J Epidemiol. 126: 861-870

Colditz GA, Stampfer MJ, Willett WC, Hennekens CH, Rosner B, Speizer FE (1990) Prospective study of estrogen replacement therapy and risk of breast cancer in postmenopausal women. JAMA 464 (20): 2648-2653

Croft P, Hannaford PC (1989) Risk factors for acute myocardial infarction in women: evidence from the Royal College of General Practitioners' Oral Contraception Study. BMJ 298: 165-168

Der Bundesminister für Gesundheit (ed) (1991) Daten des Gesundheitswesens. Schriftenreihe des Bundesministeriums für Gesundheit Bd. 3. Nomos Verlagsgesellschaft (Baden-Baden)

DHP-Studiengruppe (1994) Deutsche Herz-Kreislauf-Präventionsstudie (DHP). Studiendesign-Ergebnisse (Abschlußbericht)

Doll R, Peto R (1981) The causes of human cancer: Quantitative estimates of avoidable risks of cancer in the United States. J Natl Cancer Inst 66: 1192-308

Douglas PS (ed) (1989) Heart disease in women. F.A. Company (Philadelphia)

Dupont WD, Page DL (1991) Menopausal estrogen replacement therapy and breast cancer. Arch Intern Med 151: 67-72

Eaker ED, Abbott RD, Kannel WB (1989) Type A behavior and uncomplicated angina pectoris in men and women: The Framingham study. Am J Cardiol 63: 1042-45

Eaker ED, Castelli WP (1987) Coronary heart disease and its risk factors among women in the Framingham Study. In: Eaker ED et al. (1987) a.a.O.:122-132

Eaker ED, Johnson WD, Loop FD, Wenger NK (1992) Heart disease in women: how different? Patient Care 325 (February 15): 191-204

Eaker ED, Packard B, Thom T J (1989) Epidemiology and risk factors for coronary heart disease in women. In: Douglas PS (ed) a.a.O.: 129-145

Eaker ED, Packard B, Wenger NK, Clarkson TB, Tyroler HA (eds) (1987): Coronary heart disease in women. Haymarket Doyma INC. (New York N.Y.)

Eaker ED, Pinsky J, Castelli WP (1992) Myocardial infarction and coronary death among women: Psychosocial predictors from a 20-year follow-up of women in the Framingham Study. American Journal of Epidemiology 135 (8): 854-863

Ehrenreich B, Englisch D (1976) Zur Krankheit gezwungen. Frauenoffensive (München)

Enquete-Kommission (1988) 'Strukturreform der gesetzlichen Krankenversicherung', Zwischenbericht. Drucksache 11/3267 (Bonn)

Enquete-Kommission (1990) 'Strukturreform der gesetzlichen Krankenversicherung', Endbericht. Drucksachen 11/310 u. 11/3181 (Bonn)

Erben R, Franzkowiak P, Wenzel E (1986) Die Ökologie des Körpers. Konzeptionelle Überlegungen zur Gesundheitsförderung. In: Wenzel, E (ed): Die Ökologie des Körpers. Edition Suhrkamp (Frankfurt a.M.): 13-120

Ernster VL, Bush TL, Huggins GR, Hulka BS, Kelsey JL, Schottenfeld D (1988) Benefits and risks of menopausal estrogen and/or progestin hormone use. Prev Med 17: 201-223

Esser A, Maschewsky-Schneider U (1994) Verführt Tabakreklame Kinder und Jugendliche zum Rauchen. In: Jahrbuch Sucht '95, DHS: 52-61

Ewertz M (1988) Influence of non-contraceptive exogenous and endogenous sex hormones on breast cancer risk in Denmark. Int J Cancer 42: 832-8

Farquhar JW, Fortmann SP, Flora JA, Taylor CB, Haskell WL, Williams PT, Maccoby N, Wood PD (1990) Effects of communitywide education on cardiovascular disease risk factors. The Stanford Five-City Project. JAMA 264 (3): 359-365

Feinstein J S (1993) The relationship between socioeconomic status and health: a review of the literature. The Milbank Quarterly 71 (2)

Feldmann JJ, Makuc DM, Kleinman JC, Cornoni-Huntley J (1989) National trends in educational differentials in mortality. American Journal of Epidemiology 129 (5): 919-933

Fortmann SP, Taylor CB, Flora JA, Jatulis DE (1993) Changes in adult cigarette smoking prevalence after 5 years of community health education: The Stanford Five-City Projekt. American Jornal of Epidemiologiy 137 (10): 82-96

Fortmann SP, Taylor CB, Flora JA, Winkleby MA (1993) Effect of long-term community health education on plasma cholesteron levels and diet: The Stanford Five-City Project. American Journal of Epidemiology 137 (10): 1039-1055

Fortmann SP, Winkleby MA, Flora JA, Haskell WL, Taylor CB (1990) Effect of long-term community health education on blood pressure and hypertension control. The Stanford Five-City Project. American Journal of Epidemiology 132 (4): 629-646

Fox A (1990) Socio-economic differences in mortality and morbidity. Scand J Soc Med 18: 1-8

Franke A (1985) Gesundheitshandeln von Frauen, die nie geraucht haben. In: Bundeszentrale für gesundheitliche Aufklärung (ed) a.a.O.

Freedman LS, Prentice RL, Clifford C, et al. (1993) Dietary fat and breast cancer: where we are. J Natl Cancer Inst 85: 764-5

GCP Study -Group (1988) The German Cardiovascular Prevention Study (GCP): design and methods. European Heart Journal 9: 1058-1066

Goldman L, Tosteson ANA (1991) Uncertainty about postmenopausal estrogen. New Engl J Med; 325 (11): 800-2

Goodman MC, Nomura AMY, Wilkens LR, et al. (1990) Agreement between interview information and physician records on history of menopausal estrogen use. Am J Epidemiol 131: 815-25

Gordon DJ. Probstfield JL, Garrison RJ, Neaton JD, Castelli WP, Knoke JD, Jacobs DR Jr., Bangdiwala S, Tyroler HA (1989) High-density lipoprotein cholesterol and cardiovascular disease. Four prospective American studies. Circulation 79: 8-15

Gordon T, Kannel WB (1982) Multiple risk functions for predicting coronary heart disease: the concept, accuracy, and application. Am Heart J 103: 1031-1039

Gramenzi A, Gentile A, Fasoli M, Negri E, Parrazini F, La Vecchia C (1990) Association between certain foods and risk of acute myocardial infarction in women. Br Med J 300: 771-773

Greiser E (1993) Risk factor trends and cardiovascular mortality risk after 3.5 years of community-based intervention in the German Cardiovascular Prevention Study. Ann Epidemio 3 (suppl.): 13-27

Greiser E, Hoffmeister H, Hoeltz J, Hüllemann D, Kreuter H, Laaser U, Nüssel E, v.Troschke J (1993) Risk factor changes after 7 years of community based intervention - final results of the German Cardiovascular Prevention Study (GCP). Presentation at the 3rd International Conference on Preventive Cardiology, Oslo

Greiser E, Maschewsky-Schneider U, Helmert U, Zenker C (1994) Who gaines most from community intervention? Social class differential in the German Cardiovascular Prevention Study in Bremen City, Germany. (Circulation 90 (4) Part 2: 3316

Guralnik JM, Land KC, Blazer D, Fillenbaum GG, Branch LG (1993): Educational status and active life expectancy among older blacks and whites. The New England Journal of Medicine 329 (2): 110-116

Hamilton JA (1986) An overview of the clinical rationale for advancing gender-related psychopharmacology and drug abuse research. In: Ray BA, Braude MC (eds): Women and drugs: a new area for research (National Institute on Drug Abuse). Washington DC: US Government Printing Office. Monograph 65: 14-20

Hammond CB, Jelovsek FR, Lee LK, Creasman WT, Parker RT (1979) Effects of long-term estrogen replacement therapy. 1. Metabolic effects. Am J Obstet Gynecol 133: 525-536

Hanesch W u.a. (1994) Armut in Deutschland. Rowohlt Taschenbuch Verlag (Reinbek b. Hamburg)

Harris RB, Laws A, Reddy VM, King A, Haskell WL (1990) Are women using postmenopausal estrogens? A community survey. American Journal of Public Health 80 Oct.

Haynes SG, Feinleib M (1980) Women, work and coronary heart disease: prospective findings from the Framingham heart study. Am J Public Health 70: 133-141

Hazuda HP (1994) A critical evaluation of U.S. epidemiological evidence and ethnic variation. In: Shumaker SA, Czajkowski SM (eds) (1994) a.a.O.: 119-142

Healy B (1991) The Yentl Syndrome. The New England Journal of Medicine 325 (July 25): 274-276

Helmert U, Shea S, Greiser E, Maschewsky-Schneider U (1993) Effects of 3.5 years of community intervention on social class gradients for cardiovascular disease risk factors in the German Cardiovascular Prevention Study. Ann Epidemiol 3 (suppl.): 36-43

Helmert U (1994) Sozialschichtspezifische Unterschiede in der selbst wahrgenommenen Morbidität und bei ausgewählten gesundheitsbezogenen Indikatoren in West-Deutschland. In: Mielck A (ed) (1994) a.a.O.: 187-207

Helmert U, Herman B, Joeckel K-H, Greiser E, Madans J (1989) Social class and risk factors for coronary heart disease in the Federal Republic of Germany. Results of the baseline survey of the German Cardiovascular Prevention Study (GCP). Journal of Epidemiology and Community Health 43 (1): 37-42

Helmert U, Maschewsky-Schneider U, Mielck A, Greiser E (1993) Soziale Ungleichheit bei Herzinfarkt und Schlaganfall in West-Deutschland. Soz Präventivmed 38 (3): 123-132

Helmert U, Mielck A, Classen E (1992) Social inequalities in cardiovascular disease risk factors in East and West Germany. Soc Sci Med 35: 1282-1292

Helmert U, Shea S, Herman B, Greiser E (1990) Relationship of social class and risk factors for coronary heart disease in West Germany. Public Health 1990; 4: 399-416.

Helmert U, Shea S, Maschewsky-Schneider U (1995) Social class and cardio-vascular disease risk factor changes in West-Germany from 1984 to 1991. European Journal of Public Health (in print)

Hemminki E, Kennedy DL, Baum C, et al. (1988) Prescribing of noncontraceptive estrogens and progestins in the United States 1974-86. Am J Public Health 78: 1479-81.

Henderson BE, Paganini-Hill A, Ross RK (1991) Decreased mortality in users of estrogen replacement therapy. Arch Intern Med 151: 75-8

Henderson BE, Paganini-Hill A, Ross RK (1988) Estrogen replacement therapy and protection from acute myocardial infarction. Am J Obstet Gynecol 159: 312-317

Henderson MM, Kushi LH, Thompson DJ, et al. (1990) Feasibility of a randomized trial of a low-fat diet for the prevention of breast cancer: dietary compliance in the Women´s Health Trial Vanguard Study. Preventive Med 19: 115-33

Hirohata T, Nomura A, Hankin JH et al. (1987) An epidemiologic study on the association between diet and breast cancer. J Natl Cancer Inst 78: 595-600

Hoffmeister H, Hoeltz J, Schoen D, Schroeder E, Guether B (1988) Nationaler Untersuchungs-Survey und regionale Untersuchungs-Surveys der DHP - Bd. 1 in: DHP-Forum 1/88 (Bonn)

Holme I (1990) An analysis of randomized trials evaluating the effect of cholesterol reduction on total mortality and coronary heart disease incidence. Circulation 82: 1916-1924

Hong MK, Romm PA, Reagan K, Green CE, Rackley CE. (1992) Effects of estrogen replacement therapy on serum lipid values and angiographically defined coronary artery disease in postmenopausal woman. Am J Cardiol 69: 176-8

Horn K (1983) Gesundheitserziehung im Verhältnis zu anderen sozialisatorischen Einflüssen. Grenzen individueller Problemlösungsmöglichkeiten. In: Europäische Monographien 5

Howe G, Rohan T, Decarli A et al. (1991) The association between alcohol and breast cancer risk: evidence from the combinded analysis of six dietary case-control studies. Int J Cancer 47: 707-10

Howe GR, Friedensreich CM, Jain M, et al. (1991) A cohort study of fat intake and risk of breast cancer JNCI 83: 336-340

Howe GR, Hirohata T, Hislop TG, et al. (1990) Dietary factors and risk of breast cancer: combined analysis of 12 case-control studies. J Natl Cancer Inst 82: 561-9

Hulka, B. (1989) Dietary fat and breast cancer: Case-control and cohort studies. Preventive Med 18: 180-93

Hunt K, Vessey M, McPershon K, Coleman M (1987) Long-term surveillance of mortality and cancer incidence in women receiving hormone replacement therapy. Br J Obstet Gynecol 94: 620-635

Hunter DJ, Manson JE, Colditz GA et al. A prospective study of consumption of vitamins C, E and A and breast cancer risk. N Engl Med (in press)

Hunter DJ, Willett WC (1993) Diet, body size, and breast cancer. Epidemiologic Reviews 15 (1): 110-132

IMW (1982) Frauen und Rauchen. Fallstudie Bundesrepublik Deutschland. Zwischenbericht zu Stufe 1 des Kooperationsprojektes der BZGA mit der WHO (Köln)

Insull W, Henderson MM, Prentice RL, et al. (1990) Results of a randomized feasibility study of a low-fat diet. Arch Intern Med 150: 421-7

Jacobs DR, Mebane IL, Bangdiwala SI, Criqui MH, Tyroler HA. (1990) HDL-Cholesterol as a predictor of cardiovascular disease mortality in men and women: the follow-up study of the Lipid Research Clinics Prevalence Study. Am J Epidemiol 131: 32-47.

Jacobsen BK, Level E (1990) Level of education, use of oral contraceptives and reproductive factors: The Tromsö Study. Int J Epidemiol 19: 967-70 Jöckel K-H (1994) CVD-mortality in West-Germany. Presentation at the Symposium „Women and Health - Perspectives in epidemiology and public health sciences" Bremen. Funded by the Bundesminister für Forschung und Technologie (BMFT)

Jöckel K-H, Herzog G, Maschewsky-Schneider U, Witzko K-H (1989) Einstellung der Bevölkerung zum Verbot der Tabakreklame - eine regionale Untersuchung in Nordrhein-Westfalen und Bremen. Abschlußbericht. Im Auftrag des Ministers für Arbeit, Gesundheit und Soziales (MAGS) des Landes Nordrhein-Westfalen. Bremen

Johansson S (1989) Longevity in women. In: Douglas PS (ed) a.a.O.: 3-16

Johnsson SR (1994) Post menopausal hormone therapy and heart disease. Presentation at the Symposium „Women and Health -Perspectives in Epidemiology and Public Health Sciences" Bremen. Funded by the Bundesminister für Forschung und Technologie

Kannel WB (1987) New perspectives in CVD risk factors. Am Heart J 114: 213-219

Kannel WB (1992) The Framingham experience. In: Marmot M, Elliott P (eds) (1992) a.a.O.: 67

Kannel WB, Robert D, Abbott D (1987) Incidence and prognosis of myocardial infarction in women: the Framingham Study. In: Eaker ED et al. (1987) a.a.O.: 208-214

Kaplan RM (1994) Measures of health outcome in social support research. In: Shumaker SA, Czajkowski SM (eds) (1994) a.a.O.: 65-94

Kaplan, GA, Keil, YE (1993) Socioeconomic factors and cardiovascular disease: A review of the literature. AHA Medical/Scientific Statement - Special Report

Keil JE, Sutherland SE, Knapp RG, Lackland DT, Gazes PC, Tyroler HA (1993) Mortality rates and risk factors for coronary disease in black as compared with white men and women. The New England Journal of Medicine 329 (2): 73-78

Kelsey JL (ed) (1993) Epidemiologic Reviews. Breast cancer. 15 (1)

Kelsey JL (1993x) Breast cancer epidemiology: summary and future directions. In: Epidemiologic Reviews 15 (1): 256-263

Kelsey JL, Gammon MD, John EM (1993) Reproductive factors and breast cancer. Epidemiologic Reviews 15 (1): 36-47

Kelsey JL, Horn-Ross PL (1993) Breast cancer: magnitude of the problem and descriptive epidemiology. Epidemiologic Reviews 15 (1): 7-16

Khaw K-T, Barrett-Connor E (1992) Sex differences, hormones, and coronary heart disease. In: Marmot M, Elliot P (eds): a.a.O.

Kickbusch I (1981) Betroffenheit und Beteiligung: ein soziales Konzept der Gesundheitserziehung. In: Internationales Journal für Gesundheitserziehung, Suppl. für Vol. XXIV, Nr. 4

Kickbusch I, Riedmüller B (ed) (1984) Die armen Frauen - Frauen und Sozialpolitik. Edition Suhrkamp (Frankfurt a.M.)

Klesse R, Sonntag U, Brinkmann M, Maschewsky-Schneider (1992) Frauen zwischen Selbstlosigkeit und Selbstbewußtsein. Campus (Frankfurt/Main)

La Vecchia C (1992) Oestrogen replacement treatment and breast cancer: update of an Italian case-control study. In: Mann RD (ed): Hormone replacement therapy and breast cancer risk. The Parthenon Publishing Group (Carnforth, England): 107-16

La Vecchia C, Levi F, Lucchini F, Negri E (1993) Trends in mortality from cardiovascular and cerebrovascular disease. Soz Präventivmed. Suppl 1: S3-S71

Levi F, La Vecchia C, Lucchini F, Boyle P (1993) Cancer incidence and mortality in Europe, 1983-87. Soz Präventivmed (Suppl 3): 155-229.

Liberatos P, Link B G, Kelsey J L The measurement of social class in epidemiology. Epidemiol Rev 10: 87-121

Liberatos P, Link BG, Kelsey JL (1988) The measurement of social class in epidemiology. Epidemiol Rev. 10: 87-121

Liff JM, Sung JFC, Chow W-H, et al. (1991) Does increased detection account for the rising incidence of breast cancer? Am J Public Health 81: 462-5

Lipid Research Clinics Program (1984) The Lipid Research Clinics Coronary Primary Prevention Trial results I. Reduction in incidence of coronary heart disease. JAMA 251 (3): 351-64

London SJ, Colditz GA, Stampfer MJ et al. (1989) Prospective study of relative weight, height and risk of breast cancer. JAMA 262: 2853-8

Longnecker MP, Berlin JA, Orza MJ, et al. (1988) A meta-analysis of alcohol consumption in relation to risk of breast cancer. JAMA 260: 652-6

Löwel H; Härtel U; Lewis M, Hörmann A, Keil U (1994) Prävalenz von Risikofaktoren bei Frauen mit Herzinfarkt im Vergleich zur Wohnbevölkerung. Vortrag beim Gemeinsamen Jahreskongreß der Deutschen Gesellschaft für Sozialmedizin und Prävention (DGSMP) und der Deutschen Gesellschaft für Medizinische Soziologie (DGMS). Düsseldorf

Makuc D, Feldman JJ, Kleinman JC, Pierre MB Jr. (1990) Sociodemographic differentials in mortality. In: Cornoni-Huntley JC, Huntley RR, Feldman JJ (eds): Health status and well-being of the elderly: National Health and Nutrition Examination Survey-I Epidemiologic Follow-up Study. Oxford University Press (New York, NY): 155-171

Marmot M, Elliott P (eds) (1992): Coronary heart disease epidemiology. From aetiology to public health. Oxford University Press (Oxford, New York, Toronto, Melbourne)

Marmot MG, Kogevinas M, Elston MA (1987) Social/economic status and disease. Ann Rev Public Health 8: 111-135

Marmot MG, McDowell ME (1986) Mortality decline and widening social inequalities. Lancet 2: 274-6

Marmot MG, Shipley MJ, Rose G (1984) Inequalities in death: specific explanations of a general pattern? Lancet 1: 1003-1006

Maschewsky W, Schneider U (1982) Soziale Ursachen des Herzinfarkts. Campus (Frankfurt a.M./New York)

Maschewsky-Schneider U (1984) Frauen und Rauchen. Analyse von Biographien rauchender Frauen. Eine qualitative Studie. Kooperationsprojekt „Frauen und Rauchen" der Welt-Gesundheitsorganisation. Fallstudie Bundesrepublik (Hamburg)

Maschewsky-Schneider U, Greiser E, Helmert U (1988) Sind Frauen gesünder als Männer? Sozial- und Präventivmedizin 33 (3): 173-180

Maschewsky-Schneider U, Hoopmann M, Jöckel K-H (1992) Zur Epidemiologie des Rauchens bei Frauen in der Bundesrepublik Deutschland. Im Auftrag des Ministers für Arbeit, Gesundheit und Soziales des Landes Nordrhein-Westfalen. Bremen

Maschewsky-Schneider U, Klesse R (1993) Lebenslagen und Gesundheitshandeln von sozial benachteiligten Frauen: Die Bedeutung eines handlungstheoretischen Modells der Sozialstruktur für die Gesundheitsforschung. Soz Präventivmed 38: 156-164

Matthews KA, Meilahn E, Kuller LH, et al. (1989) Menopause and risk factors for coronary heart disease. New Engl J Med 321 (10): 641-6

McIntosh P (1984) The study of women: process of personal and curricular revision. The Forum for Liberal Education 5: 2

Meyer D (1994) Analyse des Arzneimittelverbrauchs in Bremen 1984 und 1988. Peter Lang (Frankfurt/Main)

Mielck A (ed) (1994) Krankheit und soziale Ungleichheit. Ergebnisse der sozialepidemiologischen Forschung in Deutschland. Leske + Budrich (Opladen)

Mielck A, Helmert U (1994) Krankheit und soziale Ungleichheit: Empirische Studien in West-Deutschland. In: Mielck A (1994) a.a.O.: 93-124

Minister für Arbeit, Gesundheit und Soziales des Landes NRW (1987) Jugend und Drogen. Infrateststudie: Konsum und Mißbrauch von Alkohol, illegalen Drogen und Tabakwaren durch junge Menschen (Herford)

Mittelmark MB, Luepker RV, Jacobs D, et al. for the Minnesota Heart Health Program Research Group (1986) Community-wide prevention of cardiovascular disease: education strategies of the Minnesota Heart Health Program. Preventive Medicine 15: 1-17

Muir C, Waterhouse J, Mack R, Powell J, Whelan S. (eds) (1987) Cancer incidence in five continents. Vol. V. International Agency for Research on Cancer. Oxford University Press (Oxford, New York)

Nabulsi AA, Folsom AR, White A et al. (1993) Association of hormone-replacement therapy with various cardiovascular risk factors in postmenopausal women. N Engl J Med 328: 1069-75

Nachtigall LE, Nachtigall RH, Nachtigall RD, Beckman EM (1979) Estrogen replacement therapy II: A prospective study in the relationship to carcinoma and cardiovascular and metabolic problems. Obstet Gynecol 54: 74-79

Nathanson CA (1975) Illness and the feminine role: a theoretical review. Social Science Medicine 9: 57-62

Nathanson CA (1984) Sex differences in mortality. In: Turner RH, Short JF (eds): Annual Review of Sociology 10 (Palo Alto, CA):191-213

National Center for Health Statistics (1987) Plan and operation for the NHANES I Epidemiologic Followup Study 1982-1984. Vital and Health Statistics, Series I (22). DHHS Publication No (PHS) 87-1324. Public Health Service (Washington) US Government Printing Office

National Center for Health Statistics (1993). Health, United States 1992. Hygottsville (Maryland): Public Health Service

National Heart, Lung and Blood Institute (1990) Women's Health Issues. U.S. Department of Health and Human Services, Public Health Service, National Institutes of Health

Orth-Gomér K (1994) International epidemiological evidence for a relationship between social support and cardiovascular disease. In: Shumaker SA, Czajkowski SM (eds) (1994) a.a.O.: 97-117

Petitti DB, Perlman JA, Sidney S (1987) Noncontraceptive estrogens and mortality: Long-term follow-up of women in the Walnut Creek Study. Obstet Gynecol 70: 289-293

Pierce JP (1991) Progress and problems in international public health efforts to reduce tobacco-usage. In: Annu Rev Publ Health 12: 383-400

Pinn VW, Larosa JH (o.J.) Office of Research on Women's Health. National Institutes of Health: 1-10

Pocock SJ, Shaper AG, Cook DG, Phillips AN, Walker M (1987) Social class differences in ischaemic heart disease in British men. Lancet 2: 197-201

Postmenopausal Estrogen/Progestin Interventions (PEPI) Trial Investigators (1994) (submitted for publication) Baseline characteristics of women in the Postmenopausal Estrogen/Progestin Interventions (PEPI) Trial

Prenctice RL, Kakar F, Hursting S, et al. (1988) Aspects of the rationale for the Women's Health Trial. J Natl Cancer Inst 80: 802-14

Prentice RL, Pepe M, Self SG (1989) A quantitative assessment of the epidemiological literature and a discussion of methodological issues. Cancer Res 49: 3147-56

Prentice RL, Sheppard L (1990) Dietary fat and cancer: consistency of the epidemiologic data, and disease prevention that may follow from a practical reduction in fat consumption. Cancer Causes and Control 1: 81-97

Protocol for The Postmenopausal Estrogen/Progestin Intervention Trial (PEPI). May 1 (1989)

Pugh H, Moser K (1990) Measuring women's mortality differences. In: Roberts H (ed) a.a.O.: 93-112

Puska P, Nissinen A, Tuomilehto J, Salonen JT, Koskela K, McAlister A, Kottke TE, Maccoby N, Farquhar JW (1985) The community-based strategy to prevent coronary heart disease: conclusions from the ten years of the North Karelia Project. AnnRevPublic Health (6): 147-193

Response to „An Assessment of the NIH Women's Health Initiative" by the Institute of Medicine (1993) Response prepared by: Office of Disease Prevention, OD, NIH, in consultation with WHI Program Advisory Committee, WHI Principal Investigators, WHI Executive Committee, November 1

Riboli E (1992) Nutrition and cancer: background and rationale of the European Prospective Investigation into Cancer and nutrition (EPIC). Annuals of Oncology 3: 783-791

Rimpela AH, Pukkala EI (1987) Cancers of affluence: positive social class gradient and rising incidence trend in some cancer forms. Soc Sci Med 24: 601-6

Roberts H (ed) (1990) Women's health counts. Routledge (London)

Rodenstein M (1981) Zur Konzeption einer Präventionsforschung für Frauen. In: Schneider U (ed): Was macht Frauen krank? Ansätze einer frauenspezifischen Gesundheitsforschung. Campus (Frankfurt/Main)

Rodenstein M (1984) Somatische Kultur und Gebärpolitik. Tendenzen in der Gesundheitspolitik für Frauen. In: Kickbusch I, Riedmüller B (eds): Die armen Frauen. Suhrkamp (Frankfurt/Main): 103-134

Rodin J, Ickovics JR (1990) Women's health. Review and research agenda. We approach the 21st century. American Psychologist 45 (9): 1018-1034

Rogot E, Sorlie PD, Johnson NJ, Schmitt (1992) A mortality study of 1.3 million persons by demographic, social and economic factors: 1979-1985 Follow-up. National Institutes of Health. NIH Publication 92-3297: 1-5

Rohan TE, Bain CJ (1987) Diet in the etiology of breast cancer. Epidemiol Rev 9: 120-45

Rohrmoser H (1984) Frauen und Rauchen - Eine berufsspezifischen Auswertung von Mikrozensusdaten 1978 zu den Rauchgewohnheiten der weiblichen Erwerbsbevölkerung, i.A. der Bundeszentrale für gesundheitliche Aufklärung. (Köln/Berlin)

Rosenberg L, Kaufman DW, Helmrich S, Miller D, Stolley PD, Shapiro S (1985) Myocardial infarction and cigarette smoking in women younger than 50 years of age. JAMA 253: 2965-9

Rosenberg L, Metzger LS, Palmer JR (1993) Alcohol consumption and risk of breast cancer: a review of the epidemiologic evidence. Epidemiologic Reviews 15 (1): 133-144

Rosengren A, Wedel H, Wilhelmsen L (1988) Coronary heart disease and mortality in middle aged men from different occupational classes in Sweden. BMJ 297: 1497-1500

Ross RK, Paganini-Hill A, Mack TM, Arthur M, Henderson BE (1981) Menopausal oestrogen therapy and protection from ischemic heart disease. Lancet 1: 858-860

Rosser SV (1993) A model for a speciality in women's health. Journal of Women's Health 2 (2): 222-224

Royal College of General Practitioners' Oral Contraception Study (1981) Further analysis of mortality in oral contraceptive users. Lancet 1: 541-546.

Ruzek SB (1978) The women's health movement. Feminist alternatives to medical control. Praeger (New York)

Salonen JT (1982) Sociooconomic status and risk of cancer, cerebral stroke, and death due to coronary heart disease : a longitudinal study in eastern Finland. J Epidemiol Community Health 36:294-297

Sartwell PE, Stolley PD (1982) Oral contraceptives and vascular disease. Epidemiol Rev 4: 95-109

Schneider U (ed) (1981) Was macht Frauen krank? Ansätze zu einer frauenspezifischen Gesundheitsforschung. Campus (Frankfurt a.M./New York)

Shumaker SA, Czajkowski SM (eds) (1994) Social support and cardiovascular disease. Plenum Press (New York, London)

Shumaker SA, Hill DR (1991) Gender differences in social support and physical health. Health Psychology 10 (2): 102-111

Siegrist J (1989) Soziale Lage und koronares Risiko: Eine Herausforderung für die Prävention. Soz Präventivmed. Suppl 1: 15-16

Sillero-Arenas M, Delgado-Rodriguez M, Rodigues-Canteras R et al. (1992) Menopausal hormone replacement therapy and breast cancer: a meta-analysis. Obstet Gynecol 79: 286-94

Stamler J (1992) Established major coronary risk factors. In: Marmot M, Elliott P (eds) (1992) a.a.O.: 35

Stamler J, Stamler R, Brown WV, Gotto AM, Greenland P et al. (1993) Serum cholesterol: doing the right thing. Circulation 88: 1954-1960

Stampfer MJ, Colditz GA, Graham A (1991) Estrogen replacement therapy and coronary heart disease: A quantitative assessment of the epidemiologic evidence. Prev Med 20: 47-63

Stampfer MJ, Colditz GA, Willett WC, et al. (1991) Postmenopausal estrogen therapy and cardiovascular disease: ten-year follow-up from the Nurses' Health Study. New Engl J Med 325 (11): 756-62

Stampfer MJ, Willett WC, Colditz GA et al. (1985) A prospective study of postmenopausal estrogen therapy and coronary heart disease. N Engl J Med 313: 1044-1049

Stampfer MJ, Willett WC, Colditz GA, Speizer FE, Hennekens CH (1988) A prospective study of past use of oral contraceptive agents and risk of cardiovascular diseases. N Engl Med 319: 1313-1317

Stampfer MJ, Willett WC, Colditz GA, Speizer FE, Hennekens CH. (1990) Past use of oral contraceptives and cardiovascular disease: a meta-analysis in the context of the Nurses' Health Study. Am J Obstet Gynecol 163: 285-91

Statistisches Landesamt Saarland (1994) Morbidität und Mortalität an bösartigen Neubildungen im Saarland 1991. Jahresbericht. Sonderhefte 175

Steinberg KK, Thacker SB, Smith SJ, et al. (1991) A meta-analysis of the effect of estrogen replacement therapy on the risk of breast cancer. JAMA 265 (15): 1985-90

Steingart RM, Packer M, Hamm P et al. (1991): Sex differences in the management of coronary artery disease. The New England Journal of Medicine 325 (4): 226-230

Sytkowski PA, Kannel WB, D`Agostino RB (1990) Changes in risk factors and the decline in mortality from cardiovascular disease. The Framingham Heart Study. The New England Journal of Medicine 322 (23): 1635-1641

Taylor CB, Fortmann SP, Flora J, Kayman S, Barret DC, Jatulis D, Farquhar JW (1991) Effects of long-term community health education on body mass index. The Stanford Five City Project. American Journal of Epidemiology 134 (3): 235-249

Tempel G, Hoopmann M, Maschewsky-Schneider U. (1991) Sozial selektive Erreichungsgrade in der gemeindeorientierten Intervention - Eine Analyse der Beteiligung an Gesundheitsaktionen der Deutschen Herz-Kreislauf-Präventionsstudie (DHP). In: Sozial- und Präventivmedizin 36 (2): 74-78

The Multiple Risk Factor Intervention Trial Research Group (1990) Mortality rates after 10.5 years for participants in the multiple risk factor intervention trial. JAMA 236 (13): 1795-1801

Thom TJ (1989) International mortality from heart disease: rates and trends. Int J Epidemiol 18 (Suppl 1): 20-28

Thom JT, Epstein FH, Feldman JJ, Leaverton PE, Wolz M (1992) Total mortality and mortality from heart disease, cancer, and stroke from 1950 to 1987 in 27 countries. NIH Publication No. 92-3088

Tomatis L (ed), Aitio A, Day NE et al. (1990) Cancer: causes, occurrence and control (IARC Sci Publ 100). Lyon. International Agency for Research on Cancer.

Oxford University Press (Oxford, New York)

Townsend P, Davidson N (ed) (1982) The black report. Penguin Books (London)

v.Stünzner W, v.Troschke J (1991) Ergebnisse zum Risikofaktor Rauchen. In: v.Troschke J, Klaes L, Maschewsky-Schneider U (eds): Erfolge gemeindebezogener Prävention. Ergebnisse aus der Deutschen Herz-Kreislauf-Präventionsstudie (DHP) (St.Augustin)

Verbrugge LM (1990) Pathways of health and death. In: Apple RD. (ed) (1990) a.a.O.: 41-79

Verbrugge LM, Wingard DL (1987) Sex differentials in health and mortality. Women & Health 12 (2): 103-145

Vessey MP, Villard-Mackintosh L, McPherson K, Yeates D (1989) Mortality among oral contraceptive users: 20 year follow up women in a cohort study. BMJ 299: 1487-1491

Vogt I (1983) Das Frauensyndrom im Verhältnis zur Medizin. Iatrogene Medikalisierung der gesellschaftlich hergestellten Leidensformen einer unterdrückten Majorität. Leviatan 11

Waldron I (1976) Why do women live longer than men? Soc Sci Med 10: 349

Wenger NK, Sperhoff L, Packard B (1993) Cardiovascular health and disease in women. New England Jounal of Medicine 329. July 22: 247-256

Wenger NK, Speroff L, Packard B (1993) Cardiovascular health and disease in women. New England Journal of Medicine 329 (July 22): 247-256

Wichmann HE, Jöckel K-H, Molik B (1991) Luftverunreinigungen und Lungenkrebs - Ergebnisse einer Pilotstudie. Erich Schmidt (Berlin)

Willett WC, Hunter DJ, Stampfer MJ et al. (1992) Dietary fat and fiber in relation to risk of breast cancer. JAMA 268: 2037-44

Willett WC, Stampfer MJ, Colditz GA et al. (1987) Dietary fat and risk of breast cancer. N Engl J Med 316: 22-8

Willett WC, Stampfer MJ, Colditz GA, et al. (1990) Relation of meat, fat and fiber intake to the risk of colon cancer in a prospective study among women. New Engl J Med 323: 1664-72

Wilson PWF, Garrison RJ, Castelli WP (1985) Postmenopausal estrogen use, cigarette smoking, and cardiovascular morbidity in women over 50, The Framingham Study. N Engl J Med 313: 1038-43

Wing S (1988) Social inequalities in the decline of coronary mortality. Am J Publ Health 78: 1415-6

Wing S, Barnett E, Casper M, Tyroler HA (1992) Geographic and socioeconomic variation in the onset of decline of coronary heart disease mortality in white women. Am J Public Health 82: 204-209

Wingard, DL, Suarez I, Barrett-Connor E (1983) The sex differential in mortality from all causes and ischemic heart disease. Am J Epidemiol. 117: 165-72

Winkleby MA, Fortmann SP, Rockhill B (1992) Trends in cardiovascular disease risk factors by educational level: The Stanford Five-City Project. Preventive Medicine 21: 592-601

Wolff MS, Toniolo PG, Lee EW, Rivera M, Dubin N (1993) Blood levels of organochlorine residues and risk of breast cancer. J Natl Cancer Inst 85: 648-52

Women's Health Initiative Community Prevention Study. Konzeptpapier (1993)

Women's Health Initiative's Principle Investigators (1993) Protocol for clinical trial and observational study components of the Women's Health Initiative: 1-147

World Health Organization (ed) (1993) World health statistics annual 1992

Yancik R, Ries LG Breast and gynecologic cancers: contrasts in age, race and survival.

Zerssen D (1981) Körperliche und Allgemeinbeschwerden als Ausdruck seelischer Gestörtheit. In: Therapiewoche 31: 865-876